MW01118082

LA BOTICA DE LA ABUELA

La Botica de la Abuela - Edición Integral

Redacción y revisión de contenidos: Joanes Urkixo, Pedro Luquin, Javier Bernaola.
Fotografías: Juan Carlos Martínez Tajadura, V. de F. Studio, Lluís Carbonell, Archivo Integral.
Dibujos: Josep Pulido, Carles Castellví, José María Casanovas, Paula Leiva.

Primera edición - Mayo 1998
Segunda edición - Mayo 1998
Tercera edición - Junio 1998
Cuarta edición - Junio 1998
Quinta edición - Julio 1998
Sexta edición - Septiembre 1998
Séptima edición - Octubre 1998
Octava edición - Abril 1999
Novena edición - Marzo 2000

Ref. GO-09 / ISBN: 84-473-1501-0
Depósito Legal: B-11.118-2000
Fotomecánica: Aura Digit.
Impreso y encuadernado por Cayfosa-Quebecor
Ctra. de Caldes, km, 3. Sta. Perpètua de Mogoda (Barcelona)

Impreso en España - Printed in Spain

Nota de los editores:
La intención de este libro es facilitar información y presentar remedios y tratamientos tradicionales para una salud natural. Este libro no pretende, en ningún caso, ser un sustituto de la consulta médica personal.

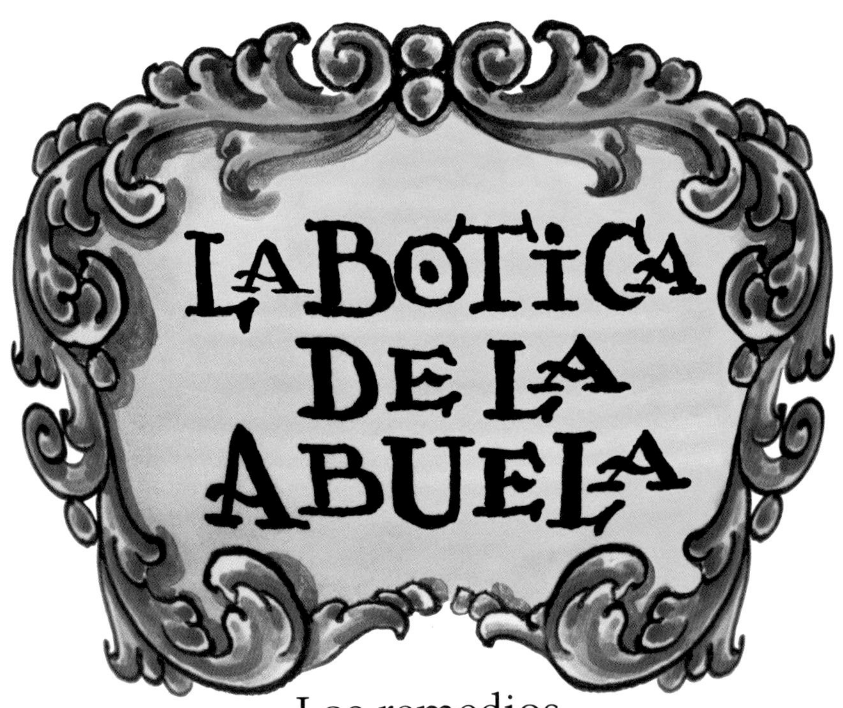

Los remedios
y consejos
tradicionales
para una
salud natural

integral

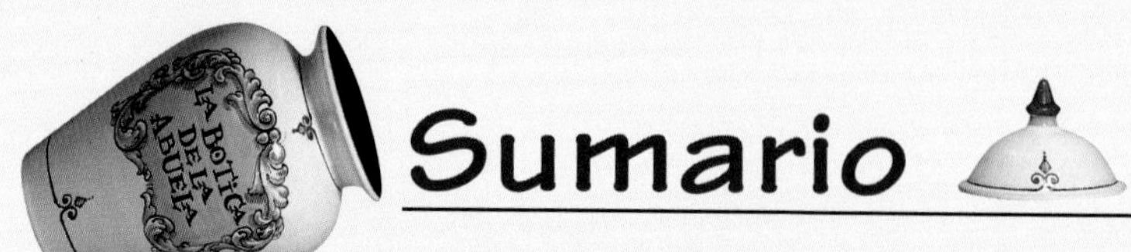

Sumario

Bienvenidos a la Botica de la Abuela 6
Utensilios básicos 8
Técnicas más importantes 10
El uso de las plantas medicinales 12
Propiedades de las plantas medicinales 14
¿Dónde encontrar los ingredientes? 16
Remedios, instrumentos y curas curiosas 18

REMEDIOS

El acné juvenil 22
La afonía y otras afecciones de garganta 24
Propiedades curativas del ajo 26
Cómo aliviar los efectos nocivos del alcohol 27
Alimentación sana 28
La anemia 31
Las anginas 32
El ardor y la acidez de estómago 34
La artrosis 37
Efectos beneficiosos de los baños de mar 39
Atragantarse, un problema que requiere una rápida actuación 40
La bronquitis, la tos y el asma 42
El cuidado del cabello 46
Los dolores de cabeza 48
El calor: cómo aprovecharlo y cómo protegerse de él 51
Propiedades curativas de la cebolla 52
Las cataratas 53
La cistitis 54
El colesterol 55
El corazón débil y otras afecciones cardíacas 56
El cuidado del cutis 58
La depresión 60
Remedios fáciles para dormir bien 62
La diabetes 63
Las diarreas 66
El cuidado de dientes y encías 68
Los eccemas 69
Ejercicios fáciles para estar bien 71
Energía y vigor 72
Los esguinces y traumatismos 74
El estreñimiento 76
El estrés 78
El frío: cómo utilizarlo y cómo protegerse de él 80
Las gripes y los catarros 81
Las hemorragias nasales 85
Las hemorroides 86

Flores de heno para calmar el dolor 88
La hepatitis 89
La hipertensión 91
El envejecimiento de los huesos 92
La incontinencia en los niños 93
Cómo protegerse de los insectos 94
Propiedades curativas del limón 95
El insomnio 96
Las llagas en la boca 97
El llanto del bebé 98
El lumbago, la ciática y las hernias discales 99
Propiedades curativas del magnesio 102
El cuidado de las manos 104
La memoria 106
La menopausia 108
La menstruación 109
Propiedades curativas de la miel 111
La miopía 112
Los dolores de muelas 114
Los nervios 115
El cuidado de los oídos 117
El cuidado de los ojos 119
Las paperas 121
El parto 122
Efectos beneficiosos de los paseos a pie 124
El exceso de peso 126
Los cuidados de la piel 128
El cuidado de los pies 130
Las prótesis de cadera 132
Las quemaduras 133
Recomendaciones para respirar correctamente 134
El reúma y la artritis 136
El riñón 139
El cuidado de los senos 140
La sexualidad 142
Efectos beneficiosos del sol 144
Trucos y consejos naturales para dejar de fumar 145
El cuidado de las uñas 146
Las varices 148
Las verrugas 150
Las vitaminas 152

ÍNDICES

Índice analítico 156
Índice temático 159

Bienvenidos a La Botica de la Abuela

¿Sabíais que la berenjena puede reducir el nivel de colesterol, que el pepino es un excelente remedio para combatir los dolores de cabeza, que la clara de huevo evita las ampollas de las quemaduras, y que la nuez es un fruto con propiedades maravillosas para tratar problemas cardíacos?

Fue en el año 1994 cuando de pronto me pregunté por qué no divulgar, a través de un programa de televisión, este tipo de remedios y tratamientos naturales tan conocidos por nuestros antepasados y tan poco aprovechados por nuestra generación. Formar un buen equipo era fundamental, y, aunque no fue tarea fácil, finalmente lo conseguimos.

Después, una vez reunida la información, el resto fue sobre ruedas. Nuestro objetivo estaba claro: hacer llegar a la mayor cantidad de personas posibles los secretos de nuestras abuelas. Tratamientos preventivos, remedios caseros, recetas ancestrales, ungüentos, infusiones que alivian el cuerpo y el alma, todo un puchero de sabiduría popular transmitido de generación en generación. Medicina natural, al alcance de todos, respetuosa de los avances de la medicina convencional.

Dice el saber popular que las medicinas más importantes son el doctor Alegría, el doctor Sol, el doctor Sueño y el doctor Alimento. Y que sólo cuando estas medicinas fallan hay que recurrir al doctor Medicamento. Dichos populares que hemos hecho nuestros. Se trata de conocer y empaparse de esa percepción intuitiva, de aprender a valorar los recursos naturales, de comprender y aprovechar las virtudes de la naturaleza, y de conjugar el rigor con la amenidad.

¿Cuál es la clave del éxito de nuestra Botica? La sencillez. Ser capaces de transmitir y compartir con nuestros espectadores y lectores, de la forma más amena y comprensible posible, un estilo de vida saludable. Demostrar que la acción de prevenir potenciales dolencias es, sin duda, la mejor medicina. Remedios sencillos, utensilios fáciles de encontrar en cualquier cocina, ingredientes al alcance de todos. La naturaleza en nuestras manos. Sólo hay que probar para descubrir que nuestras abuelas iban por buen camino...

Este libro es un compendio de los programas emitidos por televisión. En él encontraréis sabios refranes, consejos útiles y remedios caseros. Una vieja filosofía de la vida y la salud. Una mirada al pasado para rescatar lo mejor de nuestros antepasados. Un apunte contra el olvido.

Y nos sentimos acompañados en este reto contra el olvido. Desde que se emite el programa hemos recibido miles de cartas de adhesión y afecto de nuestros queridos espectadores: cartas de apoyo, cartas pidiendo consejos, incluso cartas ofreciendo remedios. A todos vosotros, ¡muchísimas gracias!

No quisiera terminar sin agradecer, muy especialmente, la confianza que Mapfre depositó en nuestro proyecto. Y, por supuesto, mi reconocimiento al estupendo equipo que forma *La Botica de la Abuela*, que se ha embarcado con ilusión y profesionalidad en este proyecto.

Y a ti, amigo lector, gracias por confiar en el legado de nuestras abuelas. Porque como ellas dicen: «la salud lo es todo y habiendo salud, lo demás no importa».

GONTZAL MENDIBIL
Creador y director de
La Botica de la Abuela

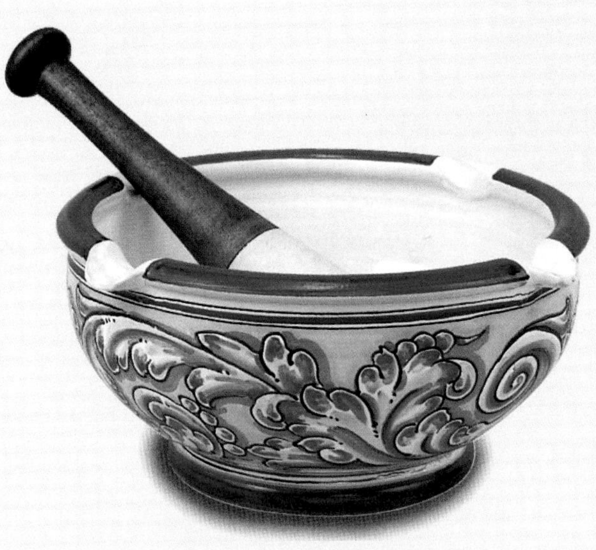

Utensilios básicos

Cuando *La Botica de la Abuela* se propuso difundir sus recetas y remedios tuvo en cuenta la importancia de que los utensilios necesarios para elaborarlos fueran siempre fáciles de encontrar en cualquier cocina: cazos, ollas, licuadoras, ralladores, etc. Se exponen a continuación algunas consideraciones sobre su uso.

Fuentes y bandejas
Se recomienda utilizar bandejas, fuentes o boles de cerámica, vidrio o barro, porque estos materiales guardan bien el calor y no alteran las sustancias que contienen.

Escurridores y coladores
Existen muchos tipos de escurridores y coladores: coladores de malla fina o tela de algodón para las infusiones, coladores metálicos para las pastas... En función de las necesidades se elegirá el que sea más apropiado.

Ralladores
Los ralladores planos y de agujeros grandes se utilizan para rallar verduras o frutas y los de agujeros pequeños para productos blandos.

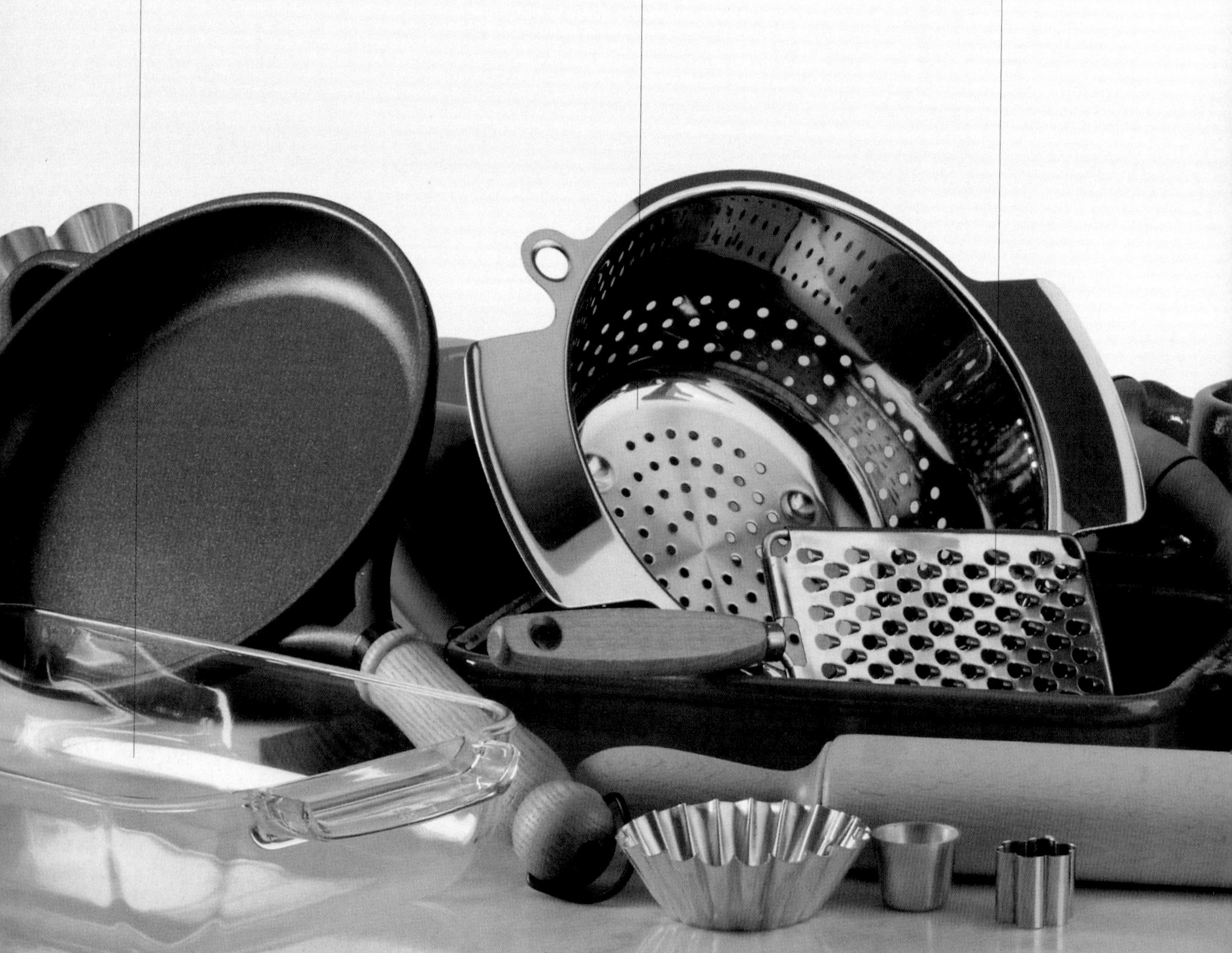

Espátulas y cubiertos
No deberían faltar nunca las cucharas, tenedores y espátulas de madera para mezclar o remover los ingredientes durante la cocción. Las cucharas son, además, muy útiles cuando se trata de untar cataplasmas o de aplicar cremas.

TRAPOS Y GASAS

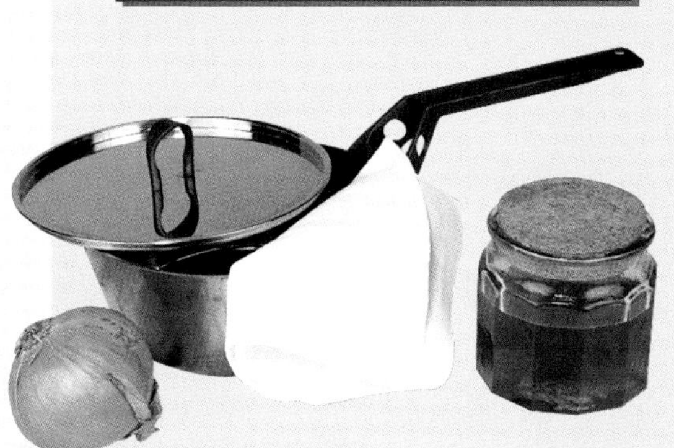

Cuando se deban aplicar emplastos y cataplasmas, se utilizarán trapos y gasas de tejidos naturales, de hilo, lino o algodón. No es recomendable el uso de trapos o gasas de tejidos sintéticos porque empapan menos, no permiten la transpiración y, además, suelen provocar alergias.

El chino
Este utensilio es ideal cuando hay que filtrar sustancias fibrosas o con grumos.

Medidor
Las jarras o probetas con escala de medida son indispensables cuando se utilizan cantidades concretas en una receta.

Cazos y ollas
Hay que evitar el uso de cazos y ollas de aluminio. Los de acero inoxidable son más fáciles de limpiar y, además, no desprenden ningún tipo de sustancia nociva durante la cocción.

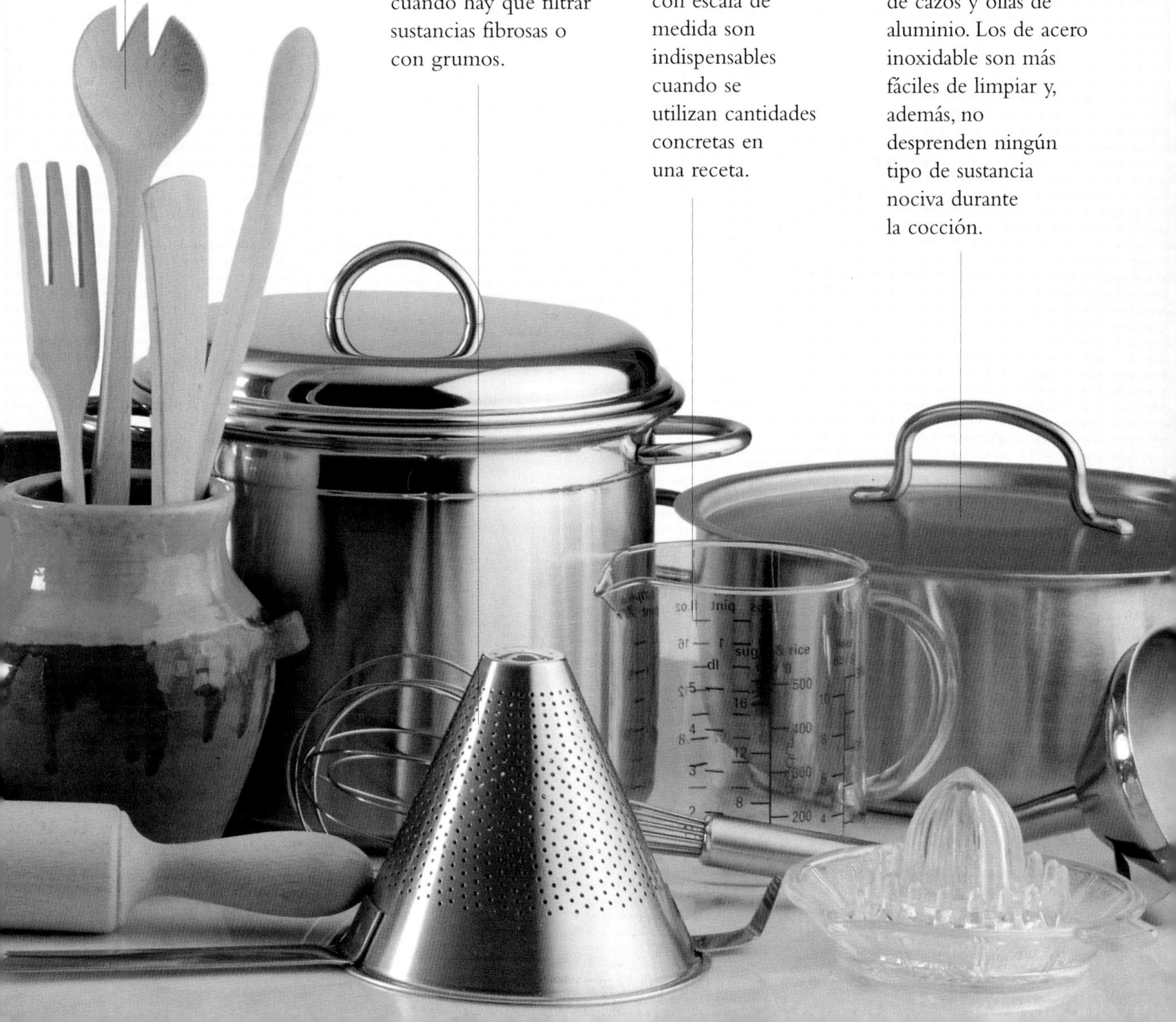

Técnicas más importantes

Este apartado está especialmente pensado para quienes no están familiarizados con las tareas propias de la cocina. Para los expertos en el tema se trata de un simple repaso. Los principiantes, en cambio, encontrarán aquí algunas recomendaciones y trucos de utilidad. El objetivo ha sido siempre hacer de los procedimientos, remedios y recetas una tarea sencilla.

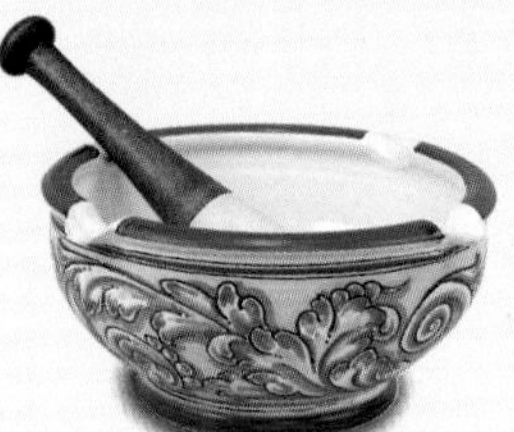

Majar
El mortero, ancestral utensilio de cocina, es imprescindible cuando hay que machacar o majar hierbas y semillas.

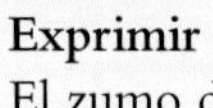

Exprimir
El zumo de naranjas, limones y pomelos es muy fácil de extraer con un exprimidor. Se recomienda que éste sea manual.

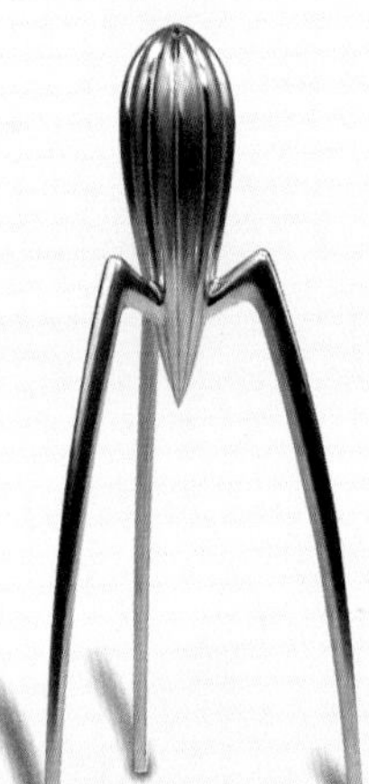

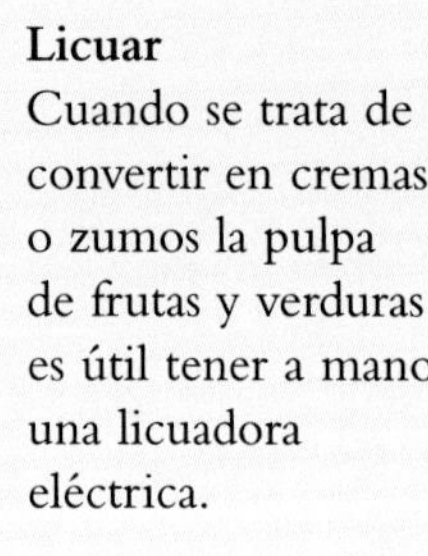

Licuar
Cuando se trata de convertir en cremas o zumos la pulpa de frutas y verduras es útil tener a mano una licuadora eléctrica.

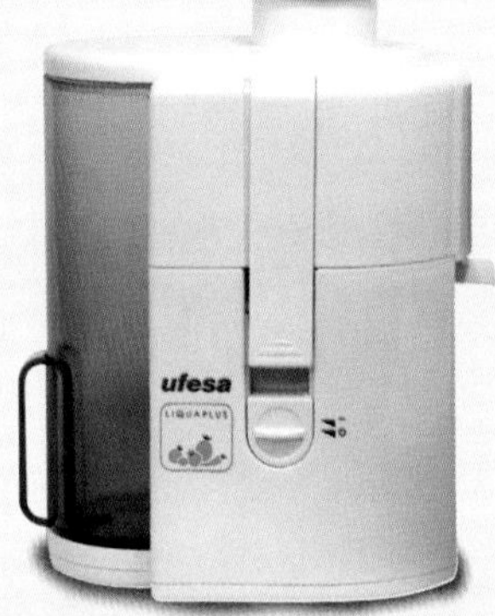

Moler
Se recomienda el uso de molinillos manuales para convertir el grano en polvo. Los molinillos eléctricos pueden alterar la calidad del grano.

Trocear y cortar
Un buen juego de cuchillos, la piedra para afilarlos y una tabla de madera, son elementos esenciales para las tareas de trocear y cortar.

Batir
Existen batidoras manuales y eléctricas.
Las manuales se deben usar cuando la mezcla a batir esté en el fuego, y las eléctricas cuando deban batirse grandes cantidades.

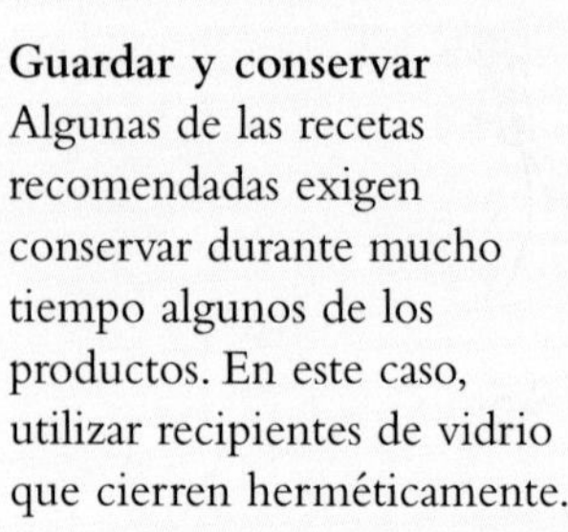

Guardar y conservar
Algunas de las recetas recomendadas exigen conservar durante mucho tiempo algunos de los productos. En este caso, utilizar recipientes de vidrio que cierren herméticamente.

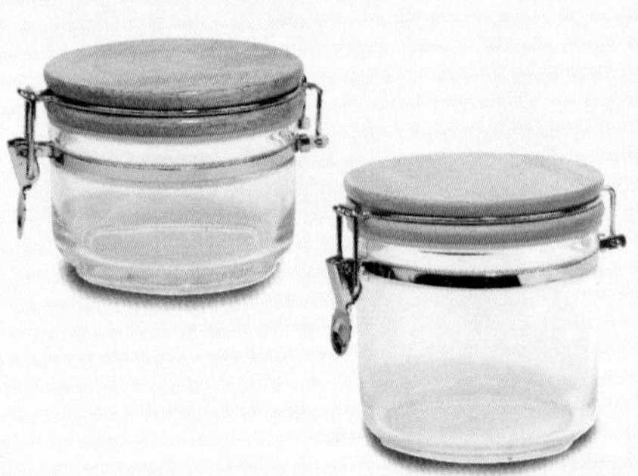

LAS TISANAS

La forma más habitual de extraer las sustancias curativas de las plantas y productos vegetales son las tisanas. Cuando se mencionan las tisanas se habla de los tres procesos que permiten aprovechar las propiedades medicinales de estas plantas: la infusión, la cocción y la maceración.

Infusión
Consiste en echar en un recipiente con agua hirviendo plantas troceadas (secas o frescas) y dejar reposar unos diez o quince minutos. Es fundamental tapar el recipiente.

Cocción
Este proceso permite extraer más sustancia de las plantas medicinales. Consiste en cocer las raíces o tallos durante el tiempo que la receta recomiende.

Maceración
En este caso se dejan reposar las flores, hojas, semillas, cortezas o raíces de la planta en sustancias líquidas (aceite, agua, alcohol...). Gracias a este proceso se ablandan y extraen las partes solubles.

Las tisanas se han bebido a lo largo de los siglos, como medicina o por simple placer. En función de la dolencia a tratar, el líquido resultante de infusiones, cocciones o maceraciones se bebe, se agrega a los baños o sirve de ungüento. De estos tres procedimientos, el de la infusión es el más frecuente. Por muchos son conocidas las propiedades de las infusiones estimulantes al levantarse, de las infusiones relajantes antes de irse a dormir, de la infusión de manzanilla cuando se trata de infecciones en los ojos, y las ventajas de inhalar vahos de eucalipto, por ejemplo, cuando el problema es respiratorio.

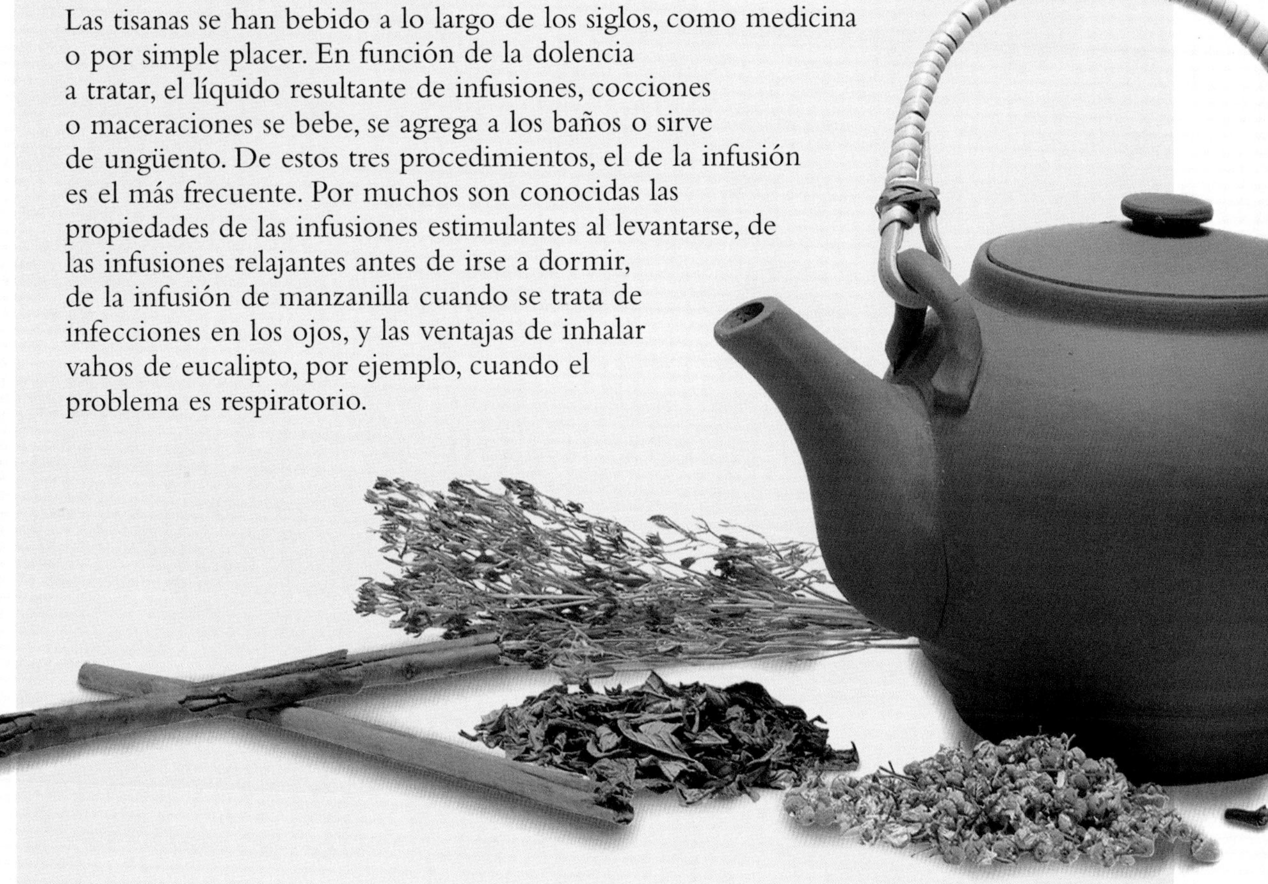

El uso de las plantas medicinales

Las plantas medicinales son los remedios más antiguos de la humanidad. Todas las culturas se han servido de recursos vegetales para tratar enfermedades y afecciones de forma natural. Y no sólo están interesados en investigar sus propiedades quienes son partidarios de la medicina alternativa, también lo están los grandes laboratorios farmacéuticos. Porque más de la mitad de los fármacos que encontramos en el mercado están elaborados con plantas medicinales.
En función de los principios activos que se quiera aprovechar se utiliza una u otra parte de la planta, se determina el momento de su recolección y la forma de preparación (infusión, cocción, maceración).

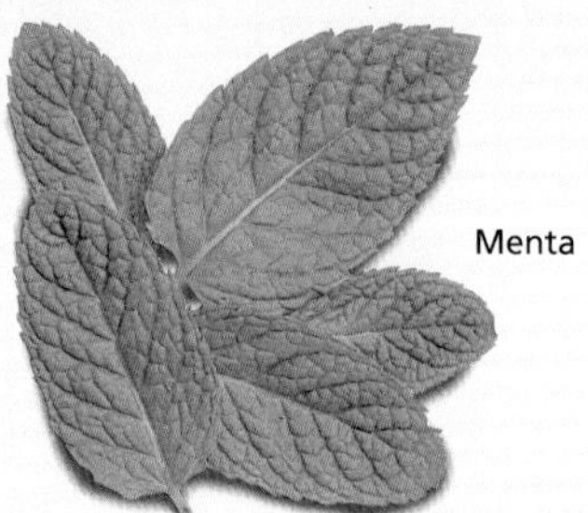

Hojas frescas

Hay plantas -la menta y la ortiga, por ejemplo- de las que se aprovechan las hojas frescas, hojas que se comen en ensaladas o se licúan con agua. Los zumos de ortiga son sabrosos y muy depurativos.
Se recomienda recolectar las hojas cuando la planta está en su plenitud.

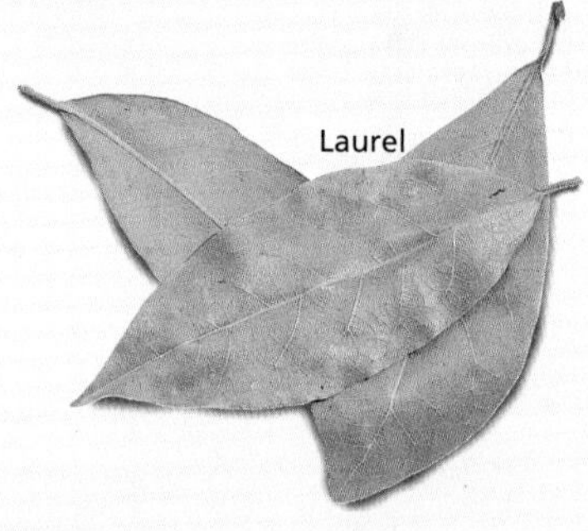

Hojas secas

En la mayoría de los casos son las hojas secas las que permiten extraer las propiedades medicinales de una planta. Las hojas más cercanas a la flor son las que contienen una mayor cantidad de principios activos.

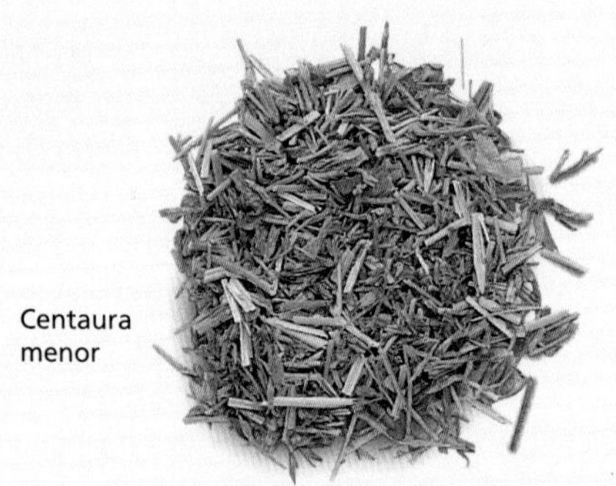

Tallos

En otros casos, generalmente cuando se trata de plantas carnosas, como la manzanilla y la centaura menor, se aprovechan los tallos troceados y secos. Dado que los tallos son más duros que las hojas y las flores, suelen cocerse o macerarse.

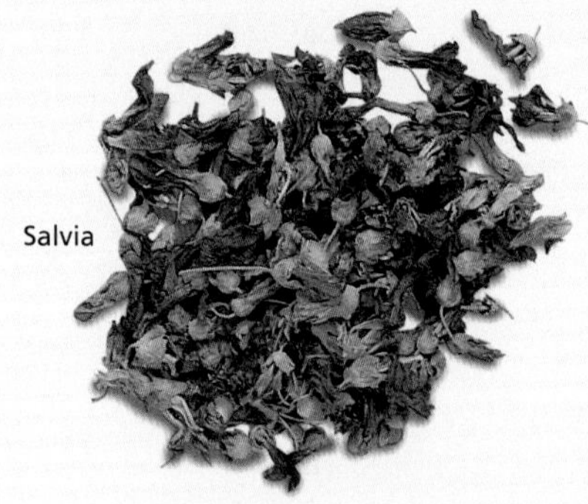

Flores

Las flores suelen aprovecharse para realizar baños o infusiones. El caso de la manzanilla es emblemático, pero también el de la salvia y el de otras muchas flores. Generalmente se utiliza la flor seca. Con las flores de plantas aromáticas, como el espliego o la lavanda, se elaboran perfumes y colonias.

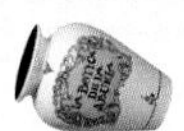

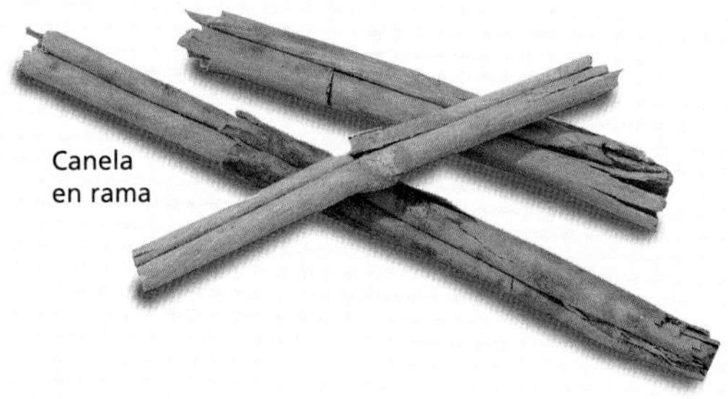

Cortezas

Se recomienda recoger las cortezas al terminar el ciclo anual o antes de la floración. La corteza de los arbustos se recoge en otoño y la de los árboles en primavera. La corteza del canelo, por ejemplo, es un excelente estimulante general.

• EXTRACTOS •

Con los jugos que se extraen de ciertas plantas se elaboran jarabes.
El jarabe preparado con el zumo del llantén menor es uno de los más eficaces para combatir la tos. Pueden hacerse inhalaciones y vahos con extractos de plantas medicinales de venta en farmacias y herboristerías. Basta con mezclar unas gotas con agua hirviendo.

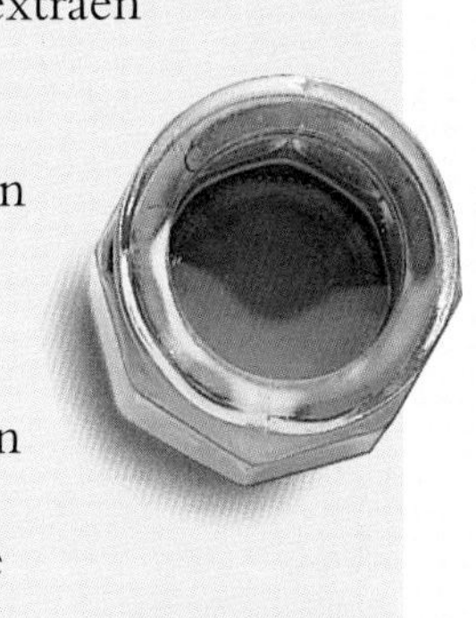

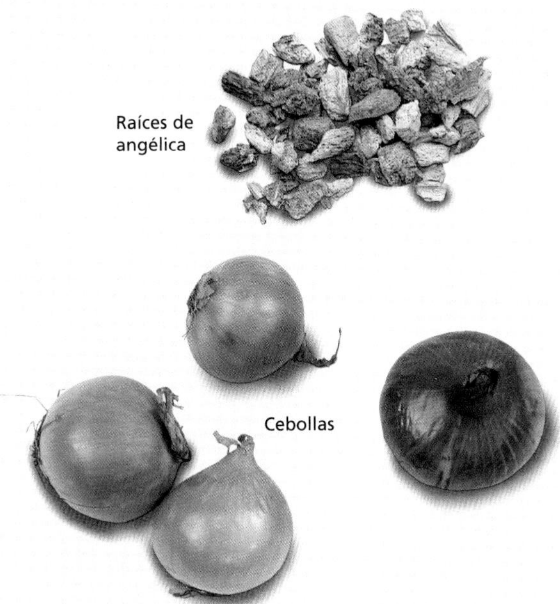

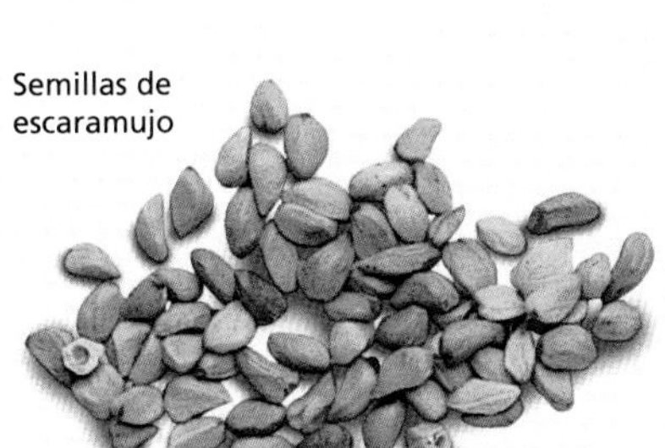

Raíces y bulbos

Desde épocas remotas se han recogido y consumido las raíces y los bulbos de las plantas. La cebolla, por ejemplo, no sólo es conocida por el buen sabor que proporciona a las comidas, sino también por sus propiedades curativas.

Semillas

A menudo se aprovechan las semillas de algunas plantas, que suelen recogerse cuando empiezan a secarse. Tal es el caso de las semillas de lino, recomendadas en los tratamientos contra el estreñimiento.

Frutos

Los arbustos y las plantas medicinales también producen frutos aprovechables para remedios y recetas. Algunos frutos se toman secos y otros frescos. De las plantas cuyo fruto es carnoso se suele aprovechar el fruto maduro, sin secar. Tal es el caso de las bayas silvestres (moras, arándanos, mirtilos o endrinos) y, evidentemente, de todos los árboles frutales.

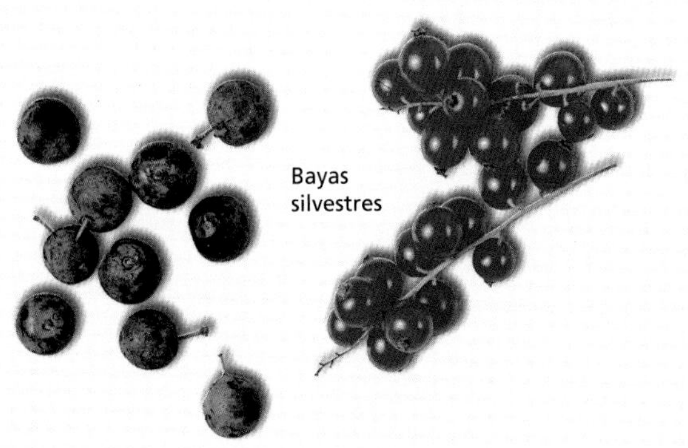

Propiedades de las plantas medicinales

Una misma planta puede tener distintos tipos de propiedades: ser un buen remedio para los problemas digestivos y, al mismo tiempo, calmar los nervios. Por lo general, el estrés, la depresión o la ansiedad van siempre acompañados de problemas digestivos. Es en estos casos cuando es recomendable, por ejemplo, una infusión de melisa. A continuación se presentan algunas de las propiedades más importantes de las plantas medicinales.

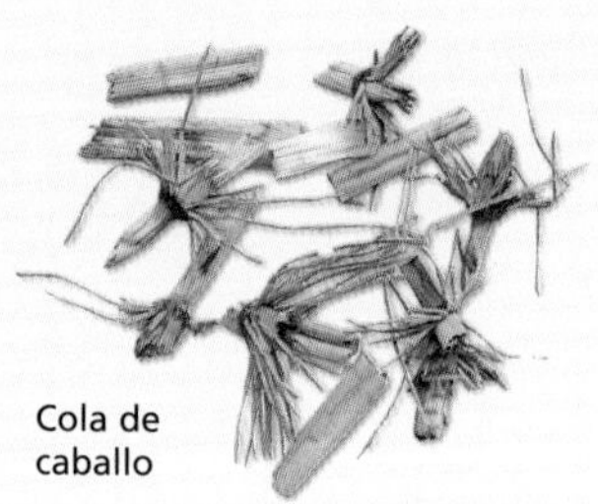

Hojas de naranjo

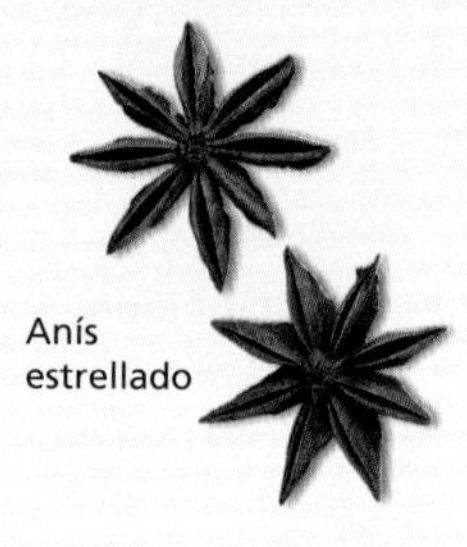

Diuréticas
Las plantas con estas propiedades están especialmente indicadas para personas con problemas relacionados con el riñon o con las vías urinarias puesto que favorecen la producción de orina. Entre las más conocidas destaca la cola de caballo.

Relajantes
Muchas plantas medicinales sirven como tranquilizantes, relajan la musculatura y actúan como sedantes. Las hojas de naranjo y de valeriana son dos buenos ejemplos.

Expectorantes
Las plantas expectorantes como el anís estrellado ayudan a expulsar la mucosidad y la suciedad acumulada en los pulmones y vías respiratorias.

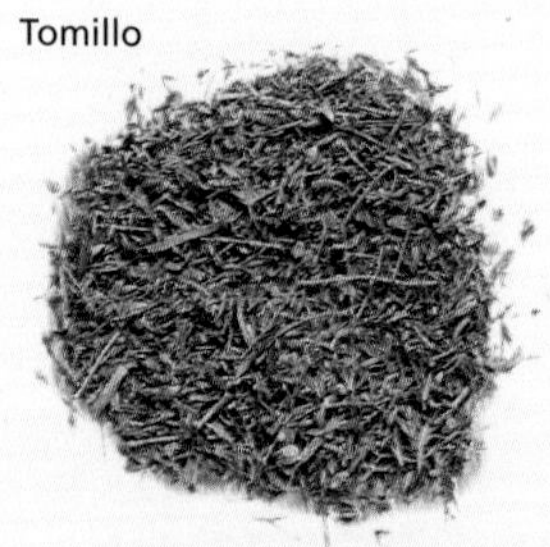

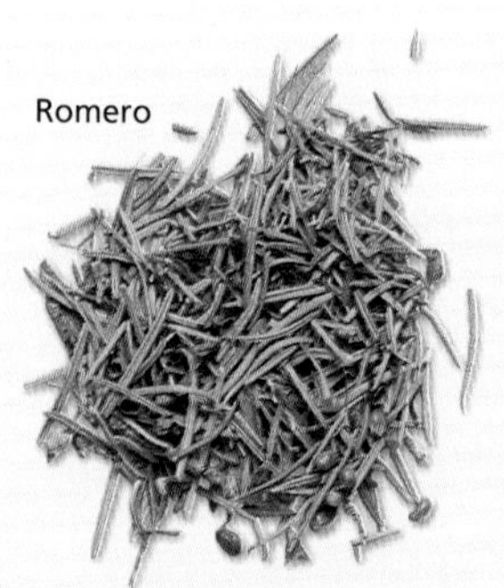

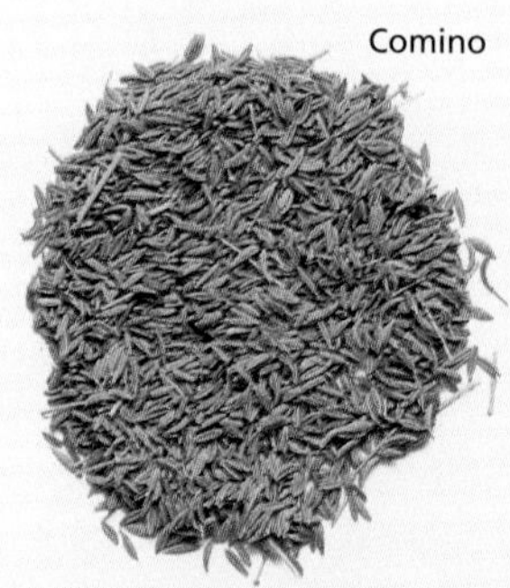

Digestivas
Los trastornos digestivos son bastante corrientes: se come demasiado, se mastica mal y a una velocidad no recomendable. Son muchas las plantas con propiedades digestivas, entre ellas destacan la manzanilla, la mejorana, la menta, el cilantro y el tomillo.

Antiinflamatorias
Algunas tisanas de plantas medicinales (espliego, malva, romero...) son excelentes antiinflamatorios. Por ello, están especialmente indicadas en casos de infección o contusión pues rebajan la hinchazón y calman el dolor.

Carminativas
Las plantas con propiedades carminativas ayudan a expulsar los gases intestinales. El hinojo, el comino, el anís (o matalahúva) están indicadas para este tipo de trastorno.

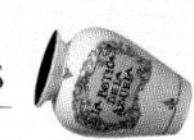

CURIOSIDADES

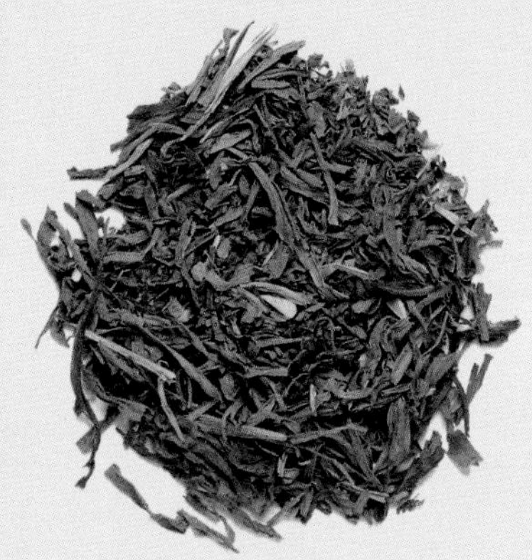

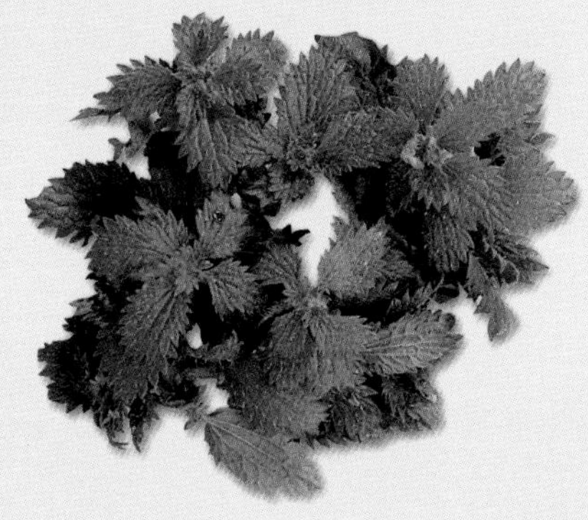

Diente de león

El diente de león tiene propiedades diuréticas y provoca la evacuación de la bilis. Es eficaz como depurador de la sangre y excelente en caso de inapetencia. Se suele comer en ensaladas, fresco y crudo. También se puede beber en infusión antes de las comidas o bien, una vez lavadas sus hojas y raíces y exprimido su jugo, tomar tres o cuatro cucharadas soperas al día. Es incluso un buen sustituto del café. Antaño se creía que si los niños lo tocaban se hacían pipí en la cama. De ahí el nombre que recibe esta planta en francés (*pissenlit*) o en catalán (*pixallits*).

Ortiga

Aunque la ortiga es una planta temida por la irritación que provoca en la piel, tiene varios efectos terapéuticos. Es muy sano comerla fresca en ensalada (una vez cortada no irrita). Puede parecer extraño, pero una friega con ortiga en una zona afectada por tendinitis, unida a una cataplasma de arcilla consistente, es un remedio ideal para el dolor muscular.

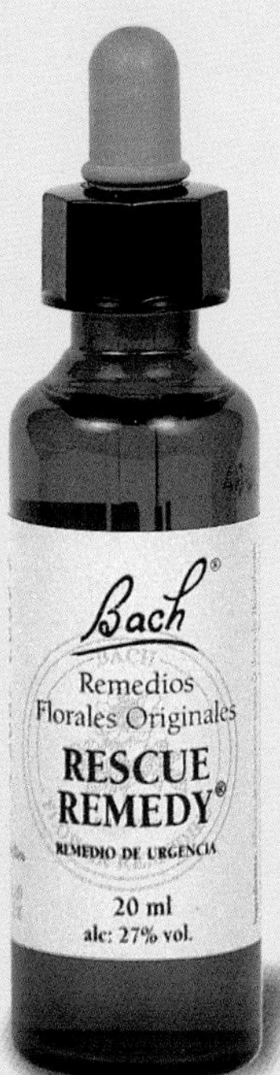

Flores de Bach

Las esencias de flores de Bach, que se venden en farmacias y herbolarios, son remedios de esencias de flores y agua de roca que alivian los sentimientos y estados de ánimo negativos. Se indican en muchos tratamientos de medicina alternativa y homeopática. El doctor Bach encontró en estas 37 flores y en el agua de roca una fuente de salud para tratar los desequilibrios psíquicos y prevenir enfermedades.

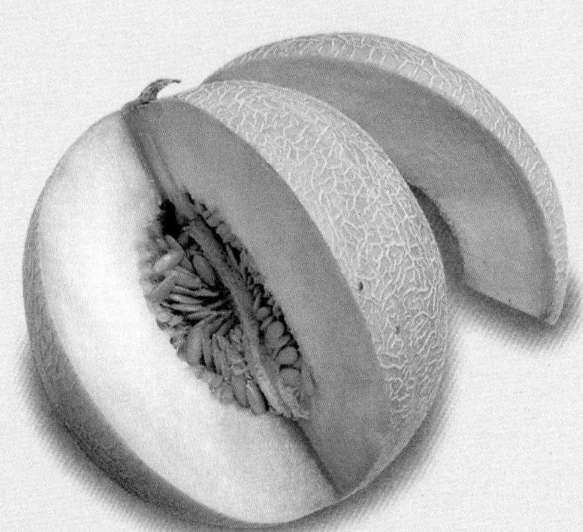

Melón amarillo

Este fruto, por su bajo contenido en calorías, se recomienda en dietas de adelgazamiento. Una de sus propiedades principales es su carácter anticancerígeno. Un estudio realizado en Massachusetts con 1.300 personas indicaba que entre las que consumían melón amarillo la proporción de cáncer era sólo del 3 o 4 %, mientras que en el resto de la población, especialmente entre quienes no consumían verduras y frutas verdes, el riesgo llegaba a triplicarse.

¿Dónde encontrar los ingredientes?

Probablemente algunos de los lectores se preguntarán si los remedios aconsejados por *La Botica de la Abuela* son difíciles de preparar o si los ingredientes recomendados son fáciles de encontrar. A continuación se explica dónde pueden adquirirse y cómo recolectar las plantas y secarlas en casa.

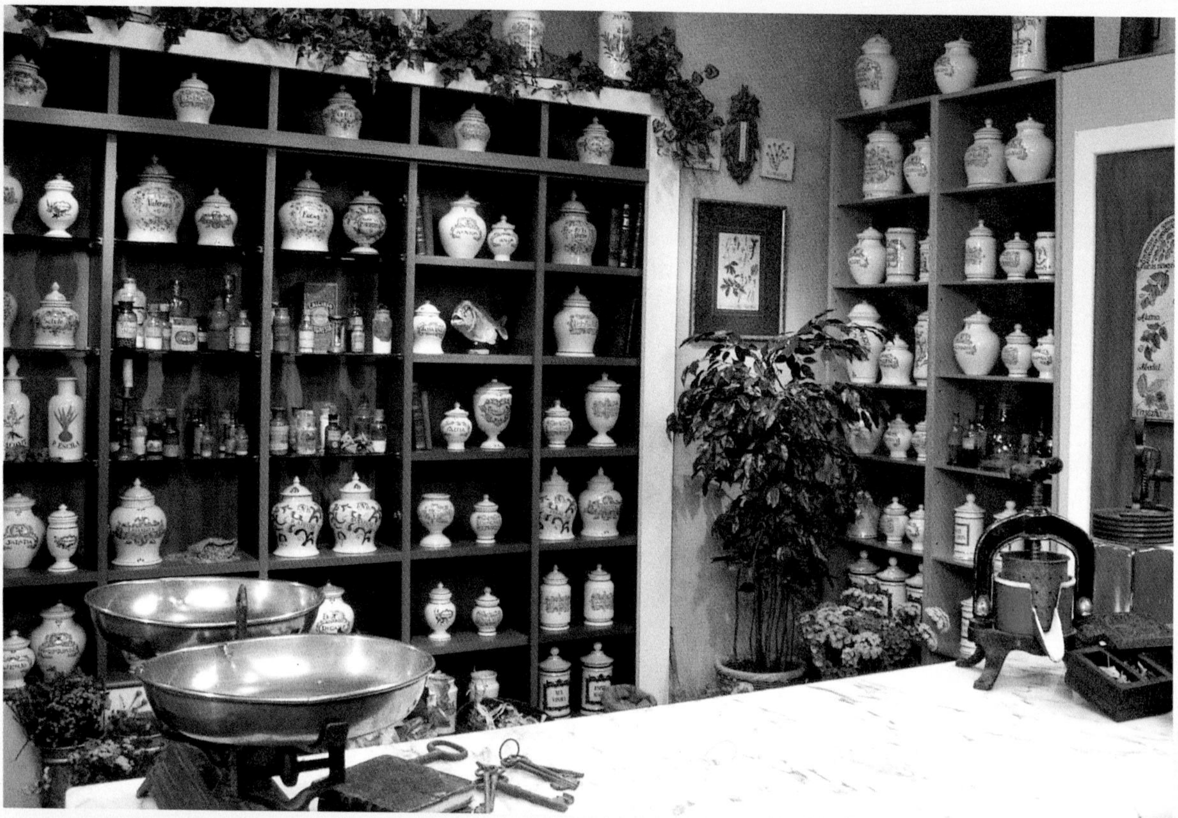

Herboristerías y farmacias

En la mayoría de los casos los productos pueden encontrarse directamente en los mercados, fruterías o verdulerías. Cuando se trate de hierbas, aceites u otros complementos dietéticos poco conocidos hay que recurrir a las herboristerías. Actualmente, muchos pueblos y ciudades cuentan con herboristerías y tiendas especializadas en nutrición y dietética. Pero también en las farmacias es cada vez más fácil encontrar productos preparados con ingredientes naturales, como algunos extractos de flores medicinales, ya que muchas personas utilizan la medicina natural o alternativa como complemento o sustituto de la medicina convencional, especialmente cuando sufren dolencias leves.

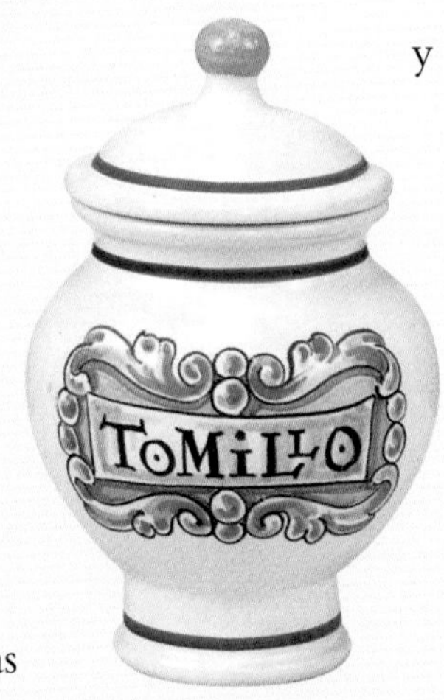

Cómo recolectar y secar las plantas

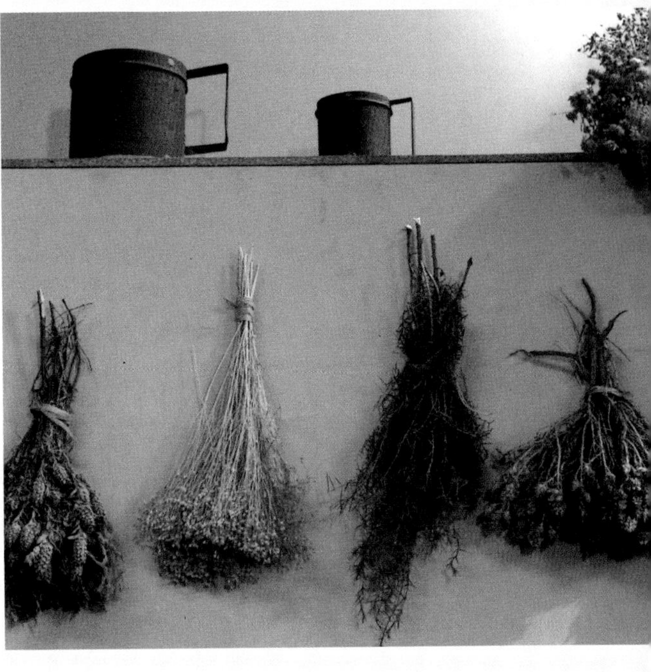

Las plantas deben recogerse cuando han llegado a su madurez. Pero no sólo hay que considerar la madurez de la planta, sino también tener en cuenta en qué momento de su crecimiento posee determinadas propiedades, e incluso las características del terreno donde se recoge. En la mayoría de los casos, las plantas recogidas en estado silvestre suelen ser más ricas en principios activos que aquellas que han sido cultivadas. Por lo tanto, es fundamental saber reconocer cada planta y el momento adecuado de recolección para que su aprovechamiento sea óptimo.

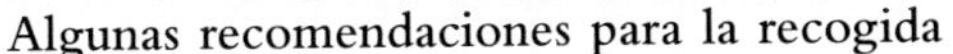

Algunas recomendaciones para la recogida

- Recoja sólo las plantas que conozca.
- Hágalo en lugares alejados de la contaminación, nunca en los alrededores de las grandes ciudades ni de complejos industriales, ni siquiera cerca de zonas con agricultura extensiva donde los cultivos hayan sido fumigados y tratados con pesticidas químicos.
- Recolecte semillas cuando estén a punto de caerse y de esparcirse, de forma natural, sobre la tierra.
- Recoja las raíces en invierno.

El proceso de secado

Una vez recogidas las plantas hay que colgarlas boca abajo en un lugar aireado. El sol y el aire harán el resto. En el caso de que no encuentre el lugar adecuado para este proceso, siempre existe la posibilidad de secarlas en el horno puesto al mínimo, aunque de este modo las plantas pierden parte de sus principios activos. Las plantas secadas en casa pueden conservarse durante un año. Pasado este período se recomienda recoger y secar nuevas plantas.

EL ORIGEN DE LA BOTICA

Las primeras boticas de las que se tiene noticia aparecieron en el siglo X. El boticario, especie de médico y farmacéutico, era uno de los personajes más importantes del pueblo.
Y entre morteros, matraces, embudos, pipetas, pinceles para toques en la garganta, frascos, filtros, prensas para extraer el zumo de las plantas, espátulas y todo tipo de recipientes se organizaban las tertulias del pueblo.

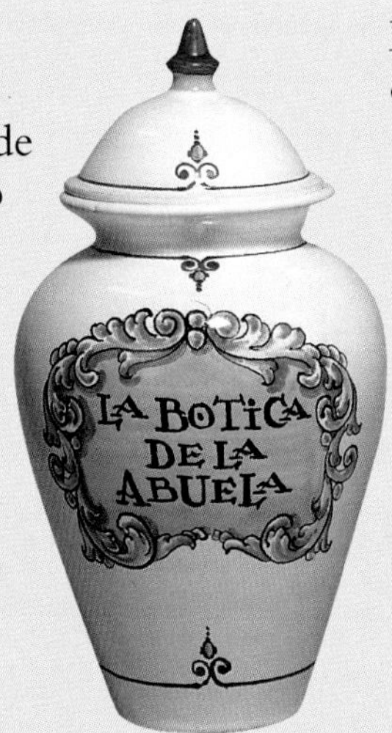

Eran realmente centros de salud y cultura. Estos «profesionales» de la medicina eran expertos conocedores de los males y su cura. Debían pertenecer a una familia respetada, económicamente bien situada, conocer el latín, saber escribir bien y demostrar mediante certificado de bautismo ser cristianos de buenas costumbres.
Y, por supuesto, cultivar las plantas con las que habrían de preparar los medicamentos.

Remedios, instrumentos y curas curiosas

Algunos de los remedios y tratamientos propuestos por *La Botica de la Abuela* resultan especialmente curiosos. El objetivo del programa ha sido siempre dar soluciones fáciles, tradicionales o antiguas a problemas comunes.

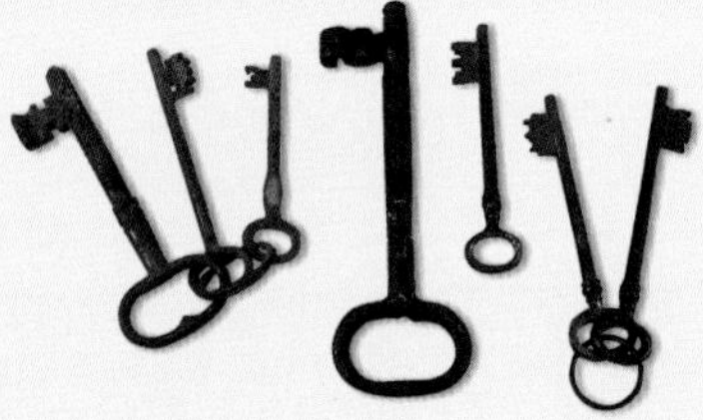

Llaves de ojo
Las antiguas llaves de ojo no sólo sirven para abrir cerraduras sino para curar boqueras y orzuelos y evitar los ronquidos. Si se deja una llave de ojo en el alféizar de la ventana durante toda la noche, y se frota el orzuelo o la boquera con el óxido producido por el rocío, desaparecerán en el acto. Para evitar los ronquidos se recomienda poner una llave de este tipo debajo de la almohada.

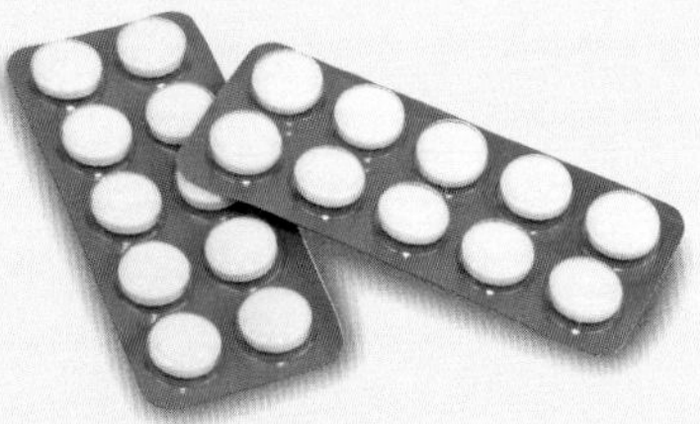

Aspirinas y mareo
Para no marearse en los viajes se recomienda colocarse una aspirina en el ombligo, sujetada por una tirita, antes de emprender la ruta.

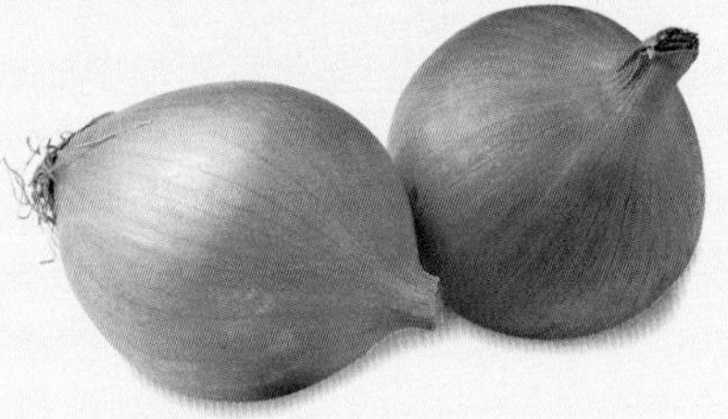

Cebollas y fiebre
En caso de fiebre, se recomienda cortar una cebolla en rodajas y ponerlas en el suelo.
A continuación, pisar las rodajas con los pies descalzos y permanecer en esa posición, encima de la cebolla, aproximadamente durante media hora. Si hay que aplicar el remedio en niños muy pequeños, se aconseja meterles las rodajas de cebolla en los calcetines.

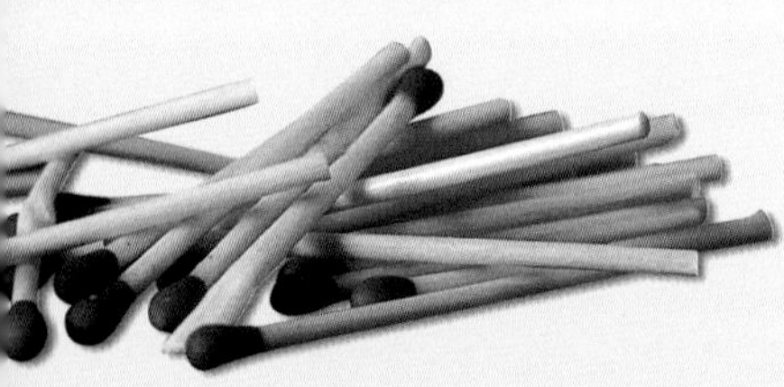

Cerillas contra el mal olor
A menudo, el mal olor producido después de una evacuación se convierte en un problema social. Algunas personas prefieren reprimirse cuando no están en casa y, si lo hacen sistemáticamente, pueden tener problemas serios de todo tipo. Una solución infalible y al alcance de cualquiera es encender dos o tres cerillas y echarlas al inodoro. El olor desaparece al instante.

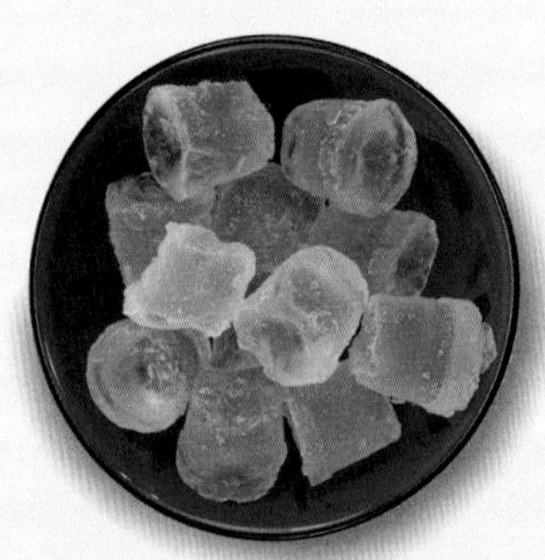

Agua fría para desprender espinas en la garganta
Aunque es difícil buscar una explicación científica a este remedio, el caso es que la experiencia demuestra la efectividad del mismo. Cuando se produzca la angustiosa situación de clavarse una espina en la garganta, conviene sumergir los pies en agua fría. En invierno basta con la temperatura a la que sale del grifo; en verano, habrá que añadir al agua cubitos de hielo. Hay que mantener los pies en el agua hasta que la espina se desprenda de la garganta.

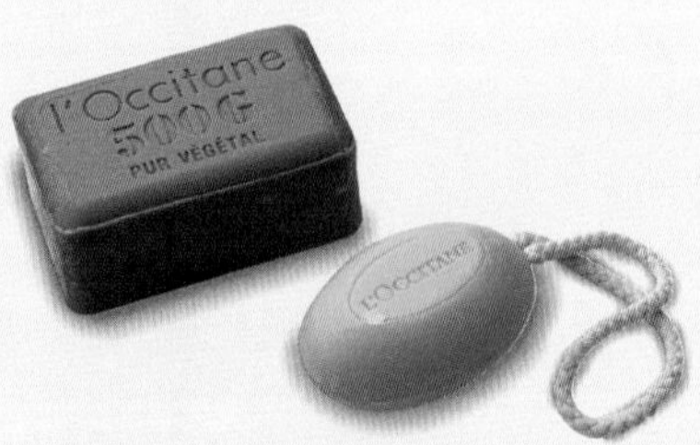

Jabón y corcho contra los calambres
Contra los calambres nocturnos se aconseja poner a los pies de la cama una pastilla de jabón partida longitudinalmente y envuelta en un trapo o calcetín. Para evitar los calambres de día, conviene llevar siempre en el bolsillo del pantalón un trozo de corcho cortado a lo largo.

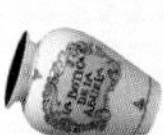

ALGUNOS INSTRUMENTOS DE LA BOTICA

La Botica de la Abuela cuenta con instrumentos y enseres propios de los antiguos herbolarios y boticas. Se trata de una pequeña muestra de las herramientas más preciadas y útiles de quienes fueron pioneros en la materia. Son instrumentos para manipular, medir, mezclar y conservar las plantas y productos medicinales.

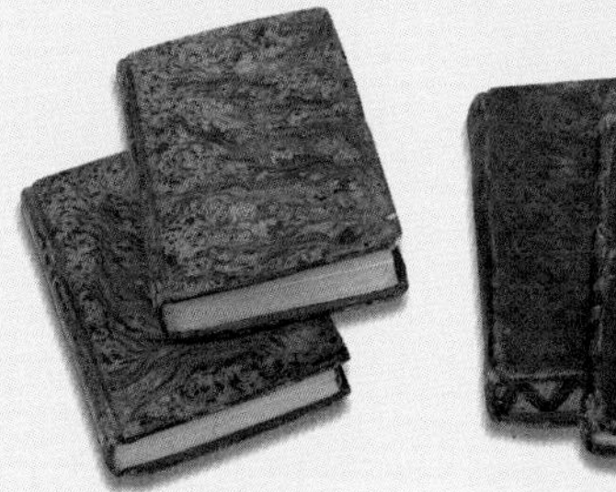

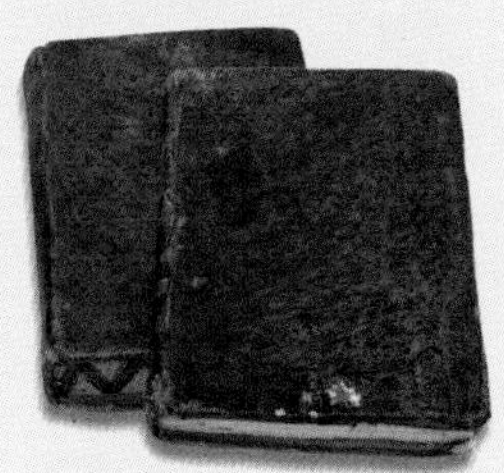

Tradición escrita
Aunque muchos remedios eran transmitidos oralmente de generación en generación, los boticarios contaban con una tradición escrita. Todavía hoy se conservan libros donde se apuntaban fórmulas magistrales, proporciones de las recetas, recomendaciones -según se tratara de una u otra dolencia- y el modo de administrar el remedio.

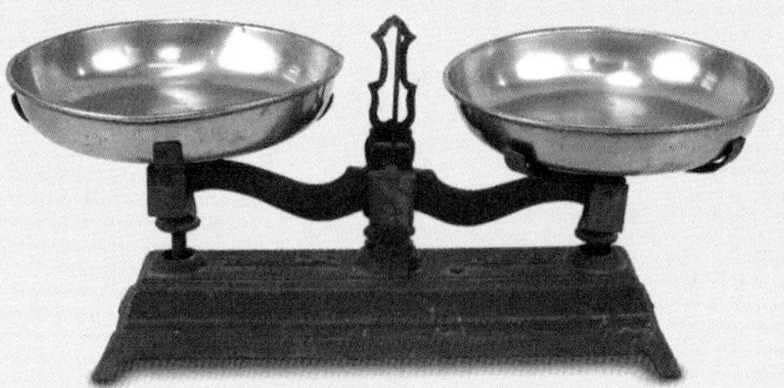

Precisión en las medidas
La balanza, sin lugar a dudas, es un instrumento indispensable para cualquier boticario. De la buena proporción de los ingredientes que forman parte de una receta dependerá el éxito del resultado.

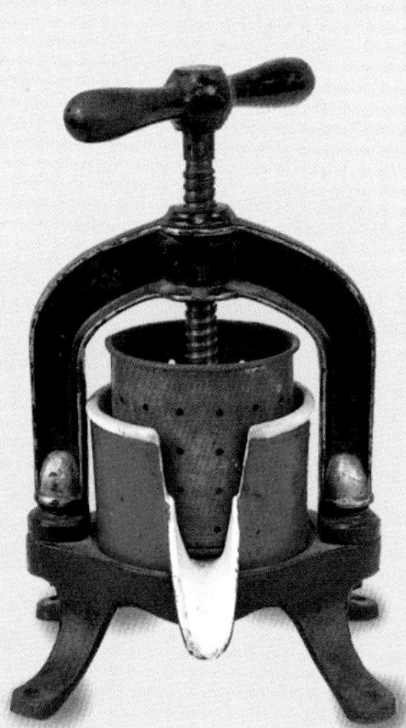

Exprimir hasta la última gota
Los antiguos boticarios utilizaban este extraño instrumento para exprimir hasta la última gota. Esta vieja herramienta, que funciona a presión, consigue extraer el zumo o la pulpa de plantas y frutos.

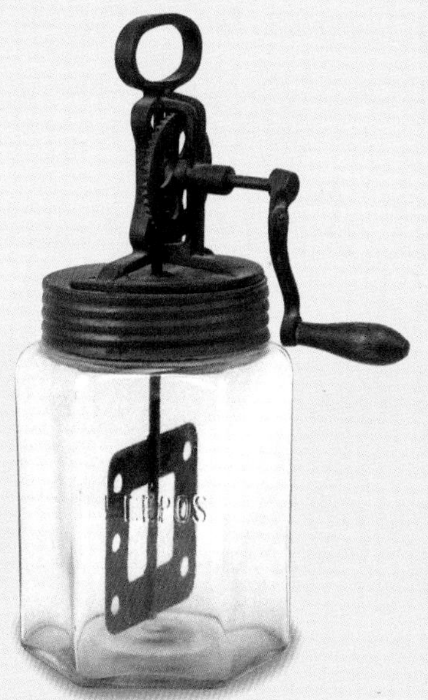

Mezclar y disolver los preparados
Este curioso instrumento, básico en cualquier herbolario o botica, sirve para homogeneizar un preparado y removerlo de vez en cuando, manteniéndolo herméticamente cerrado.

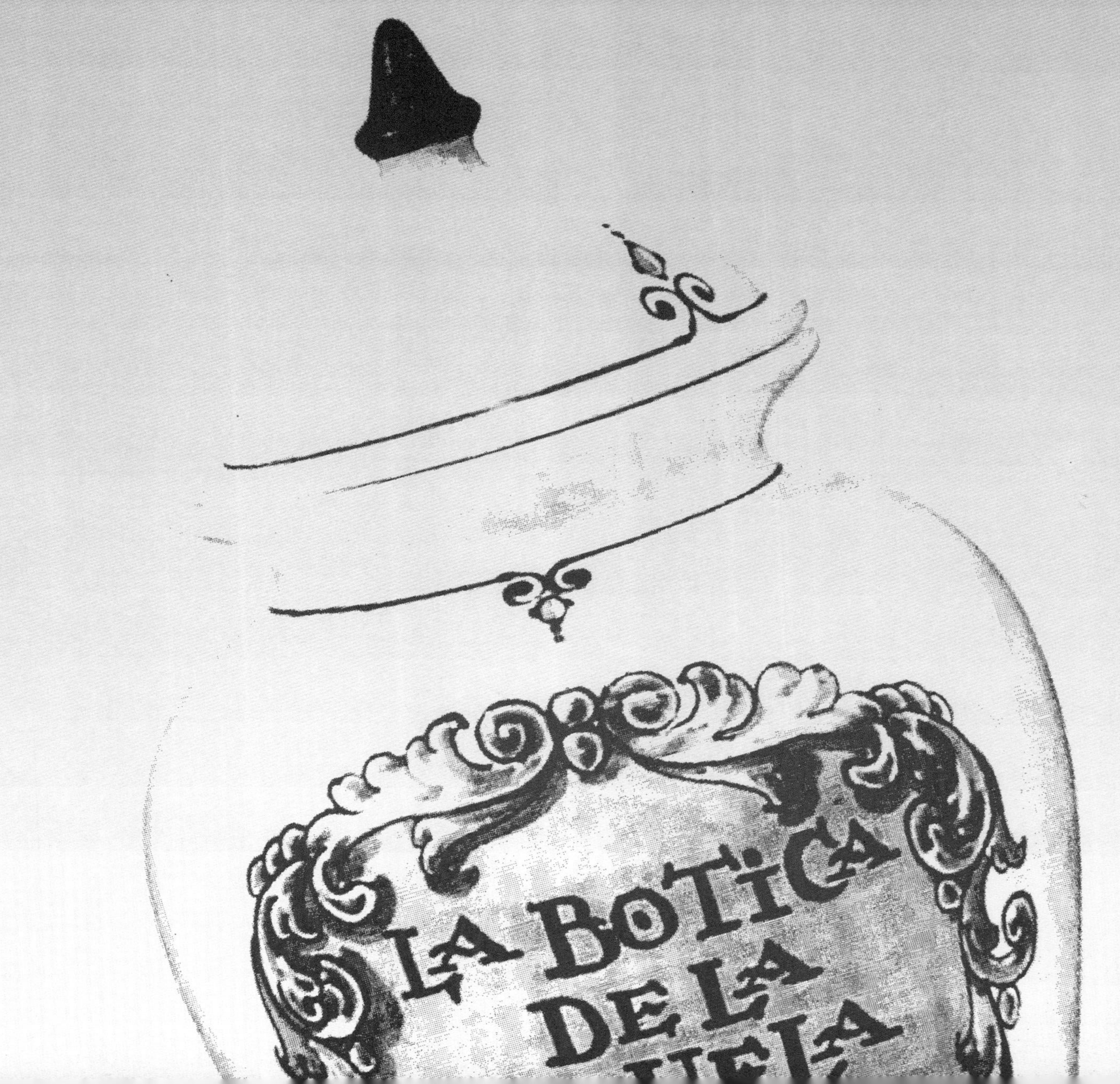
LA BOTICA
DE LA

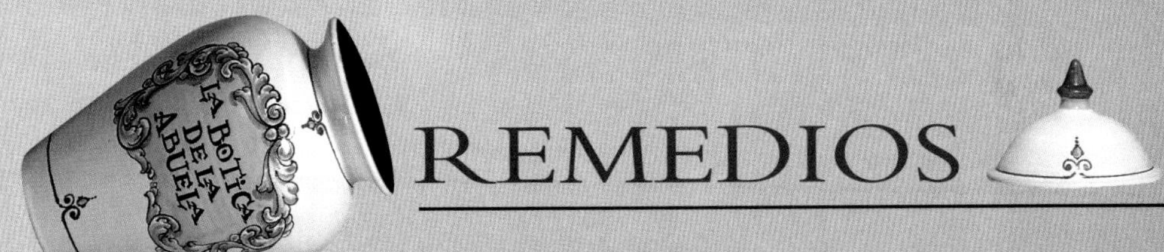

REMEDIOS

El acné juvenil

Los adolescentes, preocupados por su físico y su identidad, que están cambiando a ritmo vertiginoso, deben luchar, además, contra los desagradables granos y espinillas que suelen cubrir su rostro. Esta molesta dolencia, habitualmente juvenil, tiene su origen en la obstrucción de las glándulas sebáceas producida por los bruscos cambios hormonales propios de la edad; se consigue mejorar con remedios que limpien y sequen la piel.

RECETA

Cataplasma de arcilla y cebolla

Una forma sencilla y eficaz de combatir el acné y obtener un cutis fino, es la aplicación de una cataplasma de arcilla y cebolla, al menos, dos veces al día.

INGREDIENTES

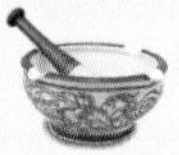

- ½ vaso de agua templada
- 2 cucharadas de sal marina gruesa
- 1 l de agua
- hojas secas externas de 5 cebollas
- 3 cucharadas de arcilla
- zumo de 1 limón

PREPARACIÓN

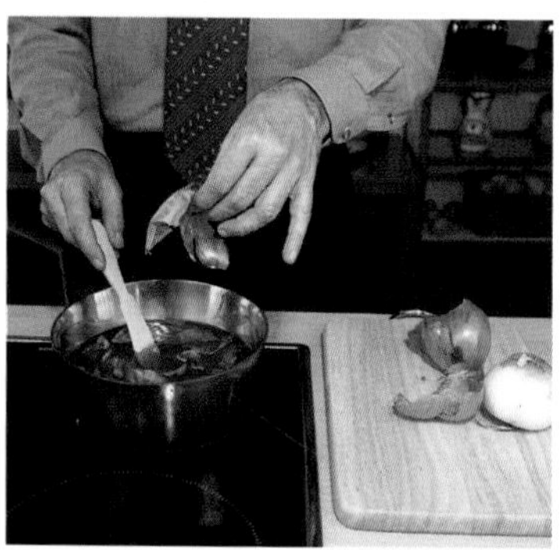

1. Hervir quince minutos la capa externa, seca, de las cebollas. Mojar la sal y reservarla para su posterior aplicación.

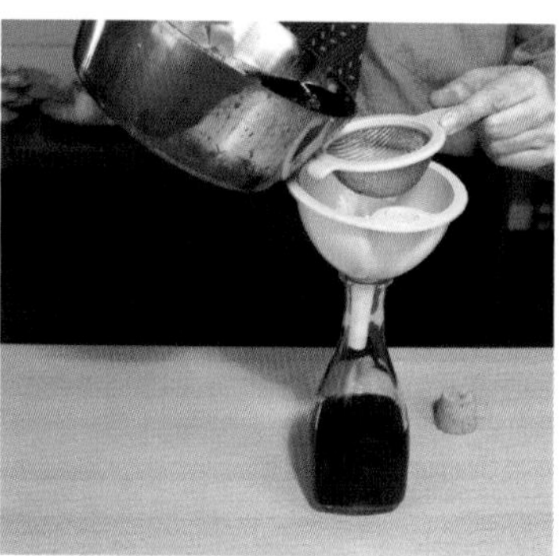

2. Colar el caldo de piel de cebolla y verter el líquido en una botella de cristal. Guardar en lugar oscuro.

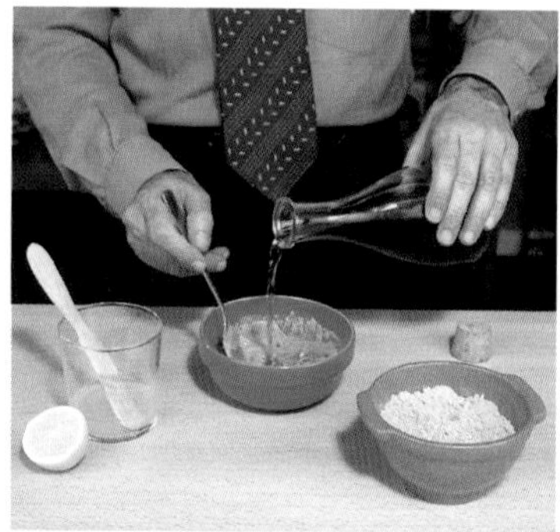

3. Mezclar la arcilla con el zumo de limón, y añadir el caldo hasta conseguir una crema. Guardar el caldo sobrante.

FORMA DE APLICARLA

- Lavar y frotar los granos con la sal mojada. Aplicar una capa gruesa de la arcilla en cataplasma. Mantener y limpiar con agua antes de que se seque.
- Empapar la cara con caldo de piel de cebolla, y no secar, dejando que absorba.
- Repetir el lavado, al menos, dos veces al día.

REFRANES Y CITAS

«Quien bien tiene y mal escoge, si le sale mal, que no se enoje.»

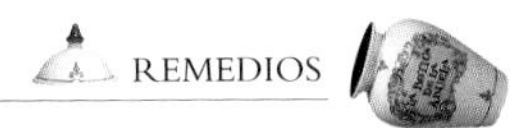

DIETA

Alimentación adecuada para prevenir el acné

Aunque el acné aparece con más frecuencia entre los adolescentes y jóvenes, debido a los cambios hormonales propios de la edad, es sabido que la alimentación influye directamente en la aparición de granos. Tanto para los adolescentes que sufren de acné, como para los adultos que tengan tendencia a padecerlo, es necesario tener en cuenta los siguientes consejos básicos en la dieta.

A EVITAR

- azúcares y harinas refinadas
- leche entera
- grasa animal y frituras
- excitantes y especias
- chocolate

NO ABUSAR

- mariscos y pescado
- frutos secos
- frutas ácidas (limón, naranja, pomelo...)

ALIMENTOS RECOMENDADOS

leche vegetal
copos de avena
harina integral
levadura de cerveza
germen de trigo
legumbres
azúcar moreno
zumo de zanahoria

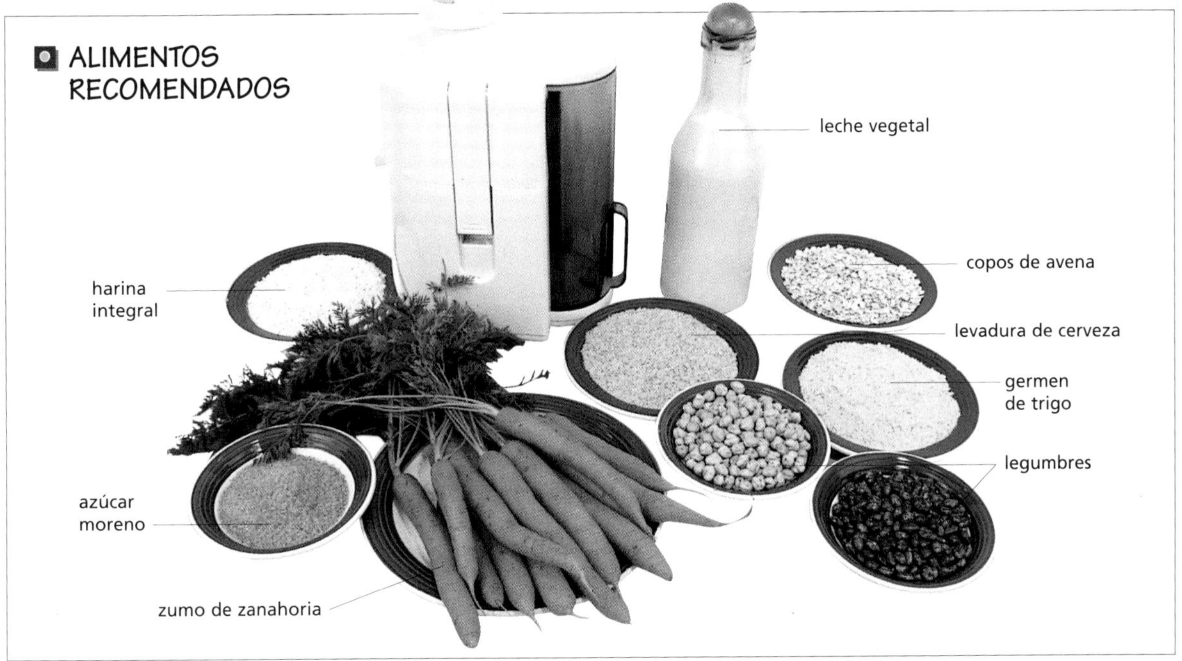

CONSEJOS DE LA ABUELA...

EVITAR GRASA EN EL PELO

Es recomendable, para mantener la cara más limpia y evitar el contacto de la grasa del pelo con el cutis, mantener el cabello recogido, evitar los flequillos y las melenas caídas por encima de la frente.

CURIOSIDADES DE LA BOTICA

LA ORINA Y EL ACNÉ

Un remedio antiguo contra el acné rebelde, o para lograr que cicatricen bien los granos y pústulas que ya han salido, es la orina. Dicen las abuelas que la mejor es la orina de un bebé, pero la propia puede servir. Debe empaparse una gasa con unas gotas de orina y realizar toques sobre la zona afectada. Transcurridas un par de horas, lavar la cara con agua tibia y aplicar durante dos horas una mascarilla de miel y tomillo.

La afonía y otras afecciones de garganta

Las molestias en la garganta son síntomas habituales del resfriado y son muy frecuentes en niños y jóvenes. También otros factores, como el humo del tabaco o la contaminación, o bien, hablar durante muchas horas seguidas, producen irritaciones en la garganta. Para que una afección leve no degenere en una faringitis y también para la pérdida de voz, hay remedios caseros eficaces y fáciles de preparar.

RECETA 1

Macerado de cebolla y limón

El malestar y el carraspeo de garganta propio de la afonía y la faringitis, pueden aliviarse con un macerado de cebolla y limón, de fácil preparación y rápida administración.

INGREDIENTES

- 1 cebolla roja no muy grande
- 1 limón

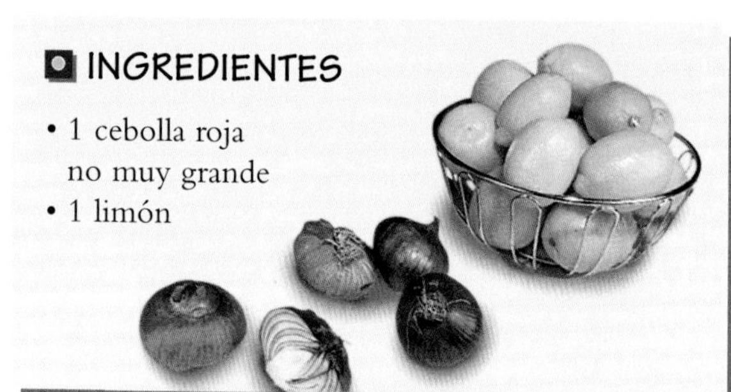

PREPARACIÓN

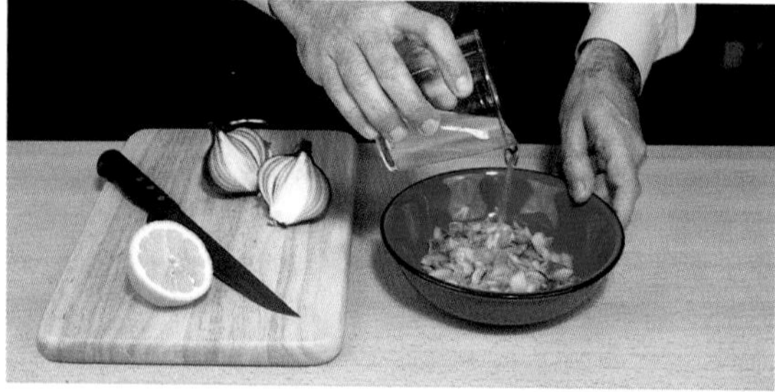

1. Cortar la cebolla en pequeños trozos, y mezclarla con el jugo de limón en un recipiente. Añadir agua hasta cubrir la cebolla.

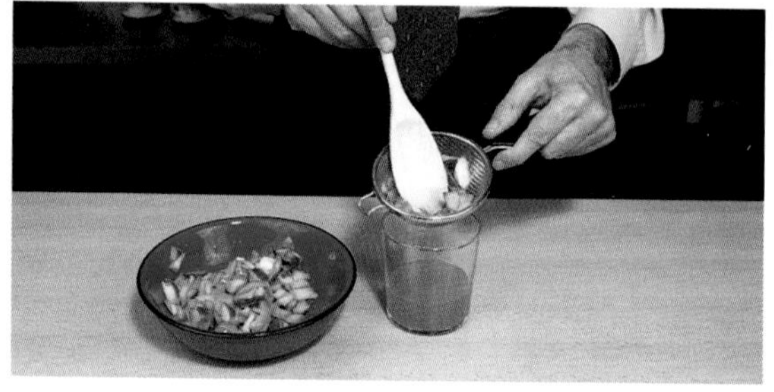

2. Dejarlo macerar toda la noche. Filtrar y verter el líquido en un vaso.

FORMA DE TOMARLO

Tomar con una pajita, muy despacio, para permitir que la acción antiinflamatoria y antibiótica de esta mezcla produzca el efecto deseado.

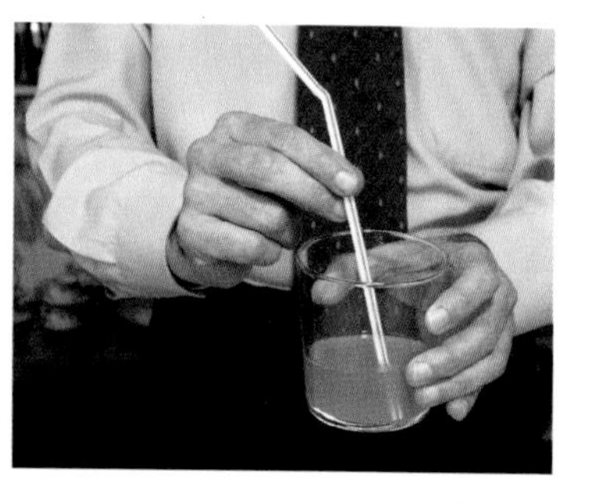

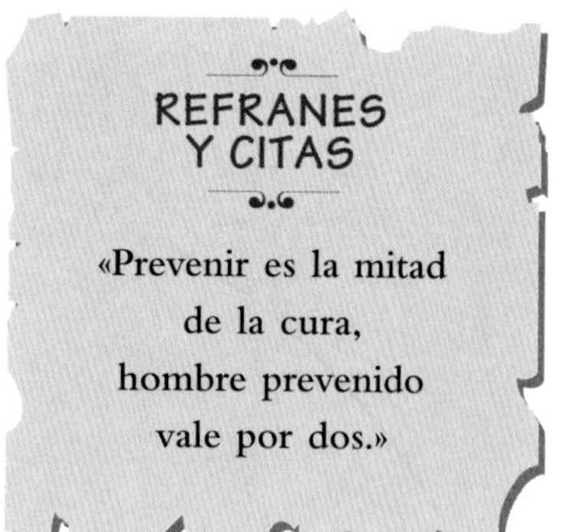

REFRANES Y CITAS

«Prevenir es la mitad de la cura, hombre prevenido vale por dos.»

● RECETA 2 ●

Infusión de tomillo, limón y miel

El tomillo es un buen expectorante, recomendado para curar afonías y otras afecciones de garganta. Una infusión de tomillo, limón y miel puede aliviar las irritaciones y las molestias leves de garganta.

1 cucharada de miel de romero
1/2 vaso de agua
1 cucharada de tomillo
zumo de 1/2 limón

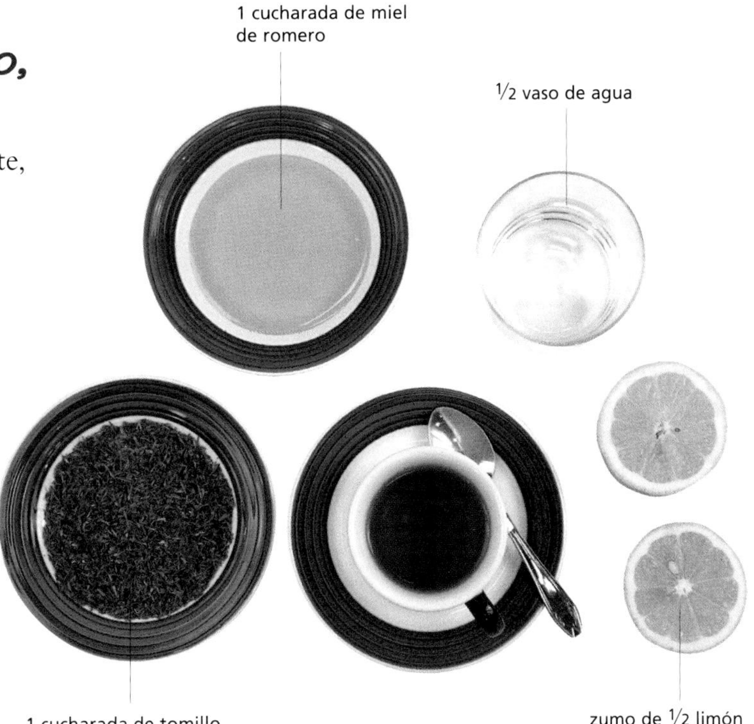

PREPARACIÓN

- Escaldar el tomillo en el agua.
- Dejar reposar diez minutos y colar.
- Añadir el zumo de limón y la miel de romero.

FORMA DE TOMARLA

Beber lentamente la infusión con una pajita, introduciéndola, tanto como sea posible, en la garganta.

CONSEJOS DE LA ABUELA...

AGUA Y ACEITE

Un remedio rápido para las infecciones de garganta es la ingestión, a sorbos cortos, de medio vaso de agua caliente con siete gotas de extracto o aceite de propóleo.

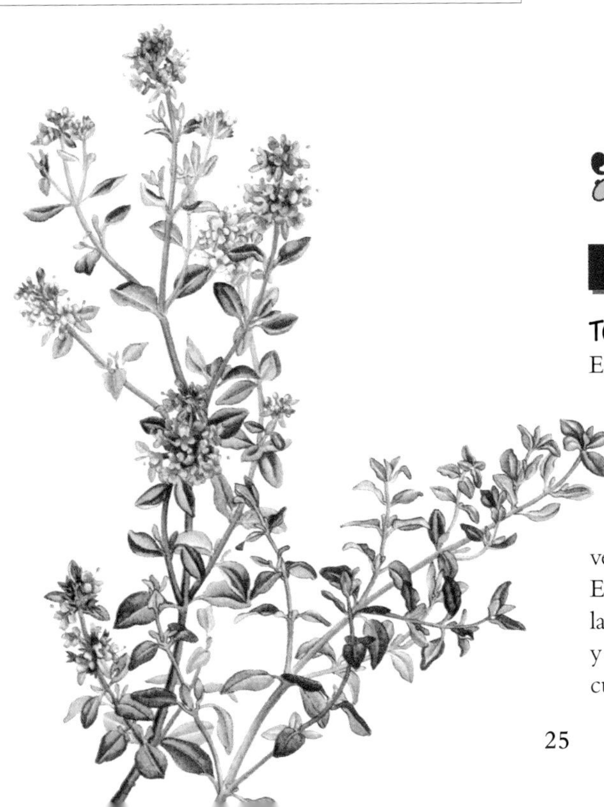

• PLANTAS MEDICINALES •

TOMILLO

El tomillo es un arbusto característico de las regiones mediterráneas, cuyo agradable aroma es aprovechado desde la antigüedad para hacer perfumes y colonias.

Del tomillo se aprovechan las flores y las hojas, que deben recogerse en primavera y secar en lugar ventilado. Posee varios efectos terapéuticos. Es estimulante, por lo que favorece la digestión y la circulación. Asimismo, es usado como antiséptico y como expectorante. Por ello, se recomienda en cualquier afección de garganta o de bronquios.

PROPIEDADES CURATIVAS DEL AJO

El ajo no sólo es uno de los ingredientes principales de numerosos platos: lejos de ser un simple condimento culinario, es también un «medicamento» natural de múltiples aplicaciones. Uno de los elementos que le otorgan su gran poder curativo es el azufre, que en el cuerpo humano está presente en el pelo, la piel y las uñas.

¿AJO O ASPIRINA?

El ajo se puede equiparar a la aspirina en su cualidad de vasodilatador en la circulación sanguínea, es decir, evita que se formen coágulos que puedan desembocar en trombosis, angina de pecho o infarto de miocardio.

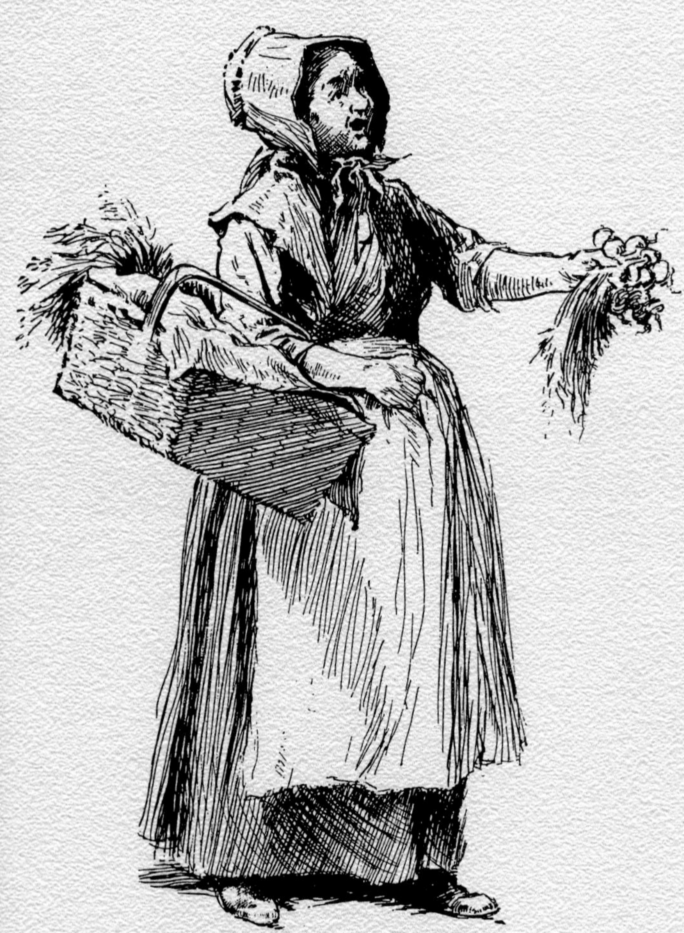

PATÉ DE AGUACATE Y AJO

Véase a continuación una buena receta, rica en ajo, con la que se obtiene un saludable y delicioso paté.

Ingredientes:
1 aguacate
5 dientes de ajo picados
una pizca de sal

Vaciar y deshuesar el aguacate. Posteriormente, chafarlo ayudándose de un tenedor o de una mano de mortero. Añadir a la pasta cinco dientes de ajo finamente picados y una pizca de sal. Para evitar que la vitamina C, presente en el aguacate, se oxide y se ennegrezca, se aconseja consumir el paté inmediatamente o añadir a la pasta unas gotas de zumo de limón.

PARA EL ESTÓMAGO

Tomar ajo favorece la secreción de jugos estomacales y, por lo tanto, facilita notablemente la digestión. Su acción antiséptica y antibiótica también se hace notar en la flora intestinal, protegiéndola y combatiendo numerosas enfermedades del aparato digestivo.

PARA LOS CATARROS Y LA DIABETES

La acción medicinal del ajo no sólo se limita al aparato circulatorio y digestivo; también el sistema respiratorio se beneficia de su ingestión. Gracias a su efecto expectorante, alivia la tos y facilita la expulsión de mucosidades. El ajo no sólo disminuye los niveles de azúcar, sino que aumenta los de insulina.

CÓMO ALIVIAR LOS EFECTOS NOCIVOS DEL ALCOHOL

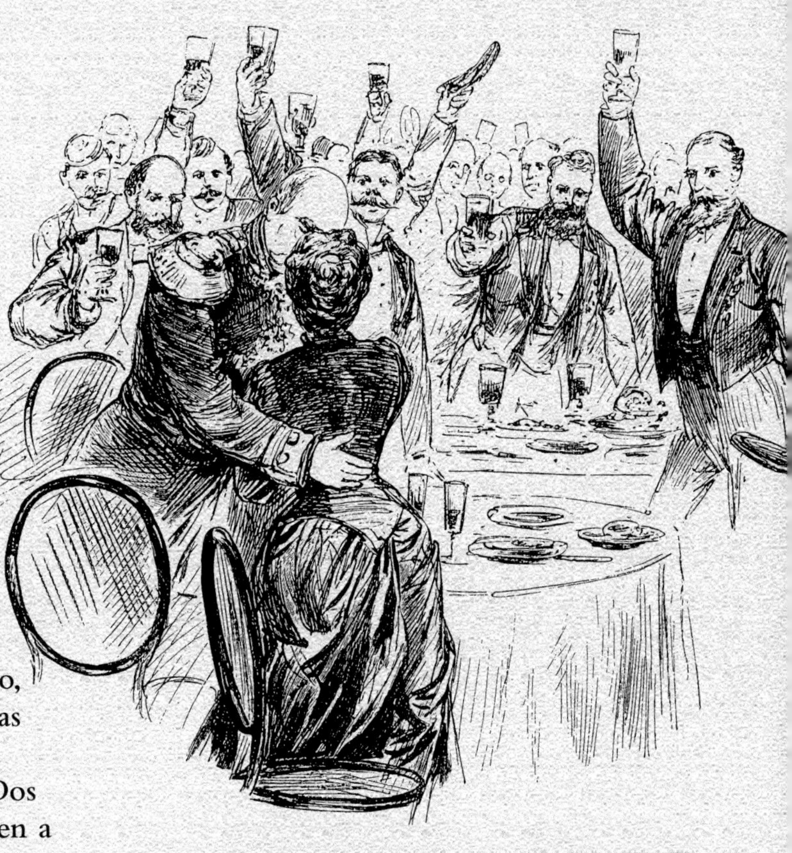

El alcohol en forma de vino, cerveza o licores, es un producto que no suele faltar en fiestas y reuniones. Su uso moderado no representa ningún problema para las personas que gozan de una buena salud. Pero un uso inadecuado, una ingestión excesiva, produce secuelas muy molestas: dolor de cabeza, malestar generalizado, mareos, etc. Este conjunto de dolencias se conoce con el nombre de «resaca». Para aliviarla hay muchos remedios. Dos de ellos, fáciles de preparar, se exponen a continuación.

PARA PREVENIR LA EMBRIAGUEZ

Antes de salir de casa, tomar una cucharada sopera de aceite de oliva por cada 25 kg de peso.

PARA PREVENIR LA RESACA

Éste es un consejo para aquellos días en los que se bebe más de lo habitual y a la mañana siguiente se pagan las consecuencias.

Hervir 50 g de perejil en medio litro de agua durante siete minutos. Tomar la mitad de esta cocción antes de ingerir alcohol y la otra mitad después. Dado que también el hígado se resiente cuando se ha bebido, es aconsejable tomar, al día siguiente, una ensalada con abundante pepino, que ayudará al hígado a desintoxicarse.

EL REMEDIO DE FRAY ANSELMO CONTRA EL ALCOHOLISMO

Un problema más grave y que tiene graves secuelas no sólo en la persona que lo sufre, sino también en su entorno familiar y profesional, es el alcoholismo. Veamos, como curiosidad, qué remedio sugería la sabiduría popular, recogida por Fray Anselmo, en un libro publicado en 1680.

«Introducir 4 ranas vivas en un recipiente junto a la bebida preferida de la persona a tratar: vino, cerveza, ginebra, etc. Dejar macerar durante 24 horas. Pasado este tiempo, introducir de nuevo la bebida en su botella, retirando las ranas.»

Según este antiquísimo remedio, que ya nadie utiliza, la persona que beba el brebaje macerado no notará ningún sabor especial; sin embargo, terminará aborreciendo la bebida en el término de un mes, aproximadamente.

Alimentación sana

Una alimentación sana y equilibrada es la base de una buena salud, por ello la preocupación de qué, cuándo y cómo comer es tan antigua como la vida. Conocer la naturaleza de los alimentos, sus propiedades, cómo se complementan o cuáles no deben mezclarse es fundamental para conseguir una dieta saludable.

DIETA

Productos recomendados

De la alimentación y sus repercusiones en la salud se pueden escribir muchas páginas. Veamos, para empezar, cuatro recomendaciones básicas.

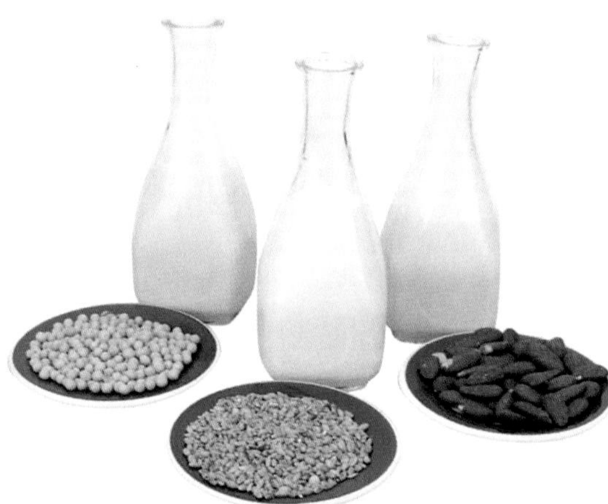

Leche
Tomar leche de origen animal, es decir calcio, es conveniente en toda dieta equilibrada. Para quienes padezcan intolerancia a la leche animal, se recomiendan las leches vegetales (de soja, almendras, arroz, avena...)

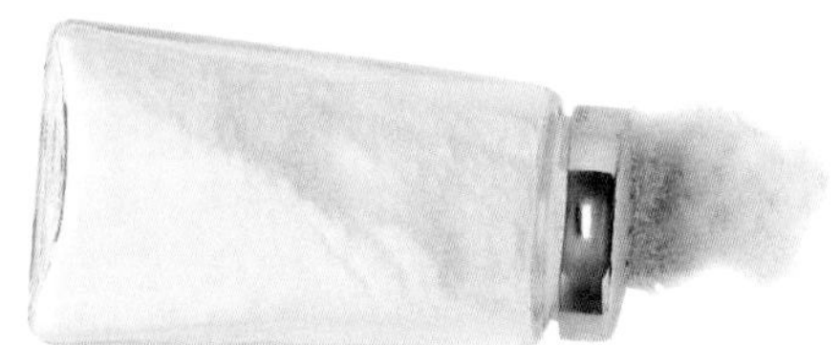

Sal
Como condimento siempre es mejor utilizar sal marina, tiene mayor proporción de potasio que la sal común y es más digestiva. No causa problemas arteriales y es la única tolerable (en pequeñas cantidades) para los hipertensos.

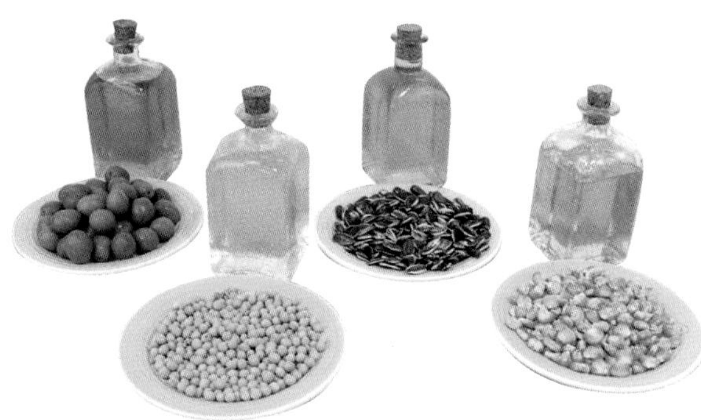

Aceites
El aceite y las grasas que contiene son también un elemento necesario en nuestra dieta. Sin embargo hay que tener en cuenta que es mejor ingerirlo crudo y de primera presión. Los aceites sometidos a altas temperaturas derivan en sustancias tóxicas para el hígado.

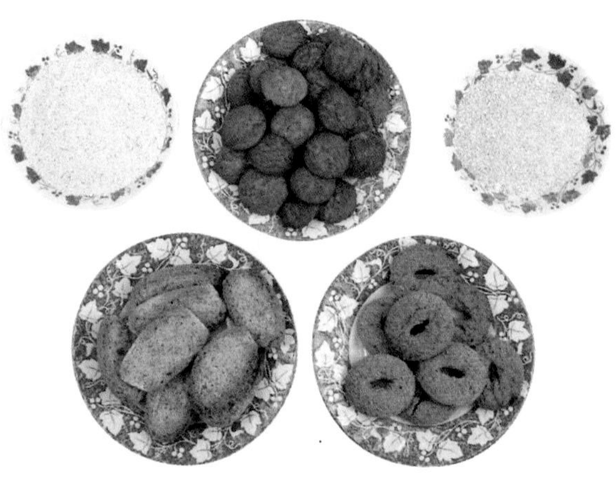

Harinas
Las harinas blancas o refinadas son menos recomendables para la salud, pues están exentas de fibra. Las harinas integrales y, por añadidura, todos los productos elaborados con ellas, proporcionan los hidratos de carbono necesarios y además contienen fibra.

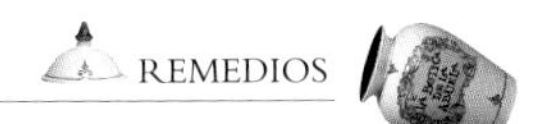

● RECETA 1 ●

Desayuno sano

El desayuno, la primera comida del día, merece especial atención, pues debe aportarnos una dosis de calorías suficiente para toda la mañana. La mezcla adecuada de cereales, leche y miel puede ser una buena solución.

PREPARACIÓN

- Llenar un tazón con medio litro de leche.
- Añadir los cereales en la proporción y la cantidad indicadas en la ilustración.
- Agregar miel para endulzar.

2 cucharaditas de miel
1/2 l de leche
1 cucharadita de polen molido
2 cucharaditas de levadura de cerveza
2 cucharaditas de germen de trigo
2 cucharaditas de avena en copos

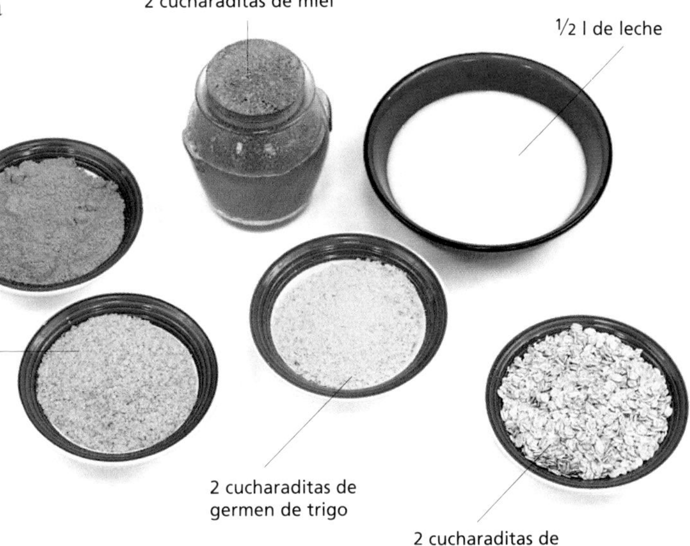

FORMA DE TOMARLO

- Ingerir en ayunas diariamente.

● RECETA 2 ●

Caldo depurativo

La siguiente receta muestra cómo hacer un caldo que, tomado con regularidad antes de las comidas, depura el cuerpo y lo prepara para la ingestión de nuevos alimentos.

PREPARACIÓN

- Pelar los ajos y la cebolla.
- Escaldar, en 1 litro y medio de agua hirviendo, todos los ingredientes troceados, excepto el comino.
- Añadir el comino y retirar del fuego.
- Dejar el caldo en reposo toda la noche.

FORMA DE TOMARLO

- Tomar un vasito media hora antes de cada comida, hasta consumir el litro y medio de caldo.

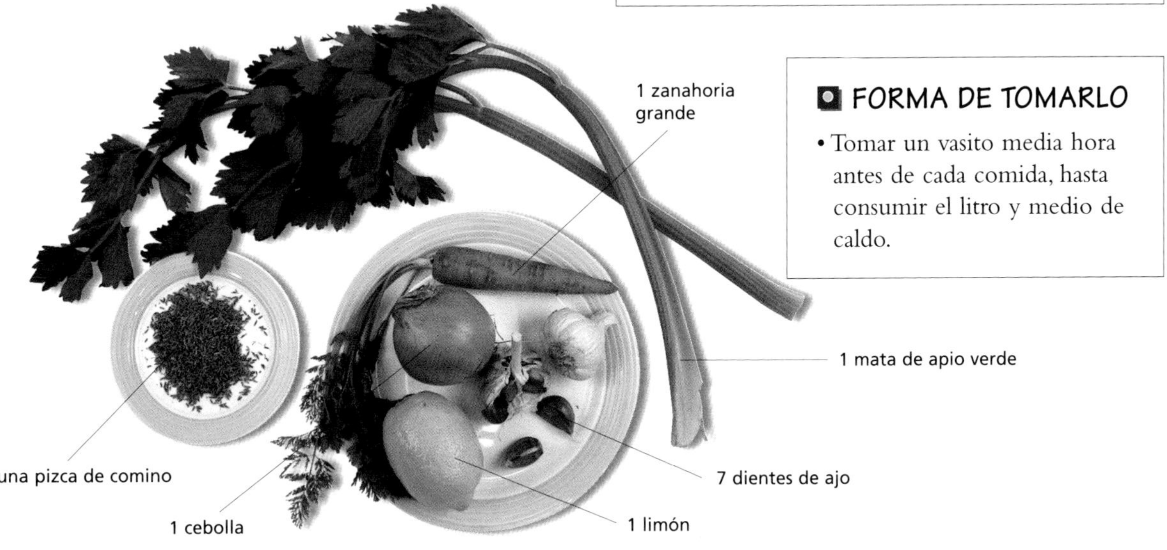

RECETA 3

Cura de compota de manzana para la limpieza intestinal

1 1/2 kg de manzanas
1/2 l de agua
compota de manzana

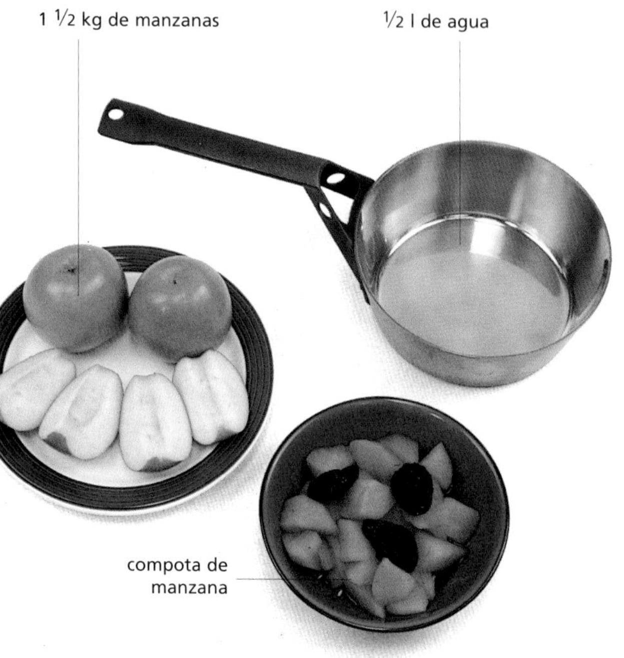

Comer durante un día sólo compota de manzana, a la que podemos añadir alguna ciruela, ayuda a perder volumen porque la manzana contiene mucho potasio, elemento que facilita la eliminación de agua. Al margen de la pérdida de peso que conlleva, la manzana contiene una sustancia, llamada pectina, que actúa a modo de cepillo en las paredes del intestino. Esta cura no afecta al rendimiento intelectual y, por su pobreza en sal, está especialmente indicada para los hipertensos. También es apropiada para los que padecen anemia, pues la limpieza de la mucosa intestinal facilita la absorción de la vitamina B, fundamental para la formación de hierro.

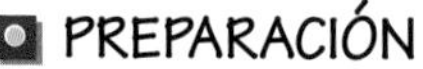

PREPARACIÓN

- Lavar y trocear las manzanas.
- Hervir las manzanas, sin rabo, pero con piel y pepitas, a fuego muy lento durante 3/4 de hora.

FORMA DE TOMARLA

- Hacer la cura de manzana un día de luna llena, en cada cambio de estación.
- Tomar la compota en intervalos máximos de cuatro horas, hasta consumir todo el preparado.
- Durante todo el día beber mucha agua.

PLANTAS MEDICINALES

ALBAHACA

La albahaca es una planta aromática, muy utilizada en la cocina mediterránea, especialmente en la cocina italiana. Aunque en el primer momento su ingestión tiene un ligero efecto estimulante, posteriormente actúa como relajante, por lo que es muy recomendable como digestivo y en problemas de tipo intestinal. La albahaca se suele consumir fresca, pero sus flores y sus hojas secas también se pueden utilizar en infusión o cocciones.

CONSEJOS DE LA ABUELA...

LAS MANZANAS

Para mantener el cuerpo en forma, es bueno tomar tres manzanas al día, una como postre en alguna comida y las otras dos, licuadas, como merienda.

DIETA Y EJERCICIO

La alimentación sana debe ir acompañada de un descanso adecuado y de ejercicio físico.

La anemia

La anemia es una enfermedad causada por la disminución de la hemoglobina de la sangre, el componente sanguíneo que se encarga de transportar el oxígeno de los pulmones hasta las células. El origen de la anemia puede ser una alimentación deficiente, una pérdida de sangre (los flujos menstruales, el embarazo o el parto en las mujeres, por ejemplo) o alguna deficiencia de nuestro organismo, en especial una falta de hierro. Para solventarla, además de atacar sus causas, debe ingerirse una dosis suplementaria de hierro y realizar un control médico mediante análisis de sangre.

RECETA 1

Manzanas y clavos

Una receta de origen remoto y que ha sido muy utilizada en los casos de anemia es la de la manzana y los clavos. La humedad de la manzana oxida el hierro y, ésta a su vez, se enriquece con el óxido.

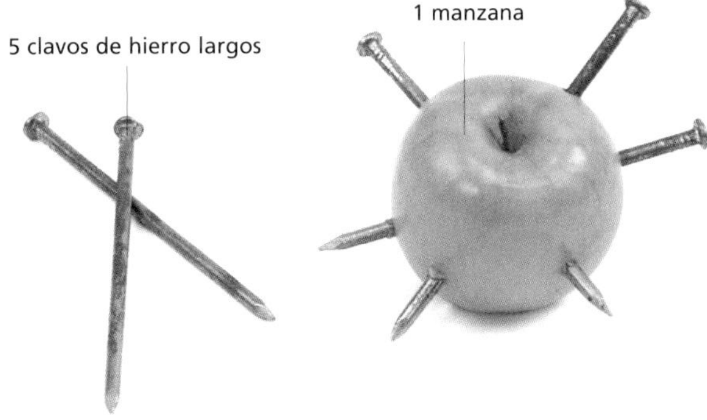

PREPARACIÓN

- Clavar en una manzana los cinco clavos, atravesándola como se ve en la ilustración.
- Pasadas doce horas, retirar los clavos.

FORMA DE TOMARLA

- Ingerir una de estas manzanas cada día hasta comprobar, tras un análisis, que se ha recuperado el nivel de hierro adecuado en la sangre.

PLANTAS MEDICINALES

ZARZAPARRILLA

La zarzaparrilla es una planta tropical de la que se utiliza la raíz, que se recolecta antes de la floración veraniega. La cocción de su raíz posee propiedades estimulantes y depurativas. También es diurética y sudorífica. Favorece la eliminación de ácido úrico y reduce el nivel de colesterol en la sangre. Alivia los dolores digestivos, reumáticos y de gota, así como los síntomas de la gripe y el resfriado.

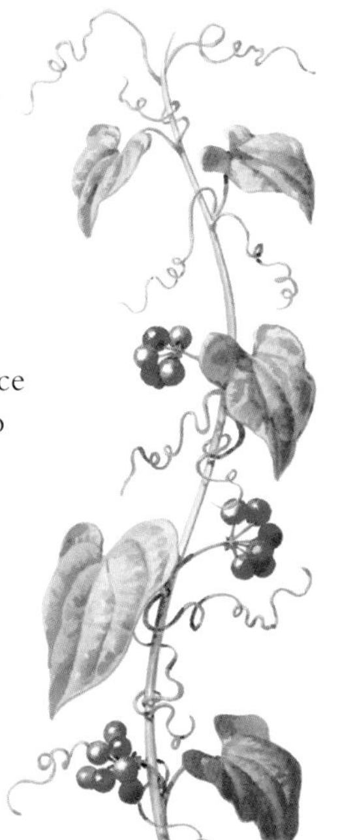

CURIOSIDADES DE LA BOTICA

HIERRO Y FORTALEZA

En la cultura occidental el hierro está asociado a la fortaleza; una vez más, la sabiduría popular no va desencaminada. La anemia es, en la mayoría de los casos, una falta de hierro en el organismo. La falta de este componente en la sangre impide que las células se oxigenen y provoca debilidad y astenia.

Las anginas

Lo que popularmente conocemos como anginas es una inflamación de las amígdalas. Éstas, que se encuentran al final del paladar y en el inicio de la garganta, son especialmente sensibles a las infecciones, sobre todo en la infancia. Es muy frecuente que el inicio de esta dolencia sea un enfriamiento. Conviene huir de los cambios de temperatura bruscos y de las corrientes de aire. Pero, si los primeros síntomas ya se han presentado, hay remedios sencillos que proporcionan gran alivio.

RECETA 1

Yogur deshidratado

La aplicación tópica de yogur deshidratado, junto a la administración de agua caliente con limón y miel, ayuda a curar la amigdalitis, término médico que designa la enfermedad conocida coloquialmente como anginas.

INGREDIENTES

- 1 yogur natural
- 1 trapo
- limón
- agua caliente
- miel

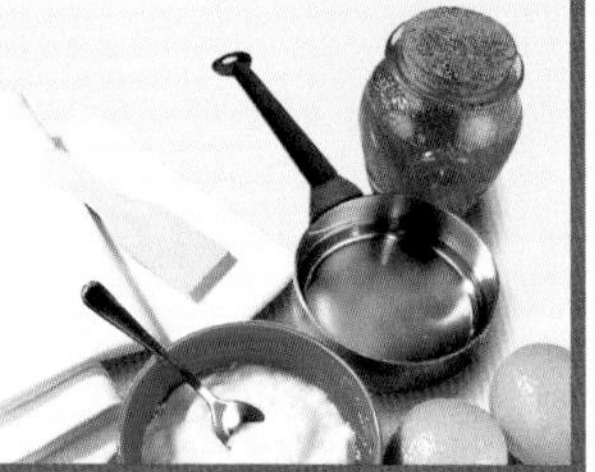

PREPARACIÓN

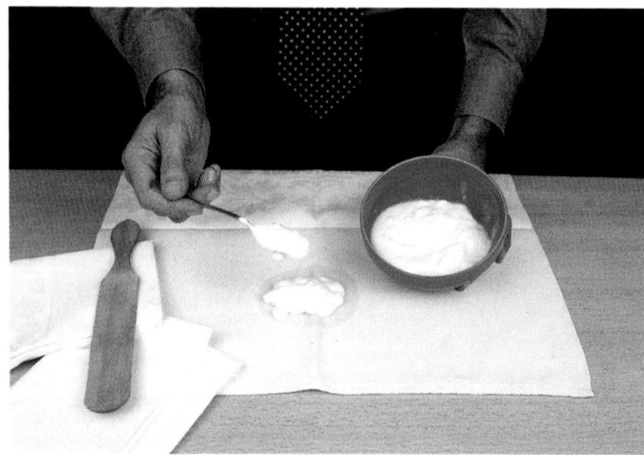

1. Poner el yogur en el centro del trapo y envolverlo bien con él.

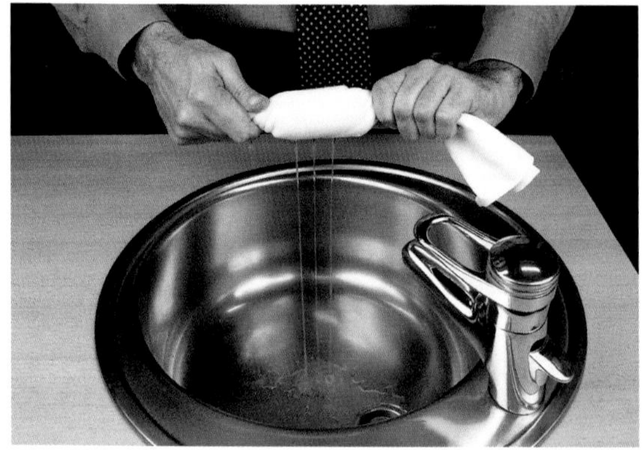

2. Escurrir el trapo hasta eliminar toda el agua que contiene el yogur.

FORMA DE APLICARLO

- Aplicar la pasta resultante directamente en el cuello.
- Mantener la aplicación durante 20 minutos como mínimo.
- Repetir el tratamiento cada tres horas.
- Tomar, además, durante el día, agua caliente con limón y miel.

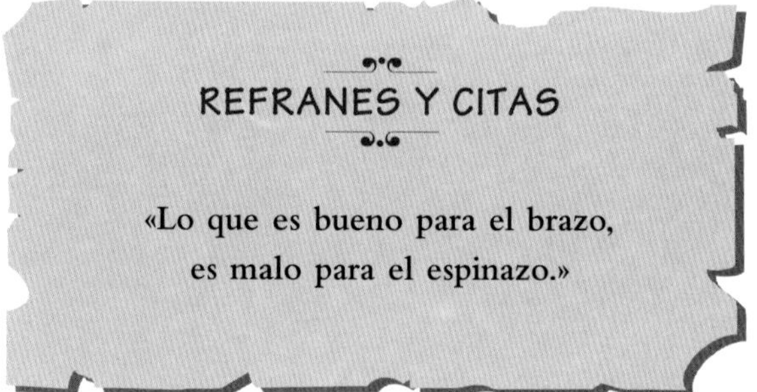

REFRANES Y CITAS

«Lo que es bueno para el brazo, es malo para el espinazo.»

RECETA 2

Gárgaras para limpiar el pus de las amígdalas

Un remedio para aliviar el dolor de las amígdalas y acelerar su proceso de sanación es hacer gárgaras con limón y bicarbonato, desinfectando directamente la zona afectada.

INGREDIENTES

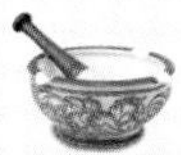

- zumo de 3 limones
- 1 cucharadita rasa de bicarbonato
- 3 cucharadas de agua

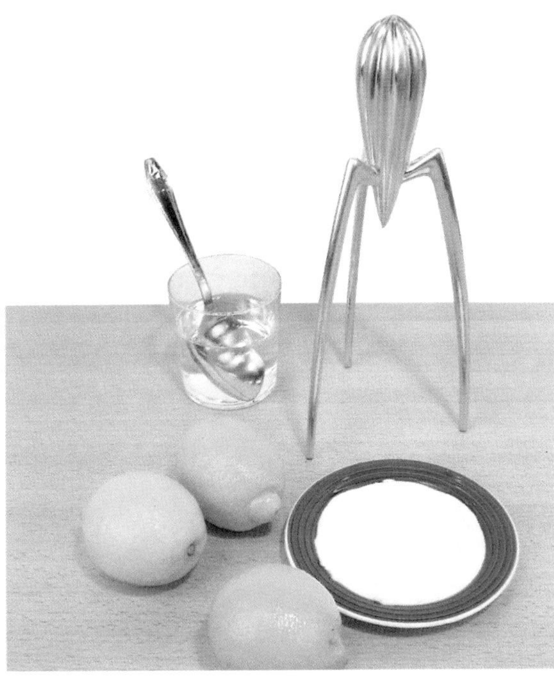

PREPARACIÓN

- Mezclar los tres ingredientes en un vaso hasta diluir bien el bicarbonato.

FORMA DE HACERLAS

- Hacer gárgaras de tres a cinco veces al día.
- Tomar un sorbo, haciendo gárgaras con fuerza para abrir y limpiar las placas de pus que están pegadas a las amígdalas.
- Expulsar el líquido y repetir con otro sorbo tantas veces como sea necesario hasta terminar la cantidad preparada.

MASAJE

Presión en el antebrazo para prevenir las anginas

Un sencillo masaje en el antebrazo ayuda a prevenir las anginas. Para llevarlo a cabo se necesita un poco de aceite. Se trata de encontrar un punto doloroso a dos dedos de la muñeca, siguiendo la línea del radio. Debe parecer que intentamos empujar este nódulo doloroso a través de un tubo imaginario por el antebrazo. Realizar el masaje tres veces, en intervalos de quince días, una vez al año.

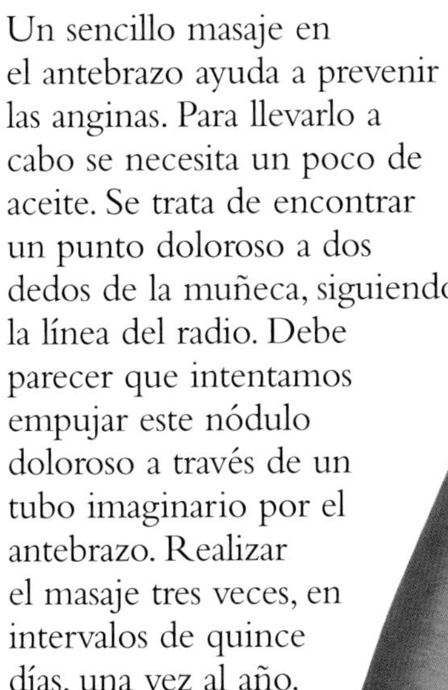

PLANTAS MEDICINALES

VIOLETA

La violeta, una planta muy apreciada en jardinería y de la que se conocen muchas variedades, es característica de las regiones de clima templado. Para remedios medicinales se aprovecha entera. Las raíces se guardan durante el otoño, mientras que las flores y las hojas se recogen en plena época de floración.

La violeta es principalmente estimulante y expectorante. Actúa contra la tos, las anginas y para remediar problemas respiratorios. También calma dolores de cabeza, estados nerviosos y combate el insomnio. Asimismo, se aplica como cicatrizante de heridas.

El ardor y la acidez de estómago

Los malos hábitos alimentarios, los nervios y el estrés, causan a menudo trastornos digestivos como ardores o acidez. Éstos pueden ser puntuales, cuando algo nos ha sentado mal o cuando hemos comido en exceso, pero, si aparecen con frecuencia, pueden ser síntomas de la existencia de una úlcera de estómago. Hay muchas infusiones o preparados líquidos que pueden ayudarnos a calmar estas molestias.

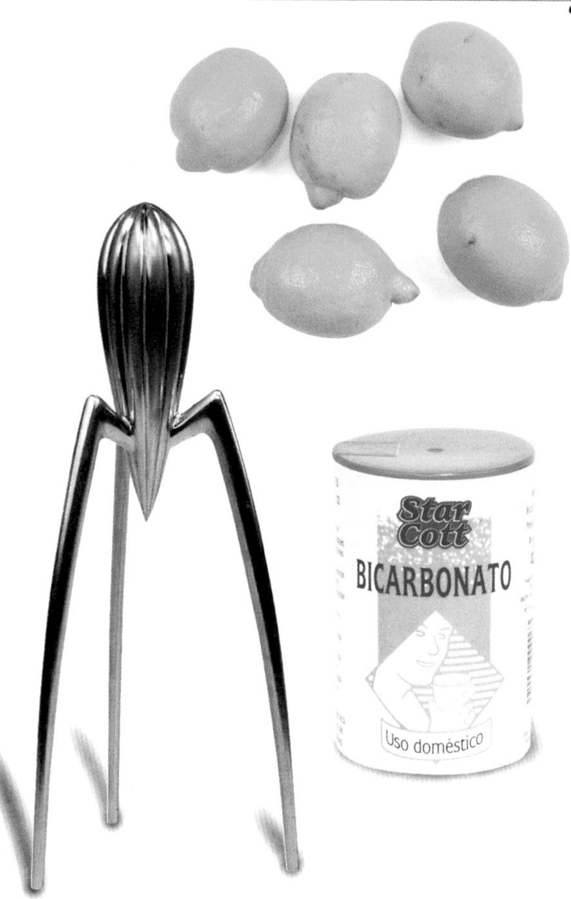

RECETA 1

Agua de bicarbonato y limón

El limón y el bicarbonato son de gran ayuda para neutralizar los jugos gástricos que provocan los ardores de estómago.

INGREDIENTES

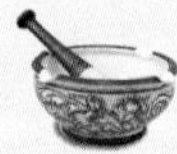

- 1 cucharadita de bicarbonato
- 1/2 vaso de agua
- zumo de 1/2 limón

PREPARACIÓN

Disolver el bicarbonato en agua templada. Dejar reposar diez minutos y añadir el zumo de limón.

FORMA DE TOMARLA

Preparar e ingerir tantas veces como aparezcan los ardores o la acidez de estómago.

CONSEJOS DE LA ABUELA...

EL LIMÓN

Los ácidos se combaten con otro ácido, por ello el limón es bueno para combatir la acidez.

REFRANES Y CITAS

«Come poco y cena más poco, amigo Sancho, que los negocios de la cabeza se fraguan en la oficina del estómago.»

Miguel de Cervantes

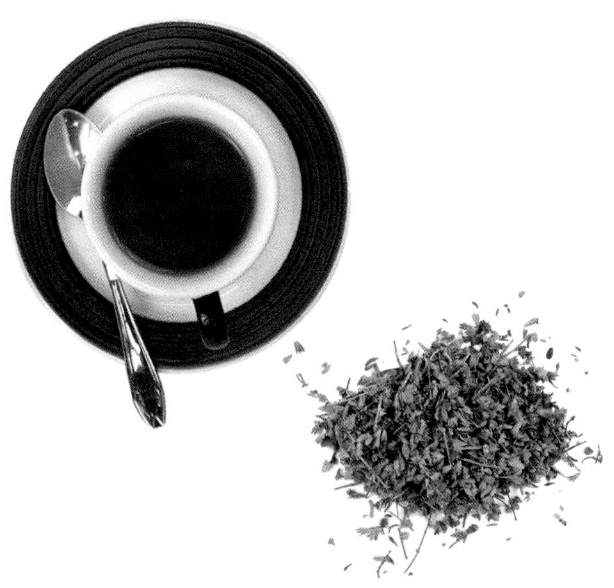

● RECETA 2 ●

Infusión de zahareña

Para tratar las úlceras de estómago, desde muy antiguo se receta la infusión de zahareña, que tiene un gran poder bactericida y actúa sobre la mucosa gástrica.

INGREDIENTES

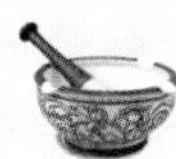

- 3 pizcas de zahareña
- 1 taza de agua
- miel

PREPARACIÓN

Realizar una infusión con tres pizcas de zahareña, para cada taza de agua. Si se quiere endulzar el sabor amargo de la zahareña, debe utilizarse miel.

FORMA DE TOMARLA

Si se toman tres infusiones de zahareña al día, una después de cada comida, se alivia y hasta puede llegar a desaparecer la dolorosa úlcera de estómago.

CONSEJOS DE LA ABUELA...

LAS AVELLANAS

Un viejo remedio contra la acidez de estómago es ensalivar y masticar bien cinco avellanas crudas y luego, cuando ya se han convertido en una papilla, tragarlas.

CURIOSIDADES DE LA BOTICA

Un adulto medio tiene 35 millones de glándulas digestivas, que producen uno de los jugos más corrosivos que existen, el ácido gástrico. Este ácido es tan fuerte que deformaría una llave en menos de una semana.

● PLANTAS MEDICINALES ●

ZAHAREÑA

La zahareña es un arbusto blanquecino, espigado que crece en márgenes y en lugares angostos. En la península Ibérica la encontramos fundamentalmente en el litoral mediterráneo, desde Cataluña hasta Levante y Andalucía. Tradicionalmente se ha usado como desinfectante y cicatrizante. Su infusión actúa también como digestivo y es muy aconsejable para afecciones intestinales, así como para dolores reumáticos o como antiinflamatorio.

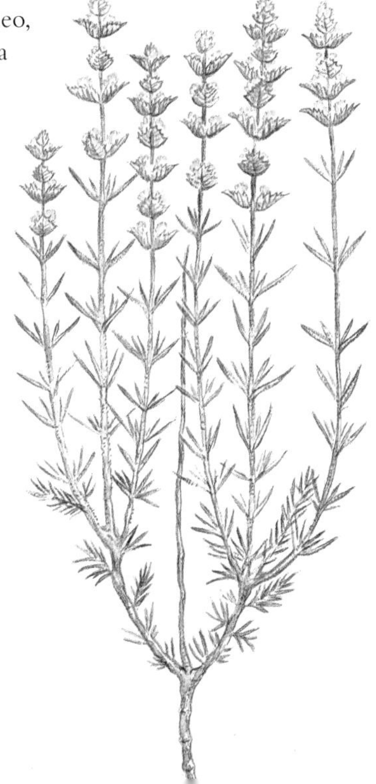

● RECETA 3 ●

Ensalada de patata cruda

La vitamina que contiene la patata cruda y los productos frescos de esta ensalada, diurética y nutritiva, son muy recomendables para las afecciones de estómago.

PREPARACIÓN

- Rallar la patata, la remolacha, la col y las zanahorias.
- Picar el apio.
- Mezclar todos los ingredientes en una fuente.
- Aliñar con aceite, sal y limón.

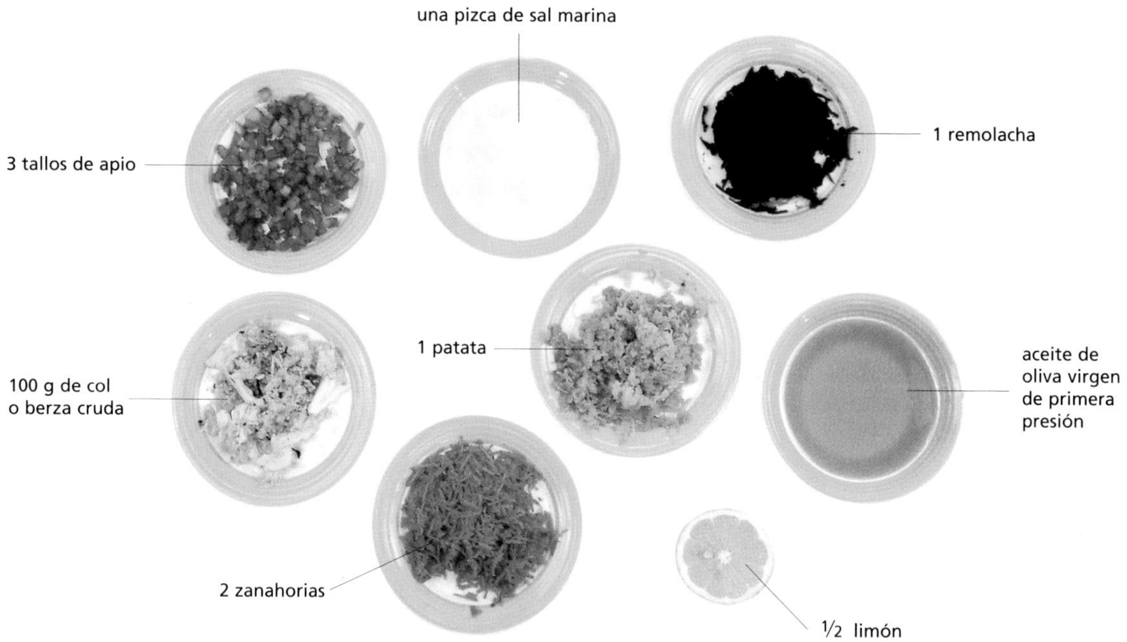

FORMA DE TOMARLA

Ingerir la ensalada como plato único en sustitución de cualquier otra comida completa.

● PLANTAS MEDICINALES ●

MANZANILLA

En casi todas las regiones de la península Ibérica se encuentra alguna de las muchas variedades de manzanilla, quizá por ello es una de las plantas medicinales más conocidas entre nosotros. Es una planta que favorece la digestión, por ello las infusiones de manzanilla son buenas para aliviar cualquier trastorno digestivo, especialmente los retortijones intestinales. También se usa para combatir algunas alergias y para los baños oculares. De la planta se utiliza la flor, una vez seca, y la parte superior del tallo.

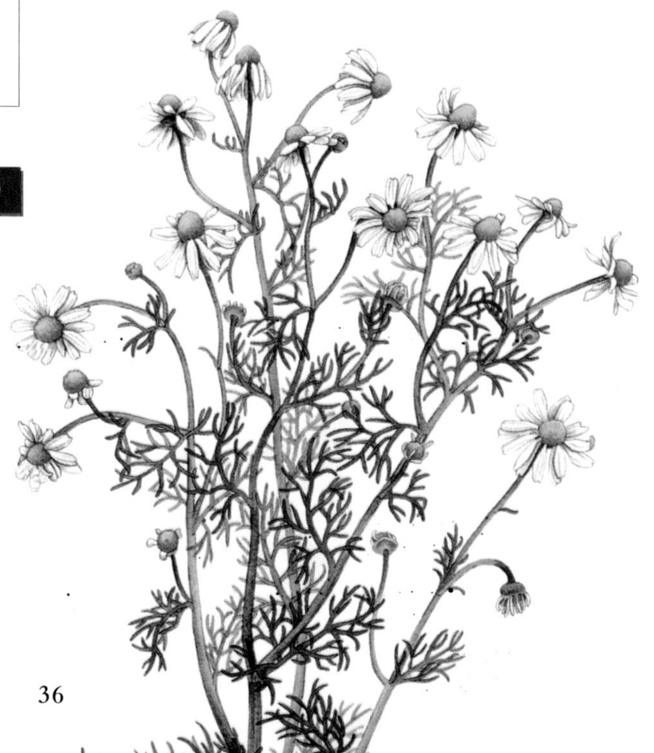

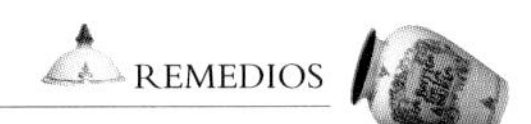

La artrosis

La artrosis es una enfermedad crónica que deforma las articulaciones. La superficie de contacto entre los huesos está recubierta por una «almohadilla» llamada cartílago. Con el paso de los años este cartílago va perdiendo grosor y, en los casos más graves, puede llegar casi a desaparecer. La falta de cojín entre las articulaciones provoca dolores e inflamaciones en las mismas. Una de sus manifestaciones más frecuentes es la artrosis de las vértebras cervicales, que impide mover la cabeza con facilidad y puede provocar mareos. Menos común, pero más grave, es la artrosis de cadera, que produce un dolor extendido en la articulación que puede llegar a impedir andar.

RECETA 1

Cocción de ortiga

Para aliviar las molestias provocadas por la artrosis, la cocción de ortiga verde es un buen remedio.

zumo de ½ limón
½ l de agua
1 diente de ajo
3 cucharadas de ortiga verde

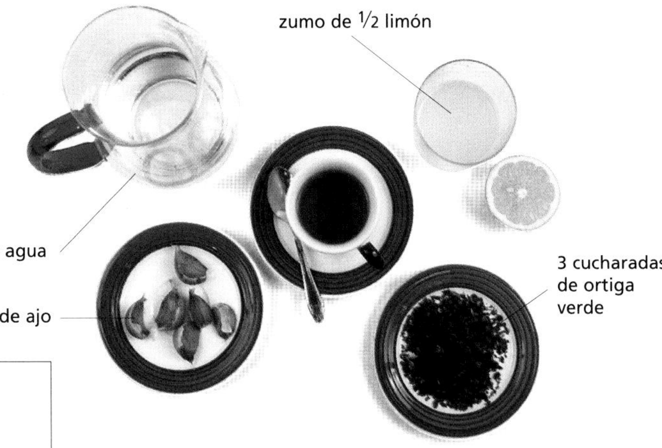

PREPARACIÓN

- Hervir la ortiga a fuego lento durante tres minutos y, a continuación, dejar reposar durante dos horas.
- Filtrar y añadir el diente de ajo bien picado y el zumo de limón.
- Envasar la cocción, sin colar, y conservar en el frigorífico.

FORMA DE TOMARLA

- Tomar medio vaso en ayunas.
- Administrar durante veinte días seguidos a comienzos de la primavera, y durante otros veinte días consecutivos al principio de otoño.

CURIOSIDADES DE LA BOTICA

EL TRIGO SARRACENO Y SUS PROPIEDADES

El trigo sarraceno, también llamado alforfón, es típico de países de clima muy frío. Contiene una sustancia que favorece la circulación. Por ello su consumo es adecuado para tratar las hemorroides y las varices. Este trigo ha sido muy utilizado en curas de artrosis en prestigiosos hospitales de Rusia. Asimismo, es muy beneficioso para los hipertensos. Además, apoyar las vértebras cervicales sobre una almohadilla rellena de trigo sarraceno ayuda a descansar mejor.

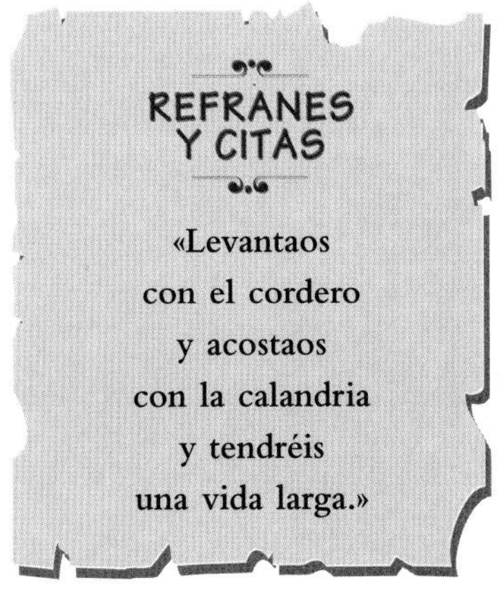

REFRANES Y CITAS

«Levantaos
con el cordero
y acostaos
con la calandria
y tendréis
una vida larga.»

EJERCICIOS

Ejercicios para prevenir la artrosis de cadera

Los siguientes ejercicios son recomendables para prevenir la artrosis de cadera. Después de cada ejercicio y de pie, soltar y estirar cada una de las dos piernas.

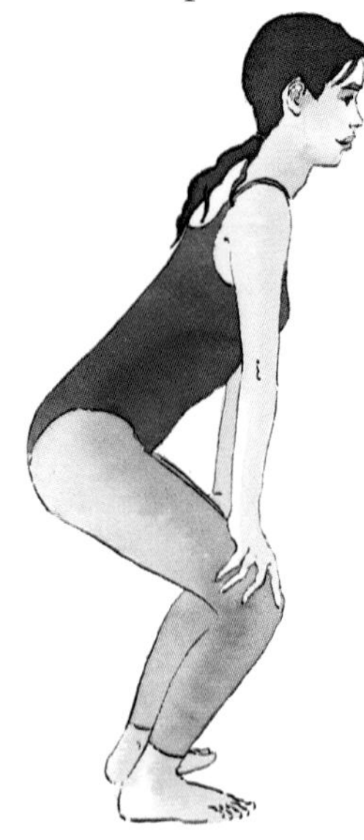

1. Flexionar cada día dos o tres veces las piernas al máximo, sin levantar los talones del suelo. Las personas mayores pueden sujetarse con las manos. Cuando se realice este ejercicio con facilidad, pasar al segundo.

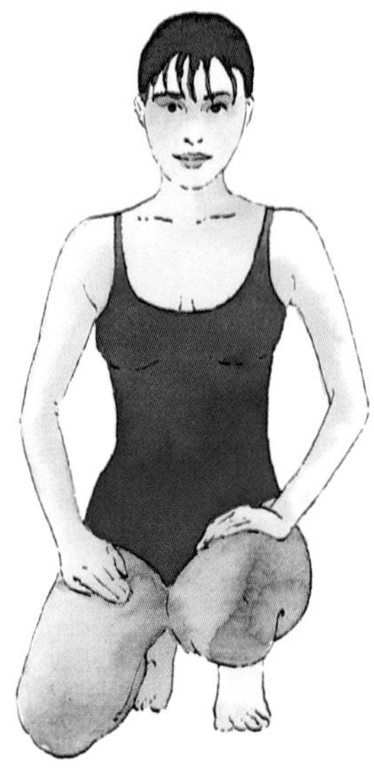

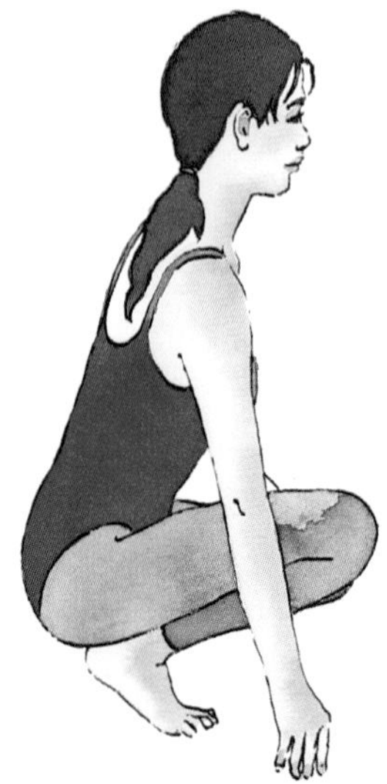

2. Caminar en cuclillas durante un minuto con las piernas totalmente flexionadas.
3. Partiendo de la flexión total de caderas, rodillas y tobillo, dar saltos como la rana.

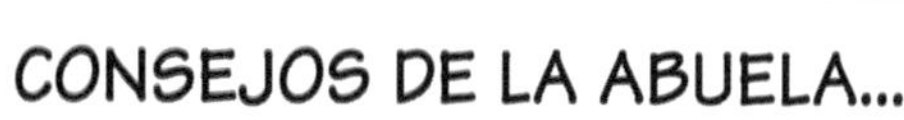

CONSEJOS DE LA ABUELA...

EL CALCIO

Para prevenir la artrosis es importante cuidar la ingestión regular de calcio en la alimentación diaria. Para ello, deberían tomarse: harinas integrales, tres cucharaditas de semillas de sésamo al día, nueve comprimidos diarios de ortiga y siete granitos de mostaza sin masticar después de las comidas.

CURIOSIDADES DE LA BOTICA

Parece ser que desde la invención del inodoro han aumentado notablemente las artrosis de cadera por el hecho de que las posturas adoptadas para defecar no requieren hacer, a diario, el ejercicio de agacharse y levantarse, muy bueno para la articulación.

REFRANES Y CITAS

«Si alguien te pregunta: "¿Qué tal estás?" Tú di siempre: "Bien, muy bien." Porque si el que te lo pregunta es un amigo, se alegrará de verdad; pero si el que te lo pregunta no es un amigo, menudo golpe le has dado.»

EFECTOS BENEFICIOSOS DE LOS BAÑOS DE MAR

Desde antiguo se conocen los efectos saludables de los baños de mar. No es casual que la burguesía del siglo pasado dedicara parte de su tiempo libre a gozar de largas estancias cerca del mar y que cada verano se sigan llenando las playas de bañistas.

Se ha podido comprobar que en el mar se pueden realizar actividades que resultan muy útiles para sentirse vital: caminar por la orilla y dentro del agua, nadar, gozar de la luz del sol (sin abusar de la exposición solar) y del efecto sedante y masajeador de las olas y cuidar la piel de manera natural, gracias al yodo que contiene el agua marina.

El agua es una buena conductora de la temperatura y, según sea fría o caliente, puede ejercer una influencia determinada en el organismo. Al tomar baños de mar, no sólo se goza del efecto beneficioso que el agua salada y el movimiento de las olas ejercen sobre el cuerpo. También se disfruta de toda una serie de ventajas que la vida cotidiana no proporciona.

TERAPIA PREVENTIVA

Los baños de mar son muy recomendables para aliviar los dolores reumáticos y activar la circulación de la sangre. Además, el contenido en yodo del agua de mar es muy beneficioso para la piel, especialmente para las pieles grasas y con acné.

El movimiento de las olas ejerce un efecto masajeador en todo el cuerpo que aumenta la circulación sanguínea y produce un efecto relajante.

Caminar dentro del agua, siempre que ésta cubra la cintura, aunque suponga un esfuerzo añadido, es muy recomendable porque los músculos se verán obligados a trabajar con mayor intensidad, con lo que se fortalecerán más; además se produce un efecto activador del ritmo cardíaco. Andar descalzo por la arena ejerce una acción tonificante que favorece la circulación sanguínea de las piernas; no hay que olvidar que en la planta de los pies se reflejan todos los órganos del cuerpo.

NADAR ES UNO DE LOS DEPORTES MÁS COMPLETOS

Es aconsejable aprovechar el baño en la inmensidad del mar y practicar uno de los deportes más completos, la natación. Al sumergir el cuerpo en el agua, éste sólo pesa una décima parte de lo habitual, con lo que las articulaciones se descargan y relajan. La resistencia al agua fortalece los músculos y constituye un medio auxiliar en la terapia del movimiento. En fisioterapia son numerosos los especialistas que afirman que la natación es uno de los deportes más aconsejables para combatir las deformaciones de la columna y aliviar los dolores de espalda.

ATRAGANTARSE, UN PROBLEMA QUE REQUIERE UNA RÁPIDA ACTUACIÓN

Nunca está de más insistir sobre la importancia de masticar adecuadamente los alimentos. La digestión no empieza en el estómago, sino en la boca. Por ello, masticar concienzudamente los alimentos hace que las digestiones sean más ligeras y saludables, pero además, ayuda a evitar un posible atragantamiento: los alimentos quedan desmenuzados y la acción de tragar va acompasada con la respiración. Sin embargo, es difícil convencer a los niños pequeños de que mastiquen mucho la comida, y aún resulta más difícil evitar que se metan objetos en la boca, por lo que los atragantamientos de los niños son percances muy frecuentes. Así pues, resulta muy útil conocer algunas de las actuaciones que deben llevarse a cabo en caso de atragantamiento, tanto en el caso de adultos como de niños.

ATRAGANTAMIENTO CON TOS

Cuando alguien se atraganta y reacciona con una tos convulsiva, nunca se le debe golpear la espalda como es de uso común. Erróneamente, se cree que estos golpes pueden resolver el problema. Sin embargo, en lugar de solucionarlo podría agravarse la situación. En este caso, la tos es una acción refleja del organismo para expulsar el cuerpo obstructivo, de manera que hemos de esperar, únicamente, a que esta crisis de tos pase.

A pesar de que los ataques de tos son una reacción violenta que puede alarmar a las personas, si no se produce una obstrucción de la laringe no hay por qué preocuparse.

ATRAGANTAMIENTO CON SÍNTOMAS DE AHOGO

Existen, sin embargo, atragantamientos que colapsan la válvula de entrada de la laringe, obstaculizando la entrada de oxígeno al organismo, y pudiendo causar la muerte por asfixia. En estos casos, es necesario intervernir rápidamente. Puede hacerlo uno mismo, si se encuentra solo, o bien ser ayudado por una segunda persona. La reacción ha de ser muy rápida, sólo disponemos de dos minutos de tiempo antes de que la persona pierda el conocimiento. Transcurridos dos minutos más, el cerebro de la víctima puede quedar afectado.

CUANDO EL ATRAGANTADO ESTÁ SOLO

Si no hay nadie para auxiliar al atragantado, éste puede colocarse el puño entre el ombligo y el esternón y, con la ayuda de la otra mano, presionar de forma ascendente. Si con esta medida no se consigue extraer el cuerpo extraño, sentarse al revés en una silla con respaldo, abrir las piernas y dejarse caer bruscamente hacia delante golpeando el estómago contra el repaldo.

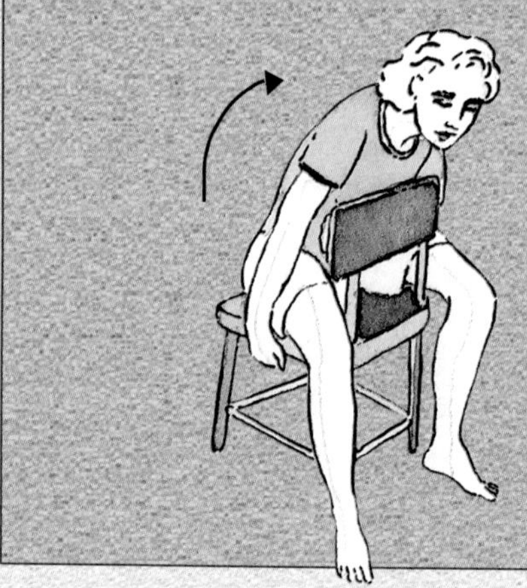

MANIOBRAS DE AYUDA AL ATRAGANTADO

Ya se ha hecho hincapié en que ante un atragantamiento hay que actuar rápidamente. Inmediatamente avisar a una ambulancia o un médico de urgencias. Mientras se espera la llegada del servicio sanitario, existen unas sencillas maniobras que se pueden llevar a cabo en cualquier circunstancia y pueden salvar la vida del atragantado.

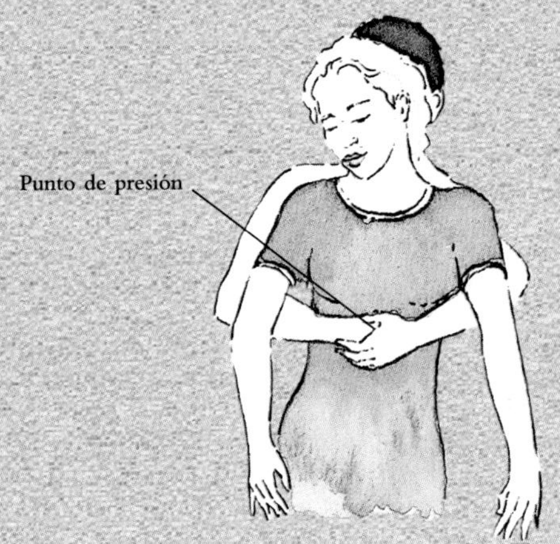

Primera maniobra

Abrazar desde atrás al atragantado y presionarle con los puños entre el esternón y el ombligo, dando fuertes impulsos hacia adentro y hacia arriba, tantas veces cómo sea necesario. Esta maniobra la puede hacer uno mismo.

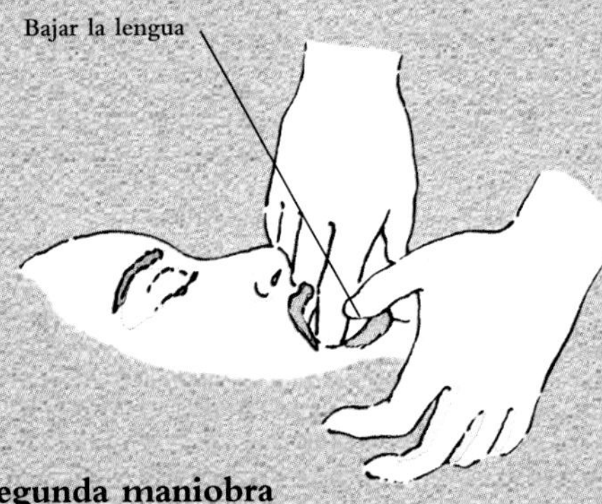

Segunda maniobra

Si con la anterior maniobra no se reanima al afectado y éste pierde el conocimiento, deberá procederse a la segunda maniobra. En ella la persona quedará tumbada boca arriba y el reanimador, de rodillas, le abrirá la boca con la mano izquierda y, desplazando hacia abajo mandíbula y lengua, pasará el dedo índice de la mano derecha por el fondo de la boca para intentar extraer el cuerpo que le ahoga.

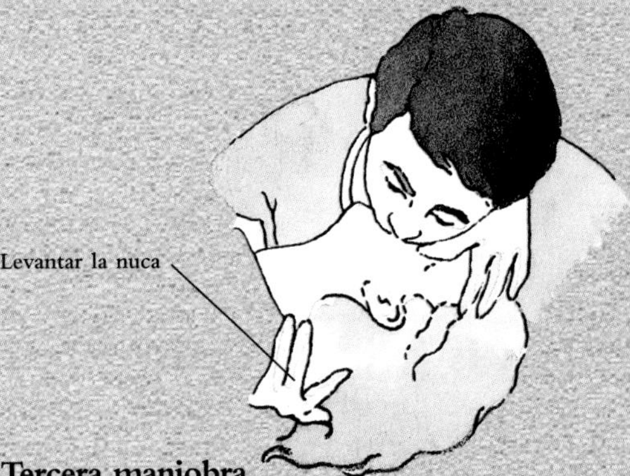

Tercera maniobra

En último extremo se pasará a hacer el boca a boca a la persona afectada. Para ello, hay que echar la cabeza de la víctima hacia atrás, cerrarle la nariz con una mano y sellar la boca con los labios. A continuación, soplar fuerte y aspirar sellando por completo la boca de la víctima para que el cuerpo extraño salga al exterior. Si se consigue extraer el cuerpo, la persona se reanimará rápidamente.

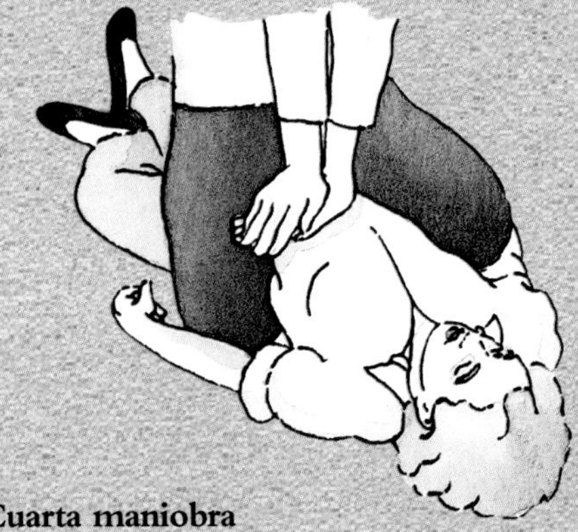

Cuarta maniobra

Si las tres maniobras anteriores han fracasado, sentarse sobre los muslos de la víctima y apoyar las dos manos, una sobre la otra, entre las costillas y el ombligo. Ayudándose con el cuerpo, presionar cinco veces hacia arriba con impulso. Volver a hacer la segunda maniobra por si el cuerpo extraño se ha movido en la garganta y repetir el boca a boca dos veces. De no ser suficiente, repetir sucesivamente todas estas maniobras.

La bronquitis, la tos y el asma

Las dificultades para respirar, los dolores o pitidos en el pecho y la tos suelen producirse por enfriamiento, por infecciones o por irritación de los pulmones. El tabaco o el trabajo en ambientes cargados agrava este tipo de dolencias, que suelen ser muy comunes y que acostumbran a producirse cuando hay cambios bruscos de temperatura, o en los cambios de estación. Los ataques de asma o las bronquitis también pueden tener un origen alérgico.

RECETA 1

Cataplasma de cebolla y miel

La cataplasma de cebolla y miel, de fácil preparación, consigue aliviar las molestias y la congestión provocada por las afecciones respiratorias de una manera rápida y eficaz.

INGREDIENTES

- 1 cazuela con agua
- 1 cebolla troceada
- 1 paño de hilo o algodón

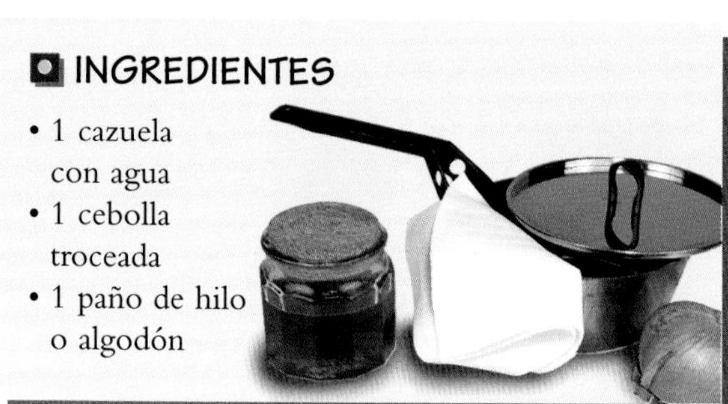

PREPARACIÓN

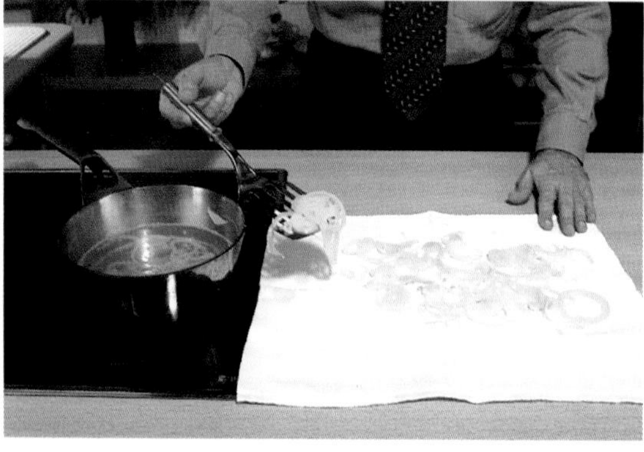

1. Hervir la cebolla durante dos o tres minutos hasta que se ablande. A continuación escurrirla y ponerla sobre un paño.

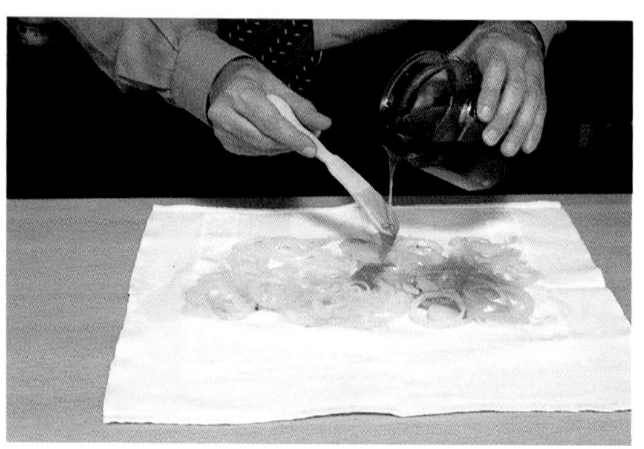

2. Una vez repartida la cebolla encima del paño, en una fina capa, añadirle una capa de miel.

FORMA DE APLICARLA

- Aplicar la cataplasma directamente sobre el pecho, lo más caliente posible, ya que así se favorece la absorción de los jugos.
- Cubrir la cataplasma con un plástico y abrigar bien al enfermo

REFRANES Y CITAS

«Una parte importante de la curación consiste en querer ser curado.»

Lucio Anneo Séneca

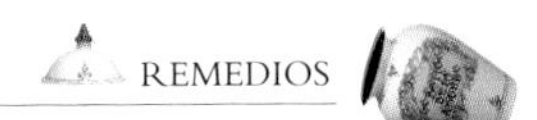

RECETA 2

Jarabe de col y miel

Cuando no podemos respirar con normalidad, por culpa de una bronquitis o del asma, la preparación y administración del jarabe de col y miel puede producir un gran alivio.

INGREDIENTES

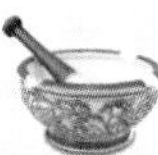

- ½ l de jugo de col o berza
- ½ kg de azúcar moreno de caña
- 50 g de azafrán
- 1 huevo
- ½ kg de miel de romero

PREPARACIÓN

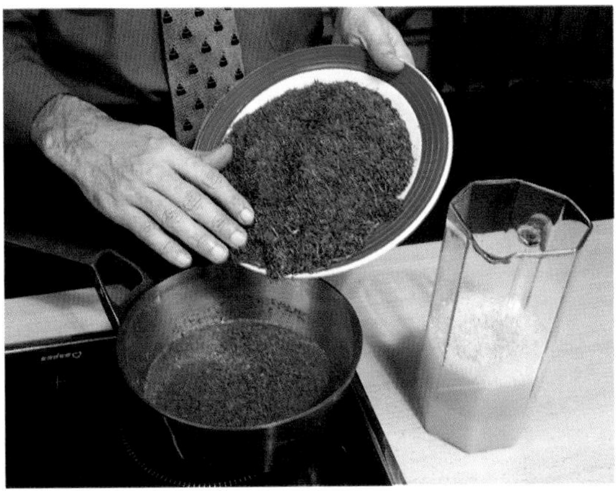

1. Poner a calentar el jugo de col en un cazo de acero inoxidable con el azafrán.

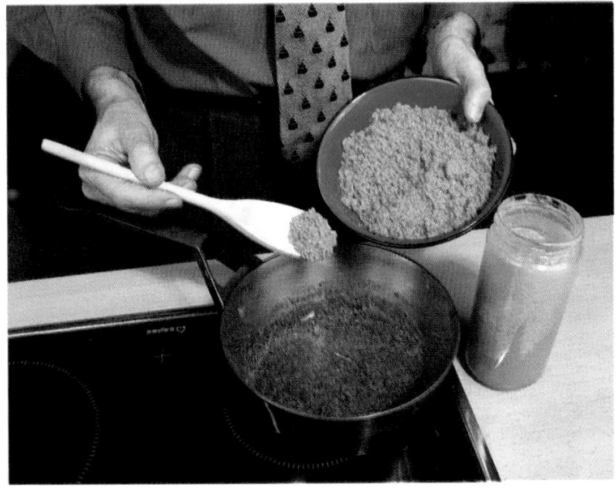

2. Agregar la miel y el azúcar.

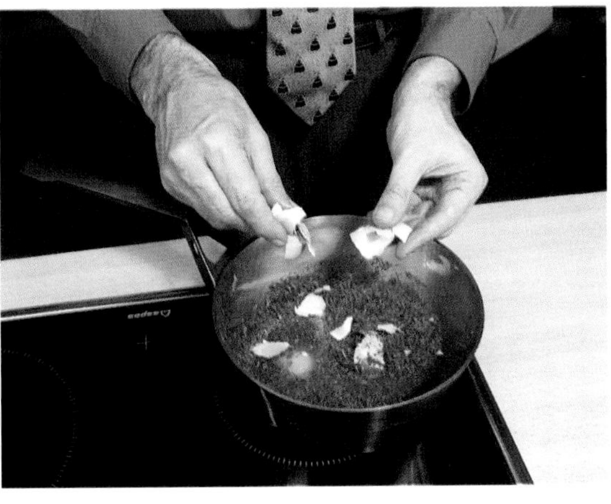

3. Añadir el huevo y su cáscara desmenuzada. Cocer hasta que no produzca espuma.

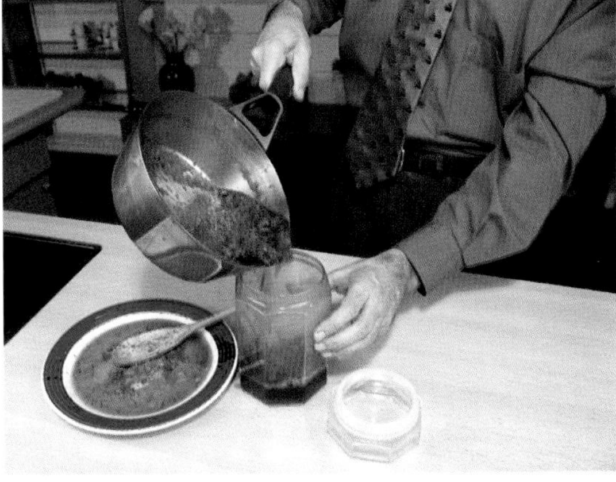

4. Dejar enfriar y, luego, verter en tarros de cristal sin filtrar. Guardar en el frigorífico.

FORMA DE TOMARLO

- Tomar una cucharada sopera antes de las tres comidas.
- Ingerir otra cucharada antes de acostarse.
- Retener y diluir la última cucharada en la boca, ingerirla con lentitud para que se dilaten las vías respiratorias.
- El tratamiento debe durar un mínimo de 30 días.

● RECETA 3 ●

Jarabe de higo para la tos

El jarabe de higos secos y manzana actúa como emoliente, es decir, ayuda a ablandar las mucosidades y suaviza la tos.

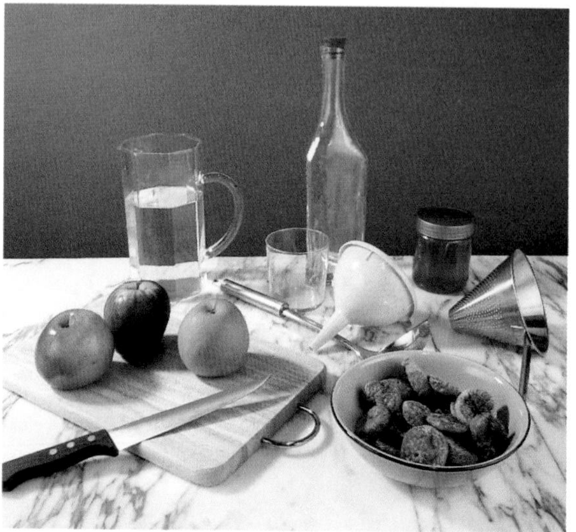

INGREDIENTES

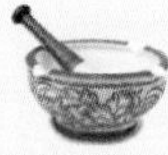

- 1 manzana
- 15 higos secos
- 250 g de miel de tomillo
- 1 l de agua

PREPARACIÓN

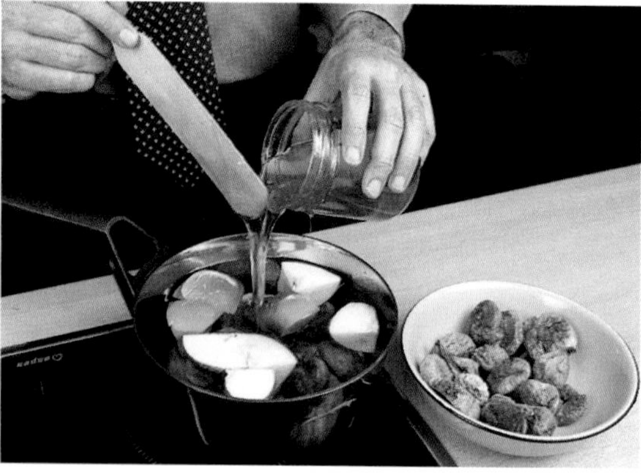

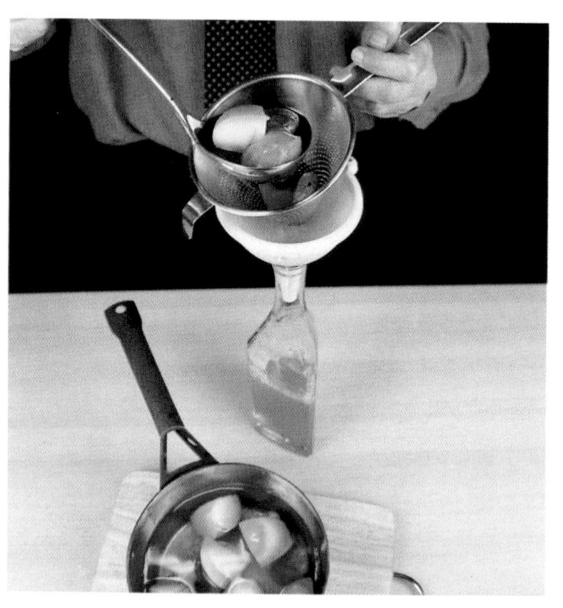

1. Trocear la manzana en ocho partes y ponerla a hervir, junto a los higos abiertos y la miel durante diez minutos.
2. Retirar del fuego y dejar enfriar. Finalmente, colar y guardar el líquido en una botella.

FORMA DE TOMARLO

Tomar dos cucharaditas del jarabe, mezclándolas previamente con agua caliente, cuatro veces al día.

CONSEJOS DE LA ABUELA...

EL HIGO

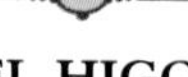

El higo siempre ha sido conocido por sus propiedades expectorantes, y emolientes. Es de gran ayuda para despejar los pulmones anegados, la fatiga del pecho típica de las crisis asmáticas y la tos en general.

● RECETA 4 ●

Aguardiente con cortezas

Ésta receta es un potente purificador bronquial, muy adecuado en procesos de bronquitis aguda. Relaja y humecta los bronquios, calmando, de ese modo, la tos.

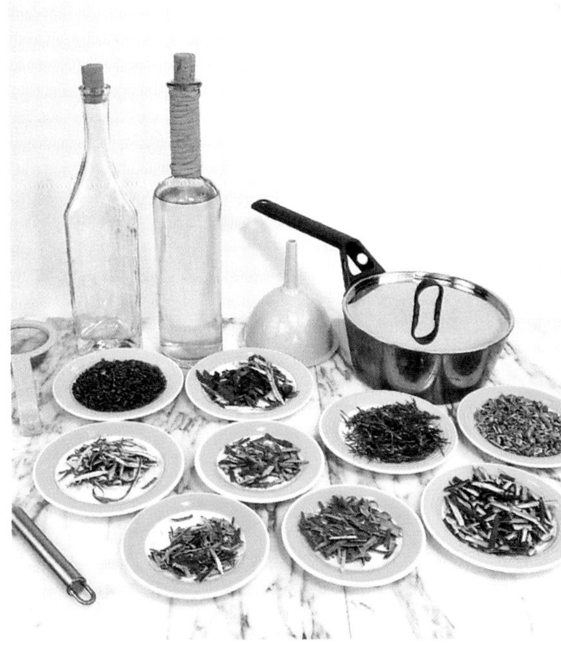

INGREDIENTES

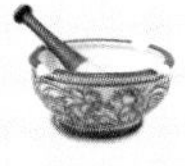

- 1 cucharada de corteza troceada de cada uno de los siguientes árboles: pino, naranjo, ciruelo, encina, cerezo, limonero y roble
- una pizca de ortiga
- una pizca de romero
- 1 1/2 l de orujo

PREPARACIÓN

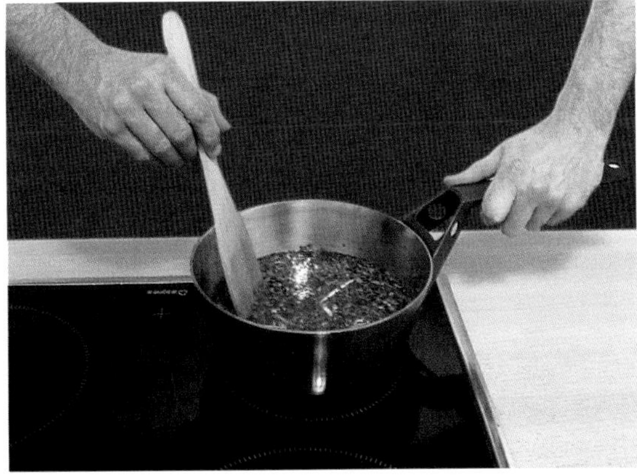

1. Cocer las cortezas en orujo 8 min. a fuego lento. Añadir la ortiga y el romero y cocer 2 min. más.

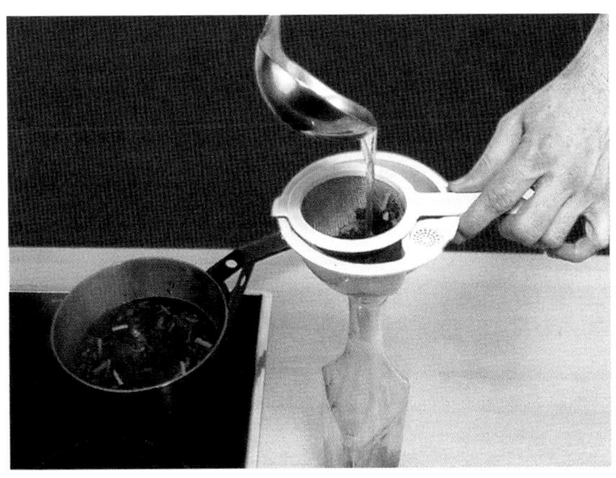

2. Dejar reposar 24 horas, colar en una botella y guardar en el frigorífico.

FORMA DE TOMARLO

- Tomar dos cucharadas soperas de la cocción de orujo en medio vaso de leche tibia en ayunas y repetir la operación con la misma cantidad antes de acostarse.
- Mantener el tratamiento durante cuarenta días.
- A los 15 días se empezarán a expulsar flemas.

CONSEJOS DE LA ABUELA...

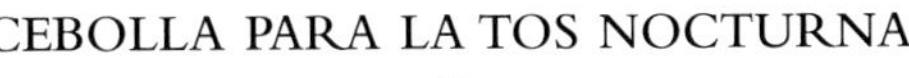

CEBOLLA PARA LA TOS NOCTURNA

Para no toser durante la noche, trocear una cebolla, ponerla en un bol y dejarla al lado de la cama.

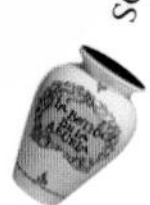

uidado del cabello

icaz para mantener un cabello sano es llevar una dieta adecuada, va... rica. La falta de proteínas y de algunas vitaminas es una de las causas principales de su deterioro y pérdida. Otros problemas, como la caspa o la calvicie masculina, tienen que ver con la herencia, pero también contra estos males pueden aplicarse remedios caseros.

● RECETA 1 ●

Aguardiente de quina contra la caída del pelo

La caída de cierta cantidad de pelo es un proceso normal (se calcula que una persona pierde entre 60 y 120 cabellos cada día), pero, en ocasiones, cuando el pelo está débil, especialmente en otoño y primavera, la pérdida de pelo aumenta y se convierte en un problema. El aguardiente de quina es un remedio bastante efectivo. Incluso para aquéllos en que la pérdida de pelo sea un factor hereditario, se conseguirá retardar el proceso.

INGREDIENTES

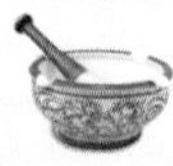

- 1 g de corteza de quina de Brasil (polvo de quina)
- 1/2 l de aguardiente de orujo
- 1 cucharadita de sal

FORMA DE USARLO

- Empapar, con la palma de la mano, la zona a tratar.
- Masajear el cuero cabelludo con las yemas de los dedos, friccionando firmemente para facilitar la irrigación y la dilatación de los capilares y, así, permitir que se absorba el preparado.
- Una vez seco, repetir la aplicación volviendo a masajear con firmeza.
- Seguir el tratamiento cada noche, durante cinco minutos, hasta lograr detener la caída del pelo.

PREPARACIÓN

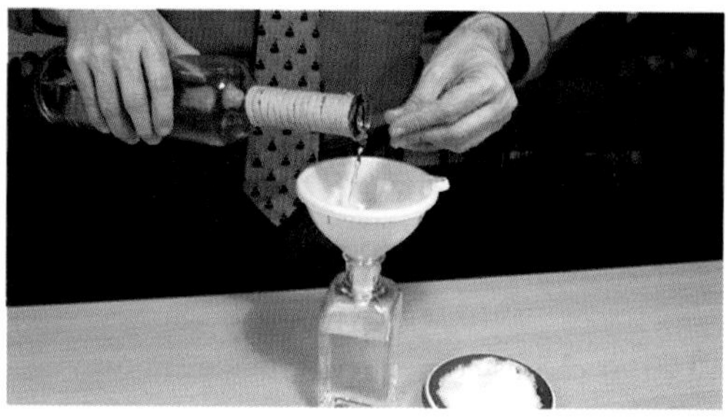

1. Verter el aguardiente en una botella.

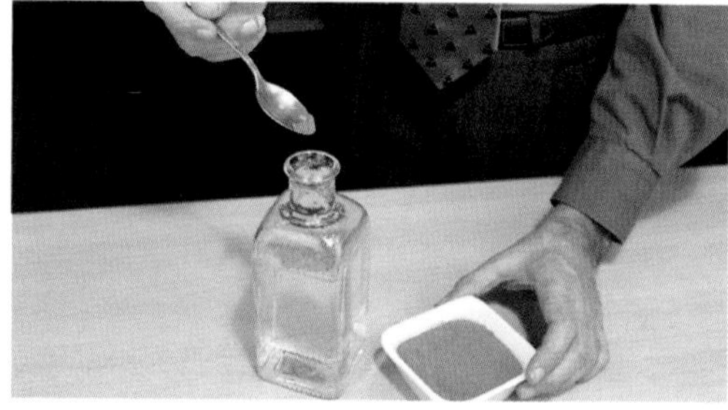

2. Añadir la sal y 1 g de corteza de quina de Brasil (de venta en droguerías, farmacias o herboristerías).

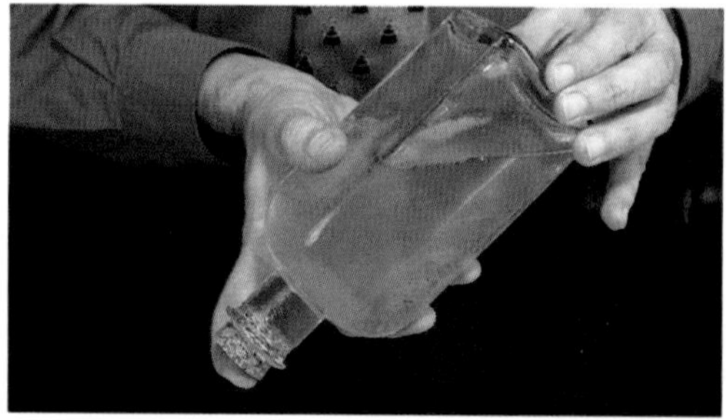

3. Cerrar la botella con un corcho y dejar 15 días en maceración, volteándolo cada día para que los ingredientes queden bien mezclados.

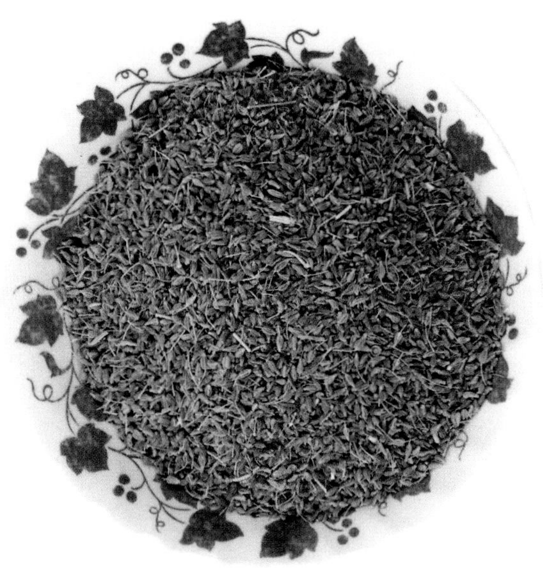

RECETA 2

Anís verde contra los piojos

El anís verde, además de ser un buen remedio contra los gases y el hipo, ha sido utilizado tradicionalmente contra los piojos. Este parásito sigue sin ser erradicado y cada año hay casos de piojos en las escuelas, por ello parece adecuado recordar esta antigua receta.

INGREDIENTES

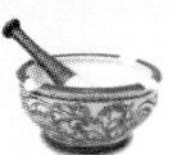

- 2 cucharadas de anís verde
- 1 l de agua

PREPARACIÓN

- Hervir el anís con el agua durante un minuto, aproximadamente.
- Dejar reposar y colar.

FORMA DE USARLO

- Lavar la cabeza con un champú antiparasitario.
- Enjuagar y aclarar el pelo con la loción preparada con el anís.

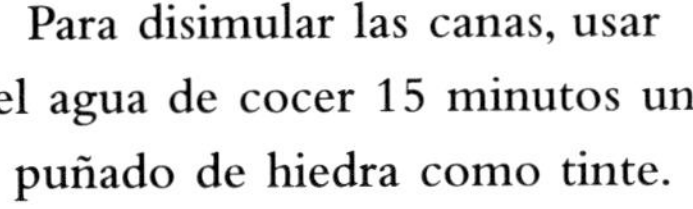

CONSEJOS DE LA ABUELA...

LA HIEDRA Y EL PELO NEGRO

Para disimular las canas, usar el agua de cocer 15 minutos un puñado de hiedra como tinte.

LA ORINA Y EL PELO

La orina es un remedio capilar muy antiguo. El 90% de las cremas anticaspa contienen urea (componente de la orina). Para usarla se guarda la primera orina de la mañana. Por la noche se humedece en ella una gasa y se unta toda la cabeza. Se tapa con un gorro o similar y se deja hasta la mañana siguiente.

PLANTAS MEDICINALES

ANÍS

El anís procede de Asia, aunque es una planta cultivada en toda Europa, en especial en lugares bajos de climas templados. Florece en agosto y septiembre. Suele utilizarse la semilla, que tiene un sabor dulce y agradable si se mastica. Es considerada básicamente una planta digestiva, aunque también es un estimulante (del crecimiento del cabello y de la secreción de la leche).

Los dolores de cabeza

El dolor de cabeza es una de las dolencias que afecta a un mayor número de personas y, en algunos casos, puede llegar a convertirse en un auténtico problema. Uno de los dolores de cabeza más habituales es la migraña o jaqueca, un dolor muy fuerte localizado normalmente en una de las mitades de la cabeza que, cuando es grave, puede llegar a provocar mareos y vómitos.

● RECETA 1 ●

Cataplasma de verbena

El dolor de cabeza es molesto e impide a quien lo sufre llevar a cabo sus actividades cotidianas. Con la aplicación de la cataplasma de verbena, estas molestias se atenuarán y los dolores desaparecerán.

INGREDIENTES

- 20 g de verbena (2 cucharadas)
- 2 claras de huevo
- 1 cucharada de aceite de oliva de primera presión en frío

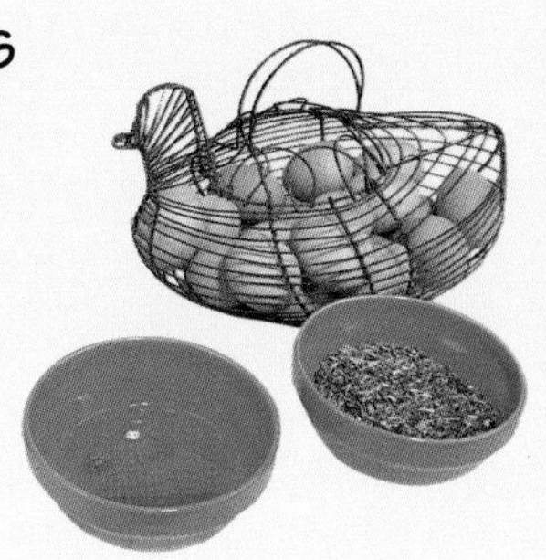

PREPARACIÓN

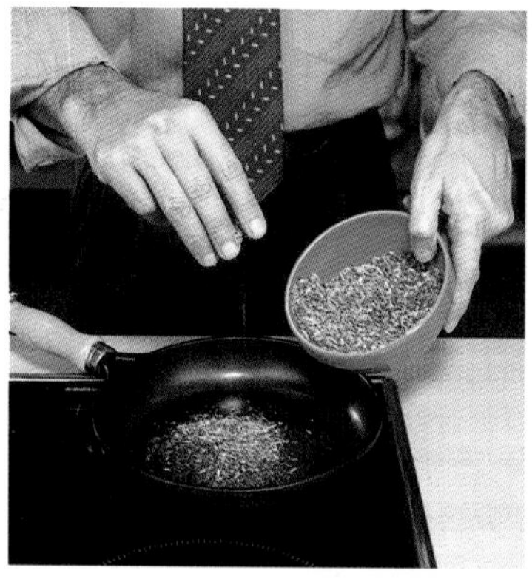

1. Calentar el aceite en la sartén y freír la verbena durante 20 segundos.

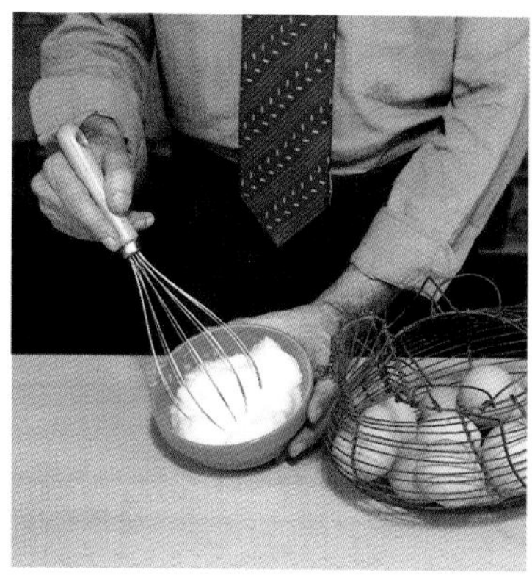

2. Batir las claras hasta que alcancen la consistencia de punto de nieve.

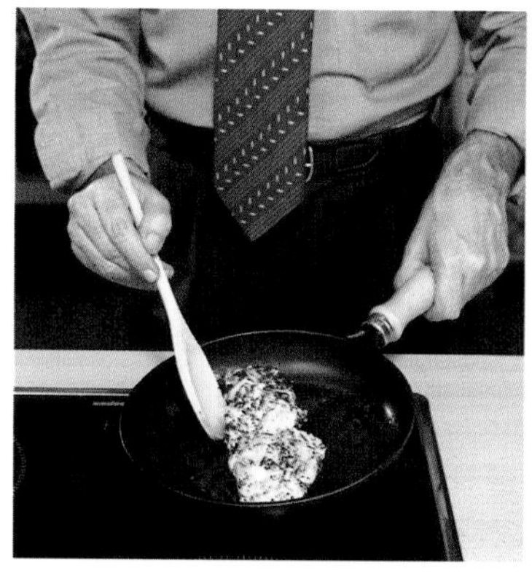

3. Añadir las claras de huevo batidas y hacer una tortilla.

FORMA DE APLICARLA

- Envolver la tortilla en un paño y aplicarla sobre la frente, cubriendo con otro paño para sujetarla.
- Mantenerla durante dos horas.
- Repetir la aplicación en días alternos hasta solucionar el problema.

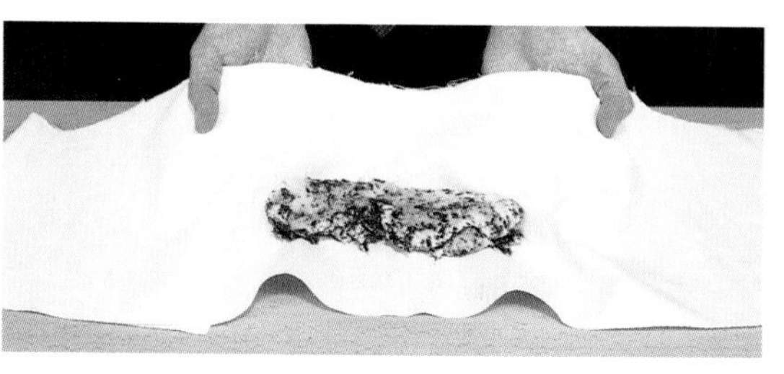

MASAJE

Digitopuntura para el dolor de cabeza

Existen muchos masajes y tratamientos de digitopuntura (es decir, de presión con los dedos) que alivian el dolor de cabeza agudo. Uno de ellos, especialmente sencillo, consiste en presionar un punto que se encuentra en la parte más alta de la cabeza y, a continuación, dar masajes en círculo.

CÓMO HACER EL MASAJE

Una vez encontrado el punto exacto hay que presionar hacia abajo hasta causar un poco de dolor. Sin mover el dedo de la posición, practicar un masaje en círculo en el sentido contrario a las agujas del reloj. Para que el masaje llegue a ser efectivo la presión con el dedo debe provocar un eructo que aliviará el dolor de inmediato.

CÓMO ENCONTRAR EL PUNTO EXACTO

El punto exacto en el que debe hacerse la presión es la intersección de las dos líneas imaginarias que dividen la cabeza, de la nariz a la nuca y de oreja a oreja.

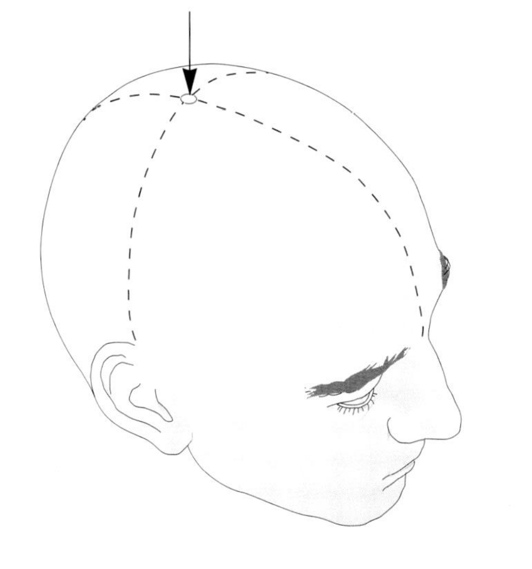

CONSEJOS DE LA ABUELA...

LA PINZA EN LA OREJA

Para aliviar los dolores que afectan sólo a uno de los dos lados de la cabeza, basta colocar una pinza de la ropa sujetando el lóbulo de la oreja del lado afectado. Así, si nos duele el lado derecho, sujetaremos con la pinza la oreja derecha, si es el izquierdo, la oreja izquierda.

ALIMENTOS RECOMENDADOS

Para prevenir el dolor de cabeza nunca deben mezclarse carne y pescado en una misma comida ni acompañar con pan estos alimentos. Asimismo es recomendable tomar en ayunas una cucharada de aceite virgen de primera presión en frío con el zumo de medio limón.

CURIOSIDADES DE LA BOTICA

En la medicina tradicional china se considera la oreja como una representación invertida del feto humano. El lóbulo o la zona inferior corresponde a la cabeza, el exterior a la columna vertebral y los pliegues superiores, al cuerpo y extremidades enroscadas. En este principio se basan algunos de los puntos de acupuntura.

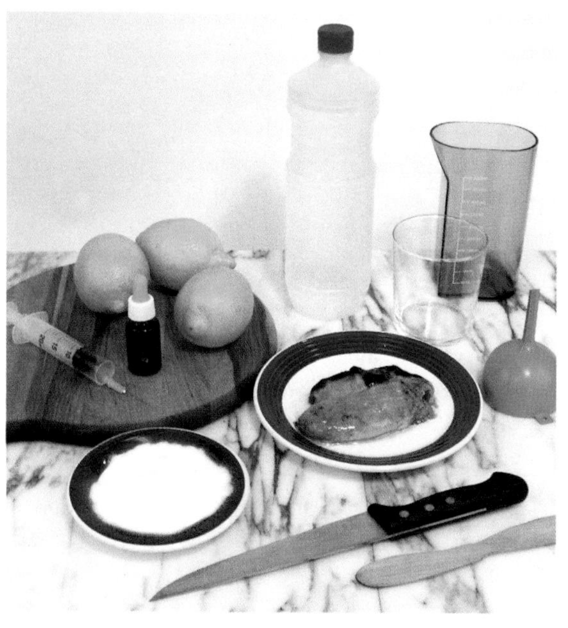

● RECETA 2 ●

Hiel de buey del misionero

Esta receta, procedente de los indios tarahumara del norte de México, está indicada para las jaquecas, las convulsiones, los ataques de epilepsia o la inapetencia.

INGREDIENTES

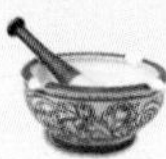

- 5 ml de bilis de buey (en su defecto puede ser de cordero)
- una pizca de bicarbonato
- 75 ml de agua destilada
- 10 gotas de zumo de limón

PREPARACIÓN

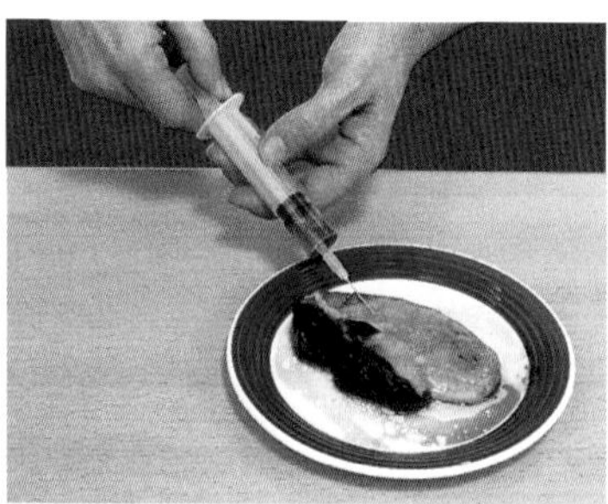

1. Extraer cinco mililitros de bilis de buey con la ayuda de una jeringa.

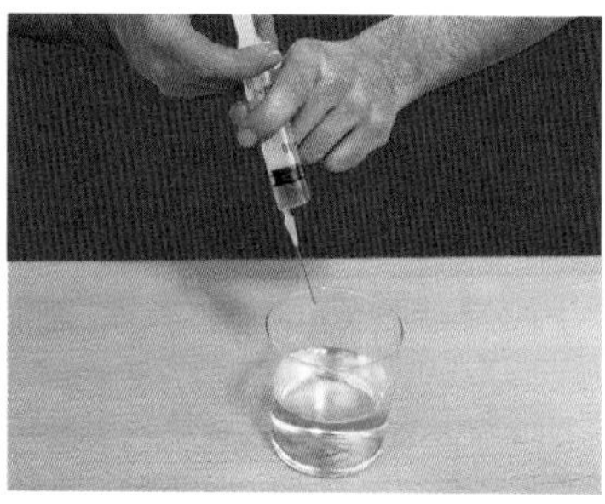

2. Verter la hiel en un vaso de cristal con la cantidad de agua indicada.

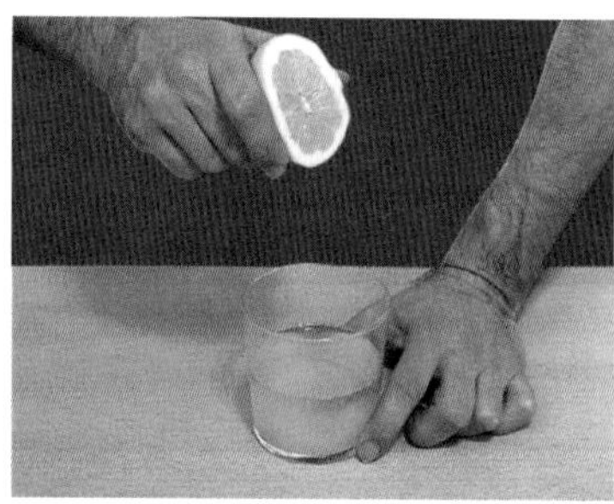

3. Añadir el limón y el bicarbonato. Envasar en un frasco de cristal con cuentagotas y guardar en el refrigerador.

FORMA DE TOMARLA

- Tomar 10 gotas disueltas en agua antes de las comidas, durante la primera semana.
- Tomar 15 gotas disueltas en agua antes de las comidas, en la segunda semana.
- Tomar 20 gotas disueltas en agua antes de las comidas, la tercera semana.
- Tomar 30 gotas disueltas en agua antes de las comidas, a partir de la cuarta semana.

Seguir el tratamiento entre 30 y 60 días según los síntomas. La mejoría empezará a producirse a partir de la segunda semana.

CURIOSIDADES DE LA BOTICA

La receta de hiel de buey es originaria de los indios tarahumara y fue transmitida por los misioneros afincados en el norte de México durante el siglo XIX. La principal propiedad de la bilis del buey o del toro es que mata todo proceso de germen, vírico o bacteriológico. Por ello, la bilis, en los momentos de decaimiento del organismo, actúa como un desinfectante y reactiva las funciones digestivas.

EL CALOR: CÓMO APROVECHARLO Y CÓMO PROTEGERSE DE ÉL

Las temperaturas elevadas pueden llegar a ser una molestia en muchas ocasiones, pero también pueden tener efectos beneficiosos para la salud. Están ampliamente reconocidos los efectos benéficos de las saunas y los baños de vapor (aunque no son recomendables para personas con la tensión baja); algunos tratamientos médicos requieren la aplicación de calor en las partes del cuerpo que deben curarse. Sudar gracias al sol también supone una purificación que nuestro organismo agradece.

No obstante, y más si se tiene en cuenta la degradación de la capa de ozono, es importante protegerse de una radiación solar excesiva. Cubrirse con prendas ligeras pero protectoras ayudará a ello. Los tejidos naturales, como el algodón o el lino, son los más indicados, aunque también es importante la elección de los colores, pues los tonos oscuros absorben más el calor que los claros.

EL SUDOR

Un 99 % del sudor es agua. El resto está compuesto por sales minerales y otros elementos como la urea. Parte de estas sustancias son toxinas que el cuerpo necesita eliminar, por lo que el sudor es uno de los efectos beneficiosos del calor. Sin embargo, sudar en exceso puede provocar una deshidratación, y para evitarlo es necesario recuperar parte del agua y de las sales minerales que se han perdido. Por ello, después de una sauna, un baño de vapor o un paseo a pleno sol, es importante beber agua mineral, preferiblemente no muy fría, pues el excesivo contraste de temperatura no es recomendable.

BAÑOS CALIENTES

La hidroterapia, que aprovecha las propiedades curativas del agua, tanto físicas como químicas, también tiene en cuenta los efectos terapéuticos del calor. Los baños de agua caliente son muy recomendables en dolencias como la angina de pecho o la arteriosclerosis diabética. Por otro lado, un baño caliente relaja y disminuye el tono muscular, por lo que resulta ideal para aquellas personas que se encuentren nerviosas o agitadas, o para favorecer el sueño antes de acostarse. Es posible calmar el dolor menstrual aplicando una bolsa de agua caliente sobre la zona de los ovarios. El calor también favorece la digestión y el tránsito intestinal, así como el buen funcionamiento de los riñones.

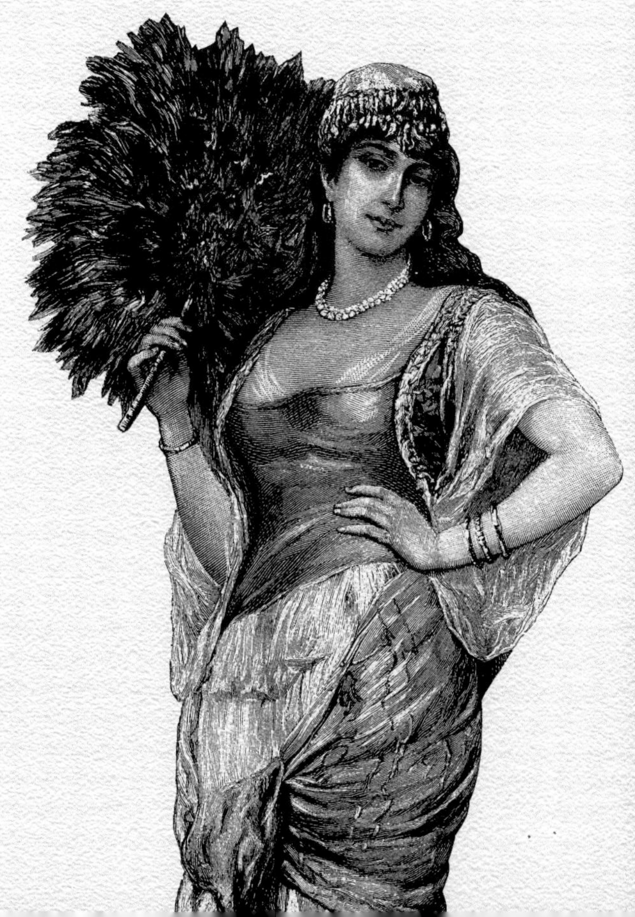

PROPIEDADES CURATIVAS DE LA CEBOLLA

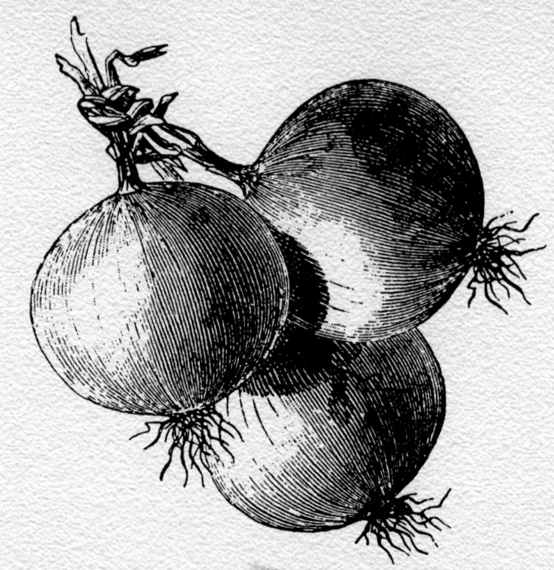

Pese a ser una modesta hortaliza, considerada durante mucho tiempo como el «condimento de los pobres», la cebolla es un remedio medicinal natural y un excelente complemento nutritivo, muy valioso en nuestra dieta. Esta hortaliza blanca esconde una enorme fuente de salud entre sus capas.

El estudio de inscripciones encontradas en las tumbas faraónicas deja constancia de la presencia de esta hortaliza en el antiguo Egipto. Los faraones ofrecían cebolla a los dioses. Durante la Edad Media, la cebolla podía estar presente tanto en los menús palaciegos como en los platos más modestos.

EFICAZ CONTRA LA DIABETES

Actualmente, el consumo de cebolla está muy extendido. Y es que la cebolla es una fuente nutritiva muy importante, de gran versatilidad en la cocina y con grandes y efectivas aplicaciones curativas. A su contenido en glucoquinina, sustancia que disminuye el nivel de azúcar en la sangre, se le han de sumar su bajo contenido en azúcares, grasas y calorías y el efecto benéfico de su fibra. Estos factores hacen que la cebolla esté indicada en dietas para personas diabéticas.

CONTRA EL ESTREÑIMIENTO

El consumo de cebolla, junto al de otros alimentos ricos en fibra, es la forma más eficaz de luchar contra el estreñimiento. La cebolla cocida puede resultar muy beneficiosa por su aporte de agua, que repercute favorablemente en el proceso digestivo. La siguiente receta resultará de gran ayuda si se padece de estreñimiento: cocer una cebolla cortada a rodajas en medio litro de agua con miel, colar el líquido de la decocción y beber una taza por la mañana y otra por la noche.

PARA COMBATIR LA DIARREA

La importante pérdida de agua que supone padecer una diarrea puede evitarse tomando caldo vegetal con cebolla. De este modo, se recupera el equilibrio de agua del organismo. Además, esta cura puede reforzarse con el consumo diario de cebollas crudas ya que, gracias a su capacidad para combatir microbios, bacterias y hongos, resulta un excelente desinfectante intestinal.

BUENA PARA LOS RIÑONES

La cebolla es diurética y es muy efectiva para conseguir un buen funcionamiento de los riñones. Sólo es necesario triturar dos cebollas medianas y macerarlas, durante seis días, en un litro de vino blanco seco. Se filtra el líquido obteniendo vino de cebolla, que se puede tomar durante una semana, a razón de 60-80 mg diarios.

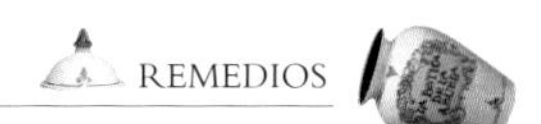

Las cataratas

Las cataratas son una dolencia ocular bastante frecuente entre las personas mayores. Son lesiones del cristalino, pequeña lente transparente que tenemos en el ojo, que lo alteran y lo vuelven opaco. Las personas que padecen de cataratas van perdiendo la visión lentamente. Es, pues, una enfermedad de cierta gravedad, especialmente porque afecta a órganos tan necesarios como los ojos, cuyo cuidado y revisión es de vital importancia.

RECETA

Baño de ojos para las cataratas

Actualmente las cataratas se operan sin mucha dificultad y es raro ver a personas ciegas debido a esta dolencia, sin embargo, ante los primeros síntomas, o como prevención, existen algunos remedios caseros simples como la cocción de manzanilla, flor de saúco, rosas de Alejandría, ruda y aciano.
Esta cocción está recomendada para la prevención de cataratas, el cansancio ocular, la irritación y la conjuntivitis.

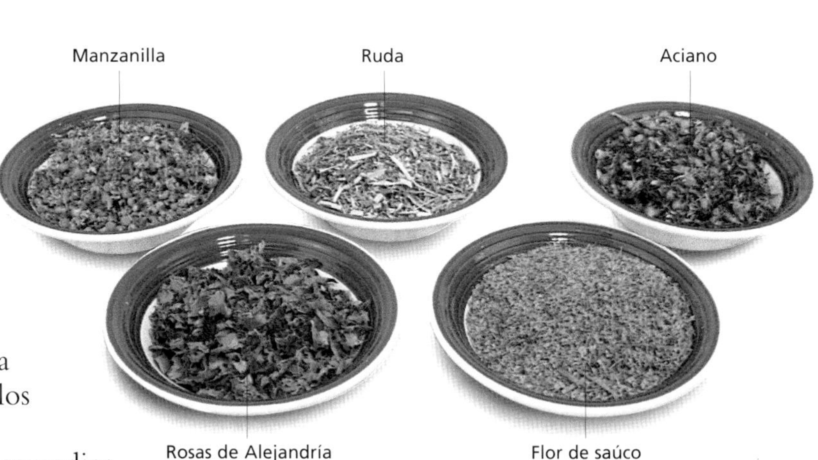

FORMA DE APLICARLO

- Empapar dos algodones o gasas templados para aplicar sobre los ojos como fomentos.
- Aplicar sobre los ojos y hacer cinco ligeras presiones con los dedos.
- Cambiar los algodones y repetir la aplicación cinco veces.

PREPARACIÓN

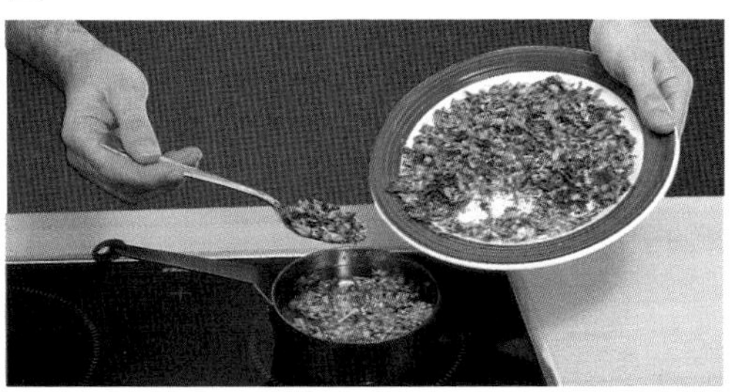

1. Mezclar a partes iguales las hierbas medicinales. Poner dos cucharadas rasas de la mezcla en un cuarto de litro de agua fría y llevar a ebullición. Dejar hervir durante dos minutos.

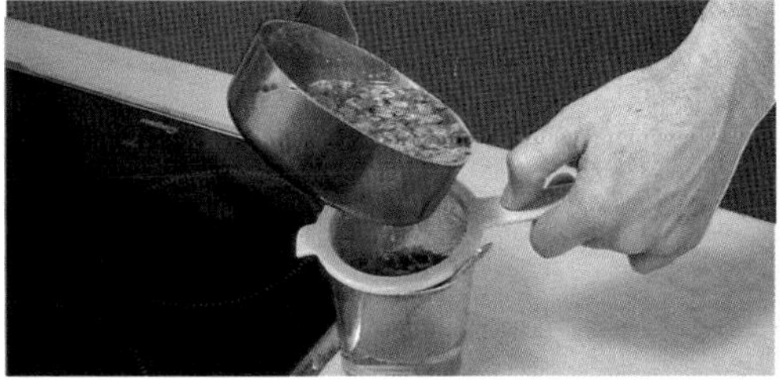

2. Dejar reposar cinco minutos y colar la cocción.

REFRANES Y CITAS

«Los ojos son la ventana del alma.»

La cistitis

La cistitis es una inflamación de las vías urinarias y, por razones anatómicas, es mucho más común entre las mujeres. En la mayoría de los casos esta inflamación está provocada por una infección de la orina. Es una enfermedad molesta, pero no suele ser grave. Si se tiene propensión a ella, debe cuidarse especialmente la higiene íntima porque, si la cistitis no se trata a tiempo, la inflamación puede llegar al riñón.

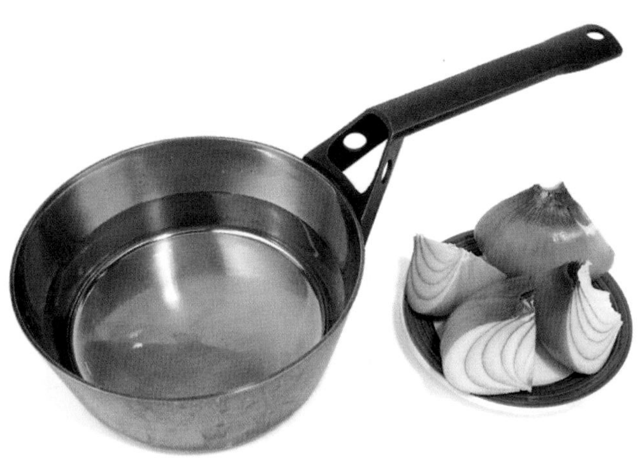

RECETA

Caldo de cebolla

Si se padece cistitis o se tiene una cierta propensión a padecerla es muy recomendable tomar caldo de cebolla, por sus cualidades como diurético y antiséptico.

INGREDIENTES

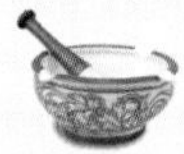

- 1 cebolla
- 1/2 l de agua

PREPARACIÓN

- Partir la cebolla en cuatro trozos
- Cocer la cebolla con agua en un cazo de acero inoxidable hasta que el agua se reduzca a la mitad.
- Retirar y dejar macerar ocho horas.
- Colar el caldo antes de tomarlo.

FORMA DE TOMARLO

- Tomar el caldo, templado, en ayunas.
- La cebolla sobrante se puede ingerir en ensalada.

CURIOSIDADES DE LA BOTICA

Por la propia anatomía femenina, las mujeres padecen de cistitis con mucha más frecuencia que los hombres. Sin embargo, es aconsejable que los hombres también cuiden de su higiene íntima.

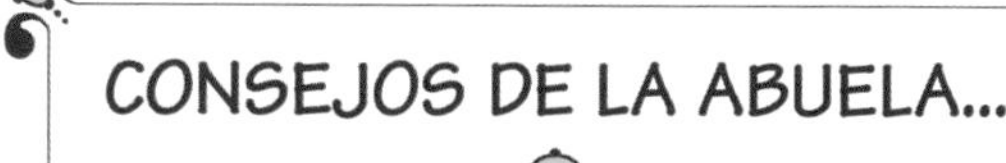

CONSEJOS DE LA ABUELA...

LA HIGIENE ÍNTIMA

Para el cuidado de las partes íntimas no hay que abusar del jabón. Es aconsejable lavarse con agua y no usar jabón más de una vez al día. Si hay necesidad de más de un lavado diario, añadir al agua unas gotas de limón o vinagre de manzana que favorecen la eliminación de bacterias.

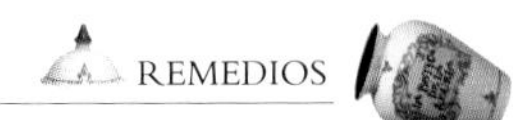

El colesterol

El colesterol es una grasa que se encuentra en todas las células del organismo. En la proporción correcta, es indispensable para el buen funcionamiento del cuerpo humano, pero si se rompe este equilibrio favorece el riesgo de estrechamiento de las arterias y aumenta la probabilidad de sufrir arteriosclerosis. Si el médico nos ha indicado que tenemos una tasa de colesterol excesiva, para reducirla, hay que vigilar cuidadosamente la alimentación.

DIETA

El colesterol y la dieta

Colesterol y dieta están íntimamente relacionados. Por ello hay que conocer cuáles son los alimentos que aumentan o reducen la tasa de colesterol.

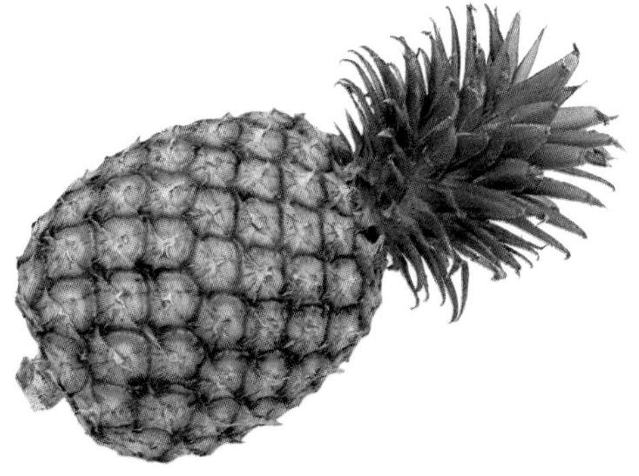

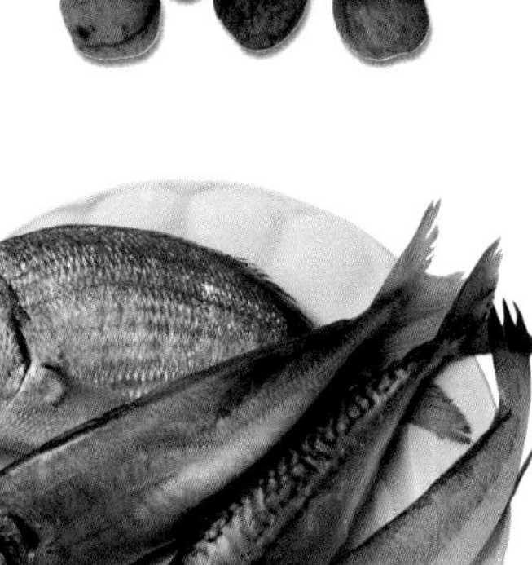

Alimentos no recomendados

- aceites refritos
- harinas blancas refinadas
- embutidos
- yema de huevo
- bollería industrial

Alimentos que reducen el colesterol

- manzanas asadas
- nueces
- piña natural
- salvado de avena
- lecitina de soja
- vegetales con piel
- pescado blanco y azul

RECETA

Cocción de berenjena y alpiste

El colesterol regula el sistema hormonal y permite asimilar algunas vitaminas. La siguiente infusión ayuda a regular el equilibrio del colesterol en la sangre.

INGREDIENTES

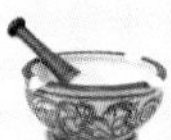

- 2 cucharaditas de alpiste
- 1 berenjena mediana
- 1 l de agua
- zumo de 1 limón

PREPARACIÓN

- Poner el alpiste y la berenjena cortada en el agua, todavía fría.
- Cuando el agua rompa a hervir, mantener en el fuego durante 20 minutos. Colar y dejar reposar.

FORMA DE TOMARLA

- Tomar medio vaso cada día en ayunas, al que añadiremos el zumo del limón.
- Debe mantenerse esta cura desde un mínimo de un mes hasta un máximo de 90 días.

El corazón débil y otras afecciones cardíacas

Las enfermedades relacionadas con el corazón son una de las principales causas de muerte en las sociedades avanzadas. El estrés, el tabaco y la mala alimentación, son factores que dificultan la circulación de la sangre y hacen que el corazón trabaje en peores condiciones. El tratamiento de las enfermedades graves del corazón, como el infarto, debe estar bajo control médico, pero podemos tener en nuestras manos algunas medidas preventivas saludables (ejercicios, dieta,...).

RECETA

Infusión de laminillas de nuez

La nuez es un fruto seco muy recomendable para el cuerpo. Entre sus propiedades, cabe destacar la de fortalecer el corazón. La siguiente receta es aconsejable para aquellas personas que tengan el corazón delicado.

INGREDIENTES

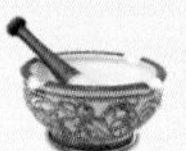

- 7 nueces
- 1/2 vaso de agua

PREPARACIÓN

- Sacar la paredes leñosas internas de la cáscara de siete nueces.
- Molerlas hasta convertirlas en un polvo fino.
- Poner agua a calentar y cuando rompa a hervir echarle el polvo obtenido de la cáscara de nuez.
- Dejar hervir durante 1 minuto.
- A continuación, dejar reposar toda la noche.

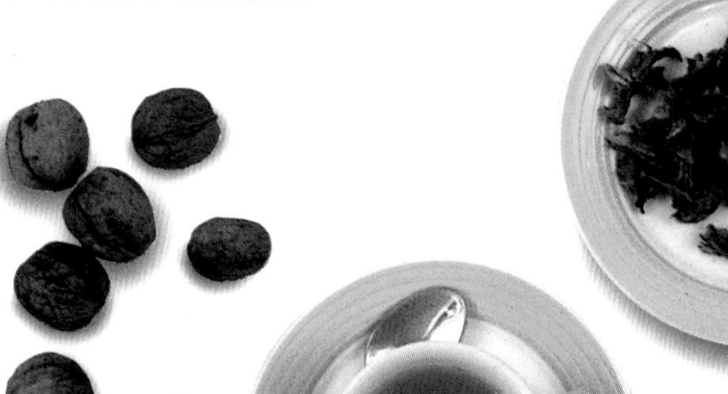

FORMA DE TOMARLA

- Templar el líquido obtenido de la infusión.
- Colar la infusión con un colador metálico, y tomar, en ayunas, el agua con el polvo fino que atraviese el colador.
- Seguir el tratamiento entre 60 y 90 días.

CURIOSIDADES DE LA BOTICA

LA NUEZ Y EL CEREBRO

La nuez, además de presentar una forma muy semejante a la del cerebro humano, contiene fósforo, magnesio y las vitaminas B_1, B_2 y B_3, sustancias muy beneficiosas para este órgano.

• EJERCICIOS •

Cómo activar el músculo cardíaco

Un dicho popular afirma que quien mueve las piernas mueve el corazón. Esta misma expresión puede hacerse extensiva a las manos, pues quien las mueve estimula y da energía al corazón. Para estimular el riego sanguíneo, además de andar, también es recomendable hacer diariamente un sencillo ejercicio con las manos.

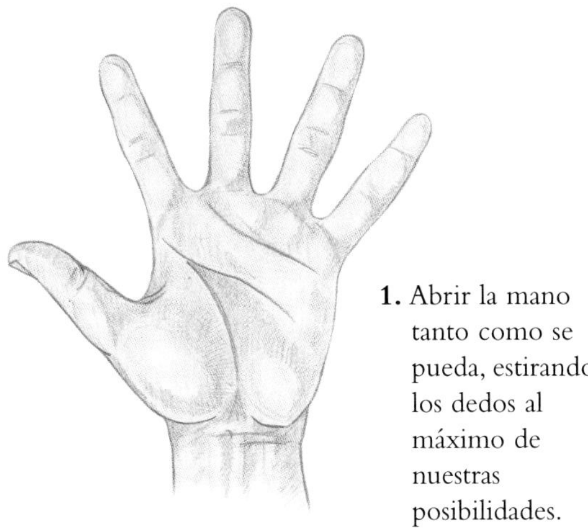

1. Abrir la mano tanto como se pueda, estirando los dedos al máximo de nuestras posibilidades.

2. Cerrar el puño con fuerza y apretar unos segundos. Repetir el movimiento lentamente, con ambas manos, durante un par de minutos.

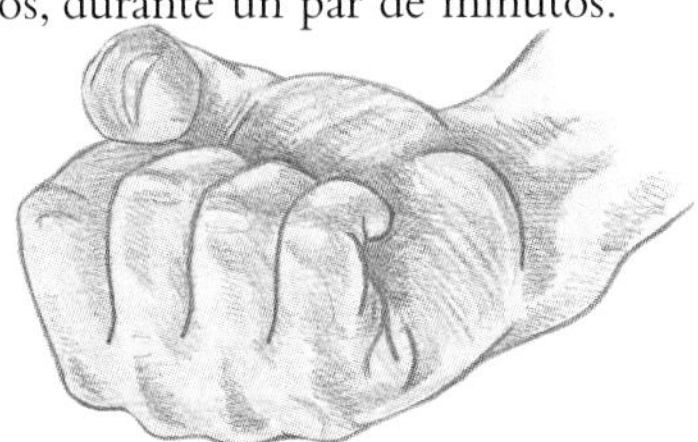

CONSEJOS DE LA ABUELA...

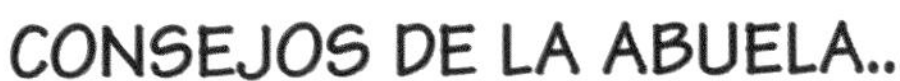

LA ASPIRINA

Desde hace bastantes años se conoce el efecto beneficioso del ácido acetilsalicílico en las enfermedades del corazón. Toda persona con predisposición o riesgo de accidente vascular o cardíaco debería llevar una aspirina en el bolsillo. Ante los primeros avisos de angina o infarto, es aconsejable acudir o llamar a urgencias, pero en el intervalo que media hasta la llegada del médico, pueden evitarse daños mayores colocándose una aspirina bajo la lengua y, con la ayuda de un poco de agua, dejar que se diluya.

CURIOSIDADES DE LA BOTICA

EL ÁRNICA Y EL CORAZÓN

A parte de sus conocidos efectos para aliviar golpes y contusiones, tomada en dosis mínimas el árnica, una planta medicinal bastante común, tonifica el corazón.

• PLANTAS MEDICINALES •

MUÉRDAGO

El muérdago es una planta semiparásita cuyas raíces penetran en la corteza de los árboles para alimentarse de su savia. Se recogen las hojas y los tallos, generalmente antes de que aparezcan las bayas, en otoño. En infusión, es beneficiosa para el corazón (si se administra en pequeñas dosis), para regular la presión sanguínea y para curar las úlceras de estómago, el lumbago y la ciática. También actúa contra las varices y los sabañones.

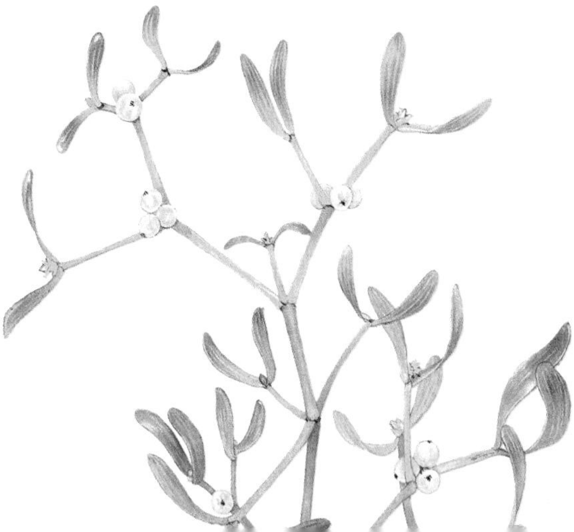

uidado del cutis

La cara es una de las zonas de nuestro cuerpo más expuesta a la suciedad y la agresión externa (sol, viento, humos,...). La cara es nuestra seña de identidad, aquello que los demás ven y aprecian en primer lugar, como dice el refrán, "el espejo del alma". Por ello, debemos cuidarla con especial esmero. Existen sencillos tratamientos naturales que devuelven al cutis vigor y elasticidad.

RECETA 1

Mascarilla de yogur y miel

Las mascarillas son de gran ayuda para mantener el cutis sano. La siguiente mascarilla de yogur y miel sirve para limpiar y dar elasticidad a la piel de la cara.

INGREDIENTES

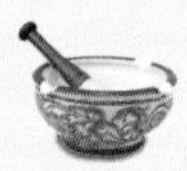

- 1 cucharada de yogur natural
- 1 cucharadita de miel
- 10 gotas de limón

FORMA DE APLICARLA

- Aplicar la pasta en la cara con una brocha.
- No aplicar en los párpados ni cerca de los ojos.
- Presionar con una toalla en la cara hasta que la mascarilla penetre y se absorba.
- Transcurridos 45 minutos, retirar los restos de la mascarilla con un pañuelo de papel.
- Repetir el proceso, al menos, durante tres días seguidos.

PREPARACIÓN

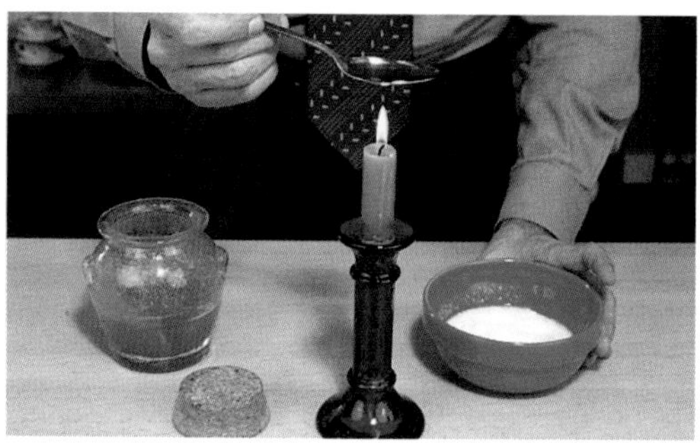

1. Con la llama de una vela, fundir la miel que contiene la cucharilla.

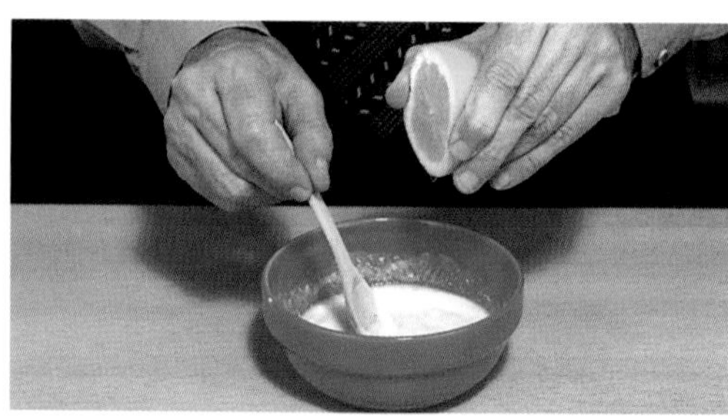

2. A continuación, mezclar la miel, el yogur y las gotas de limón y batir hasta conseguir una pasta homogénea.

CONSEJOS DE LA ABUELA...

RALLADURA DE PATATA

Para las ojeras es recomendable aplicar la ralladura de una patata, previamente pelada, directamente en el contorno de los ojos y sobre los párpados. Debe aplicarse la ralladura estando en posición horizontal y mantenerla durante 20 minutos para que actúe.

RECETA 2

Crema de aceite de almendras

Para las manchas y las pecas en la cara existe una crema casera de gran efectividad, el aceite de almendras, cuyo uso continuado dejará la piel clara y limpia.

INGREDIENTES

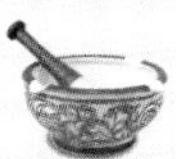

- el zumo de 1/2 limón
- 1/2 vaso de aceite de almendras amargas
- 1 g de aceite esencial de rosas
- 25 g de cera virgen
- 5 raíces de diente de león
- 1/2 vaso de agua

PREPARACIÓN

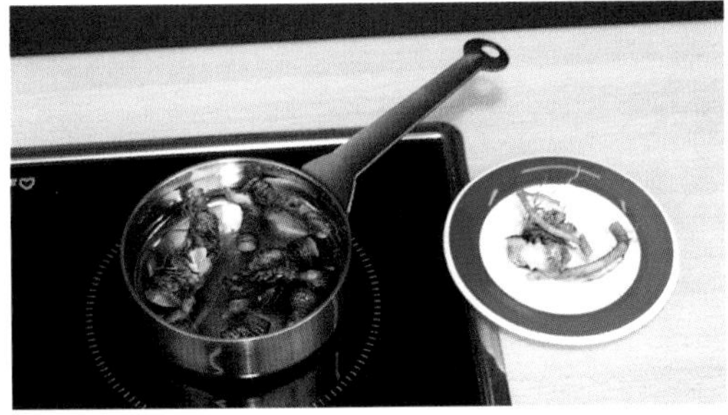

1. Hervir las raíces de diente de león en medio vaso de agua, durante cinco minutos.

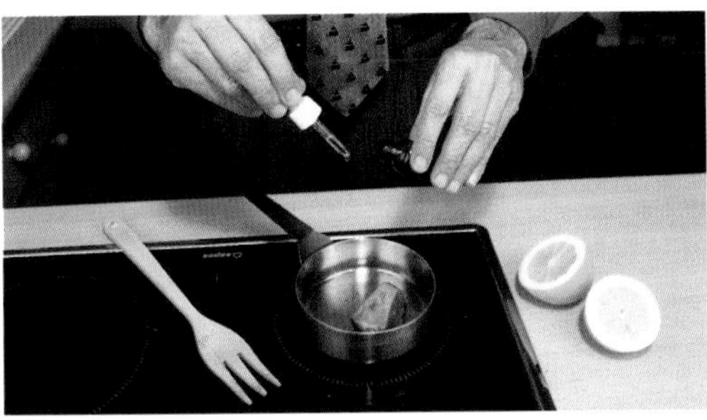

2. Poner en el fuego el aceite de almendras, seis gotas de aceite esencial de rosas, la cera virgen y el zumo de medio limón. Remover la mezcla con un tenedor de madera mientras se funde, y esperar dos minutos más.

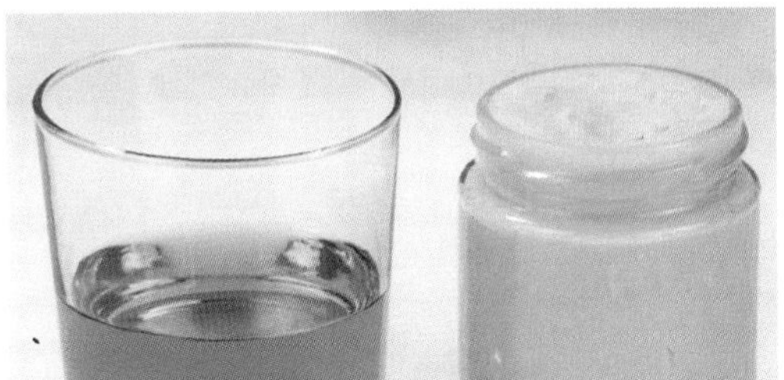

3. Verter la crema en caliente en un tarro de cristal. Cerrar herméticamente y dejar que se enfríe.

FORMA DE APLICARLA

- Lavar previamente las zonas manchadas con el cocimiento de diente de león, con ayuda de una gasa.
- Dejar que absorba y, sin secar, aplicar la crema.
- Untar la cara con una fina capa realizando un suave masaje en círculo.
- Repetir el tratamiento al levantarse y unas horas antes de acostarse.
- Dejar actuar durante 12 horas, y aplicar el preparado un mínimo de 20 o 30 días.

PLANTAS MEDICINALES

ALMENDRO

El almendro es un árbol de la familia de las rosáceas, cultivado especialmente en los países mediterráneos y en California. Florece durante el invierno y sus flores son blancas o rosadas. La almendra es el fruto de esta planta, que se recoge en el mes de septiembre, y se consume en todo el mundo por su riqueza en grasas y proteínas. Es altamente eficaz para la limpieza del cutis y para suavizar la piel, además de ser un buen anticatarral y antiinflamatorio. La leche extraída de la almendra es un buen sustituto de la leche animal.

La depresión

La depresión es un trastorno desconocido e incomprendido. Muchos muestran desconfianza o una actitud de recelo hacia quien la padece. Pero, para quienes la sufren, una parte importante de la población, es un problema grave.
Se calcula que sólo la mitad de las personas depresivas son reconocidas como tales y reciben un tratamiento adecuado. Sin olvidar que en un caso grave hay que consultar con psiquiatras y especialistas, se proponen algunos remedios que, sin duda, aliviarán los síntomas de las personas proclives a esta dolencia.

● RECETA 1 ●

Macerado de ajos en vinagre

Cara larga, mirada ausente, gesto taciturno, hombros caídos y un ánimo por el suelo suelen ser las señas de identidad de la persona deprimida, melancólica, triste. Para combatir esta dolencia se utilizan numerosos medicamentos y preparados farmacéuticos, algunos de los cuales tienen otros efectos añadidos. La siguiente receta, experimentada a lo largo de generaciones, puede resultar de gran ayuda.

INGREDIENTES

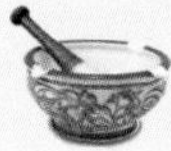

- 1/2 l de vinagre de manzana
- 1/2 kg de ajos frescos
- 1/2 cabeza grande de ajos secos
- 1/2 l de glicerina
- 1/2 l de miel de romero

FORMA DE TOMARLO

Tomar una cucharada sopera media hora antes de las tres comidas. Si la depresión es muy fuerte, se puede doblar la dosis.

PREPARACIÓN

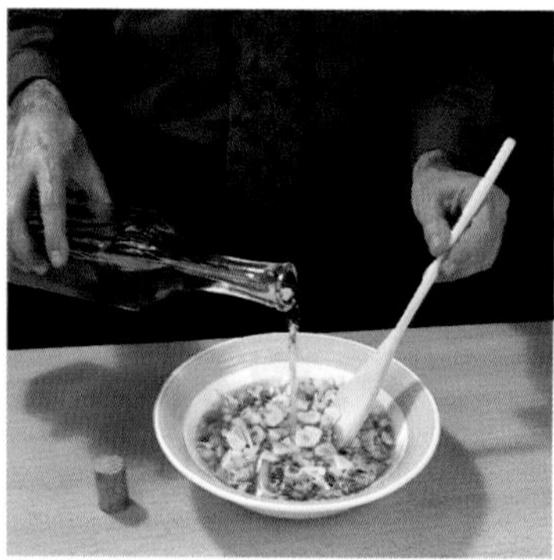

1. Mezclar los ajos frescos troceados, los ajos secos laminados y medio litro de vinagre de manzana. Guardar la mezcla en lugar fresco y oscuro durante cuatro días, removiendo diariamente.

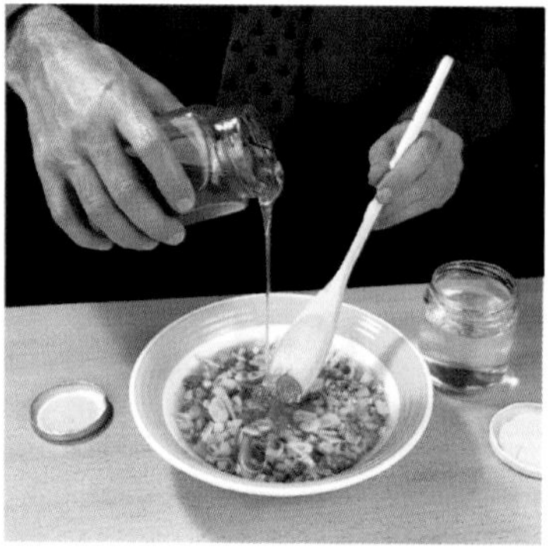

2. Al cuarto día, agregar a la mezcla la glicerina y el medio litro de miel de romero, y dejar macerando en lugar oscuro un día más.

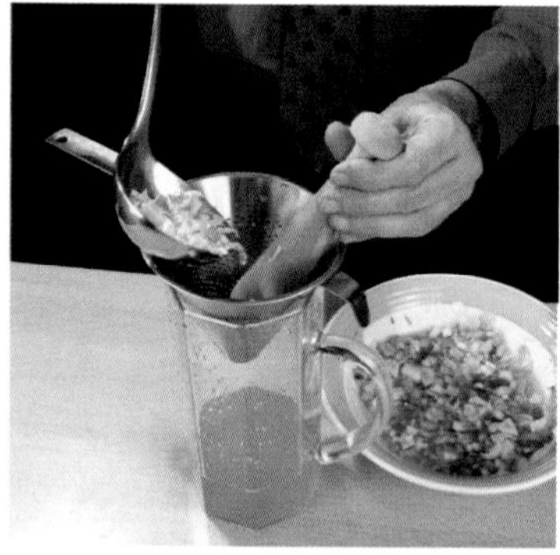

3. Filtrar y escurrir bien el macerado. Presionar bien los ajos para que suelten todos sus principios activos: azufre, alicina, aceites, etc. Finalmente, almacenar en un recipiente de cristal bien cerrado.

CURIOSIDADES DE LA BOTICA

LA SIMPATICOTERAPIA

Para combatir la depresión se aconseja la técnica de la simpaticoterapia, ya utilizada por los chinos hace 4.000 años. El tratamiento consiste en cosquillear con el borde de una pluma de gallina la entrada de los orificios nasales hasta provocar estornudos y lagrimeo. La expansión de los pulmones por efecto del estornudo y el desbloqueo de la presión torácica ejercen una acción liberadora de la tristeza o depresión repentina. El lagrimeo supone una descarga emocional que calma la angustia. Actualmente, algunos terapeutas utilizan utensilios específicos para provocar el estornudo, tales como sondas o varillas flexibles, que se introducen en los orificios nasales.

CONSEJOS DE LA ABUELA...

EL PLÁTANO

La ingestión de medio plátano diario ayuda en el tratamiento de la depresión, ya que esta fruta contiene triptófano, un aminoácido muy importante para el sistema nervioso central, que nos mantiene alegres y vitales.

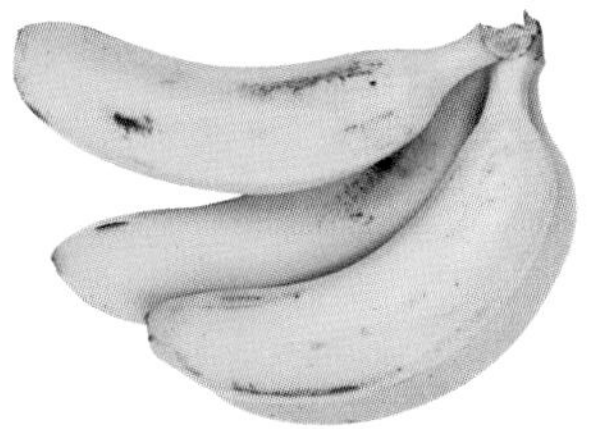

LA LEVADURA DE CERVEZA

La ingestión de vitamina B_1, la llamada «vitamina del buen humor», es recomendable en los casos de melancolía y tristeza. Tres cucharadas al día de levadura de cerveza, que contiene esta vitamina, resulta una proporción suficiente para suplir posibles carencias.

PLANTAS MEDICINALES

ESPINO BLANCO

El espino blanco es un bello arbusto espinoso, que suele crecer entre los matorrales de las regiones de climas templados. Para su acción terapéutica se utilizan las hojas y las flores. Es aconsejable para combatir las depresiones, ya que actúa como un remedio tónico, sedante, antiespasmódico y vasodilatador. También normaliza la presión arterial y regula el funcionamiento del corazón.

Se recomienda en casos de miocarditis, arteriosclerosis, problemas nerviosos e insomnio. Es recomendable tomarlo mezclado o combinado con ajo.

REMEDIOS FÁCILES PARA DORMIR BIEN

El descanso nocturno es fundamental para mantener una buena salud, tanto física como mental. No se puede olvidar que el insomnio es la causa de innumerables accidentes porque afecta a la capacidad de atención y reacción. Aunque no todas las personas necesitan dormir el mismo tiempo, el promedio de horas de sueño saludable oscila entre las seis y las ocho horas.

LA SIESTA

La famosa siesta, tan tradicional en España y en general en los países mediterráneos, es muy saludable si no se abusa de ella. Si se tienen problemas para dormir por las noches es mejor no hacerla. Si no es así, se recomienda que ésta no dure más de veinte minutos. Este pequeño sueño reparador resulta del todo beneficioso si uno se acuesta sobre el costado izquierdo y coloca la cabeza ligeramente elevada.

SUEÑO REPARADOR

Cuando se tienen dificultades para conciliar el sueño y no se sabe cuál es la causa, es fundamental fijar especial atención en el dormitorio, en concreto en la cama. ¿Son el colchón y la almohada apropiados para el descanso? El colchón no ha de ser ni excesivamente duro ni demasiado blando. La almohada no ha de estar muy alta; los cojines de plumas son ideales para descansar correctamente. La orientación de la cama también puede resultar esencial. Si el ser humano es un imán, en su descanso debe estar orientado en la misma dirección que el flujo energético de la tierra. Esta energía fluye de norte a sur, por lo que la cama debe estar orientada en esta dirección.

El refranero popular también avisa de la importancia que tiene oxigenar el organismo incluso mientras descansamos. «Hay que dormir con la cabeza fría, los pies calientes y el estómago medio vacío». Es importante dormir con una ventana entreabierta para que pase el aire. A pesar de todo, es crucial abrigarse durante la noche para no pasar frío.

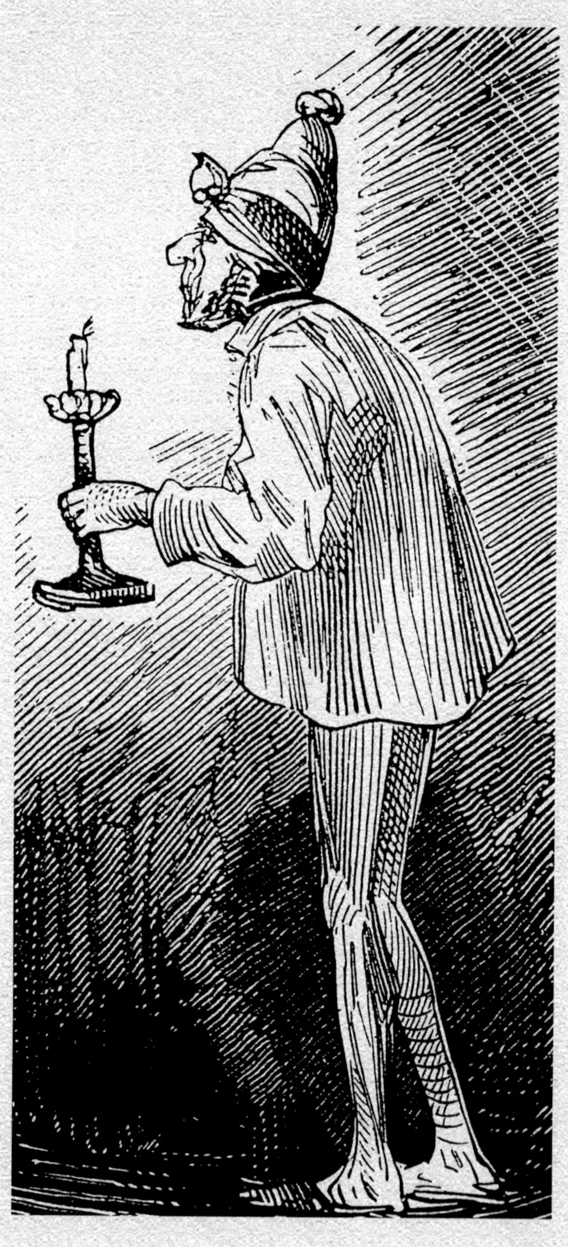

La diabetes

La diabetes es una enfermedad que impide aprovechar la glucosa (el azúcar) que extraemos de los alimentos durante el proceso digestivo. En los casos más graves, el paciente depende totalmente de la insulina, que es la hormona que favorece la incorporación de la glucosa a las células que la necesitan. Existen diversos grados de diabetes y, en los casos leves, con una correcta alimentación, ejercicio físico moderado y análisis periódicos, se puede controlar la enfermedad. Además, hay algunos remedios que ayudan a conseguir que el nivel de azúcar en la sangre sea el adecuado.

RECETA 1

Solución de hierro y cangrejos

Las personas que padecen diabetes, a menudo no encuentran ningún tratamiento que realmente les sea beneficioso. Un preparado a base de hierro y cangrejos les ayudará a mejorar su salud de forma notable.

INGREDIENTES

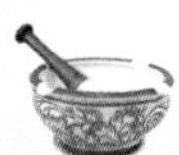

- 1 cucharadita de polvo de hierro
- 12 caparazones de cangrejo de río
- 1/2 vaso de agua

FORMA DE TOMARLA

Tomar la solución cada día, en ayunas, durante el tiempo necesario (de uno a tres meses), hasta reducir el nivel de glucosa en la sangre.

REFRANES Y CITAS

«El hombre puede ser el capitán de su destino, pero también puede ser la víctima de su azúcar en la sangre.»

Wilfred Oakley

PREPARACIÓN

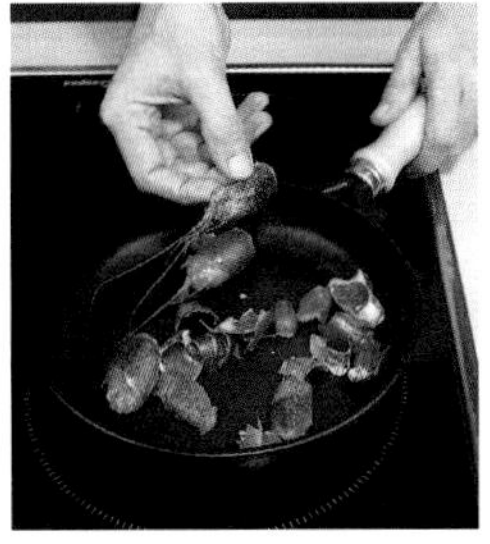

1. Tostar los caparazones en la sartén o el horno para que resulte más fácil molerlos. El tiempo dependerá de la cantidad y del tamaño.

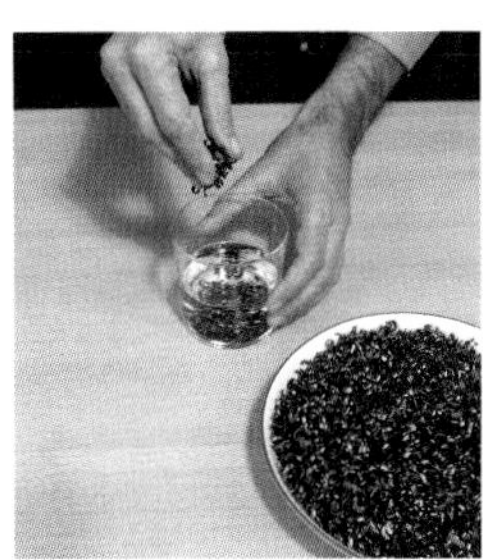

2. Dejar las virutas de hierro en remojo, en medio vaso de agua, y cubiertas durante toda la noche. Por la mañana, filtrar el agua.

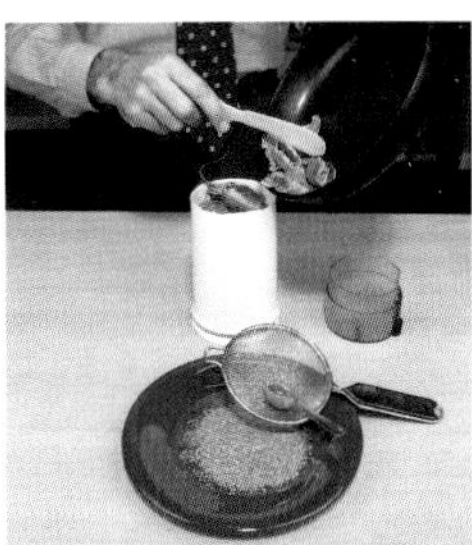

3. Moler las cáscaras de cangrejo hasta reducirlas a polvo. Debemos pasarlo por un tamiz o colador para ir separando el polvo más fino.

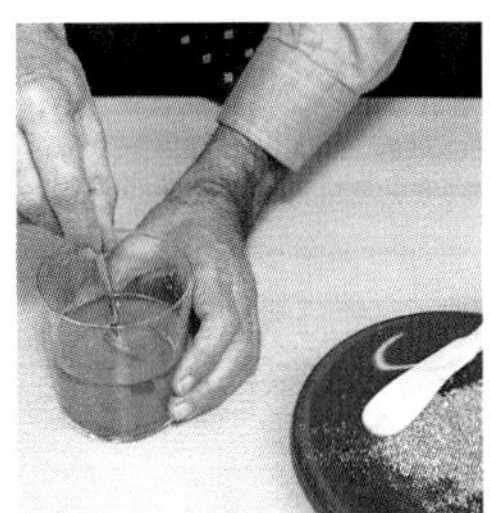

4. Echar una cucharadita rasa, de las de café, del polvo de cangrejo en el agua de hierro y diluirlo.

● RECETA 2 ●

Cura de áloe vera

La cura de áloe vera no sólo es especialmente apropiada en el caso de la diabetes, sino que también está indicada para tratar otras enfermedades severas, como, por ejemplo, el asma.

INGREDIENTES

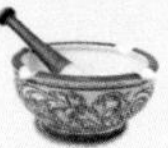

- 3 cucharadas de brandy, coñac, aguardiente, tequila o whisky
- ½ kg de melaza o sirope
- 2 hojas grandes de áloe vera (o 3 pequeñas)

PREPARACIÓN

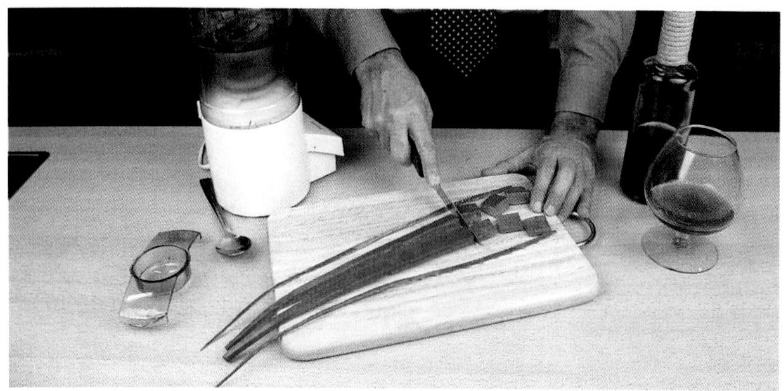

1. Limpiar las hojas de áloe vera, quitarles las espinas y trocearlas. Poner en una batidora o licuadora las tres cucharadas de licor, la melaza y los trozos de áloe vera.

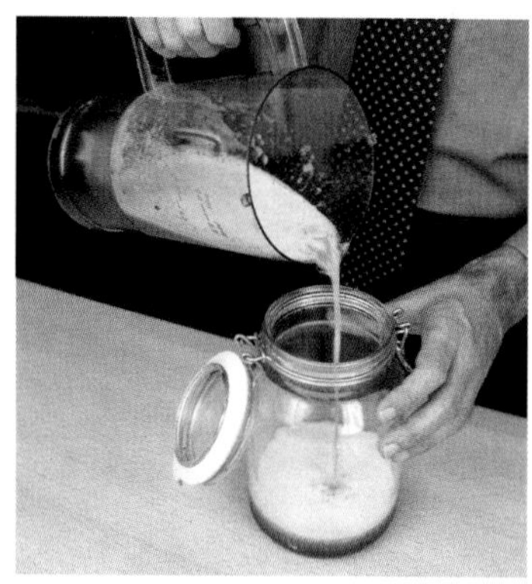

2. Licuar o batir y, a continuación, pasar a un recipiente de cristal.

FORMA DE TOMARLA

- Tomar una cucharada, media de hora antes de las tres comidas, procurando tener el estómago vacío.
- Es aconsejable repetir la cura durante diez días consecutivos.

● PLANTAS MEDICINALES ●

ÁLOE VERA

El áloe vera fue introducida en Europa con fines ornamentales, y hoy en día está presente en muchos jardines públicos. Aunque existe la creencia de que es originaria de América, en realidad procede de las zonas áridas de África, donde puede sobrevivir hasta dos años sin recibir agua. Ya Marco Polo la menciona en su libro, afirmando haberla conocido en China. Hoy en día se conocen cerca de 200 variedades de áloe vera, todas ellas con un gran número de propiedades curativas. Además de para la diabetes, está indicada para problemas estomacales y de menstruación.

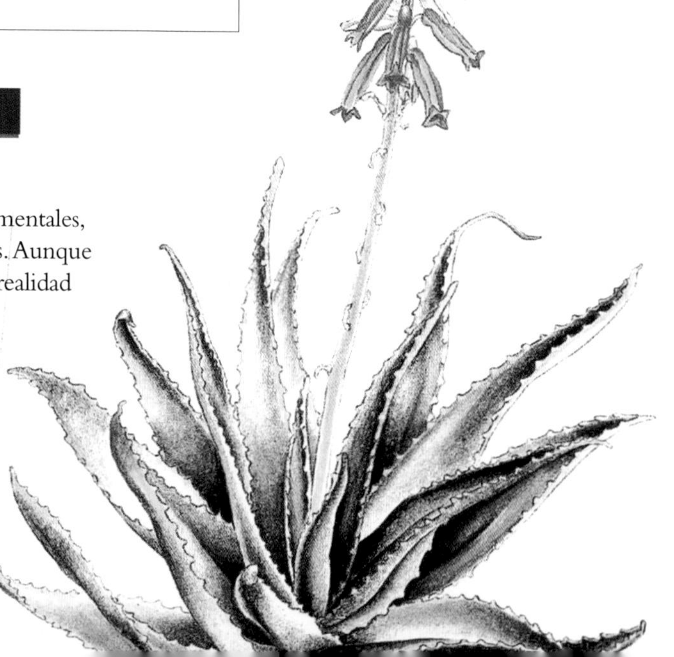

● RECETA 3 ●

Infusión de cáscara de judías

La cáscara de las vainas o judías, una vez extraídos los frutos (las alubias) para su uso culinario, resultan muy eficaces para reducir el azúcar en la sangre.

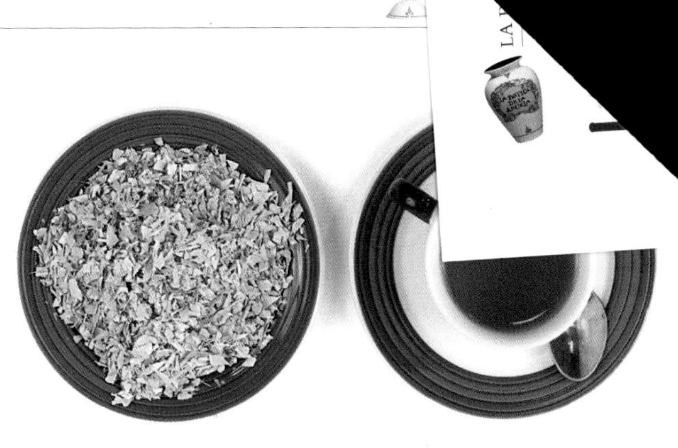

INGREDIENTES

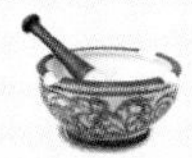

- 7 vainas
- 1/4 l de agua

PREPARACIÓN y FORMA DE TOMARLA

- Realizar una infusión, con las siete vainas secas y troceadas, en un cuarto de litro de agua.
- Tomar un vaso de una a tres veces al día.

● RECETA 4 ●

Infusión de nogal y eucaliptus

Este remedio es muy eficaz para combatir la diabetes.

INGREDIENTES

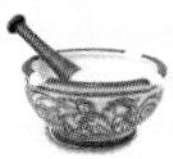

- 2 cucharadas soperas de hojas de nogal
- 8 hojas de eucaliptus
- 1 l de agua

PREPARACIÓN

Hervir las hojas en un cazo de acero inoxidable durante dos minutos. Dejar reposar durante diez minutos y, a continuación, colar la infusión.

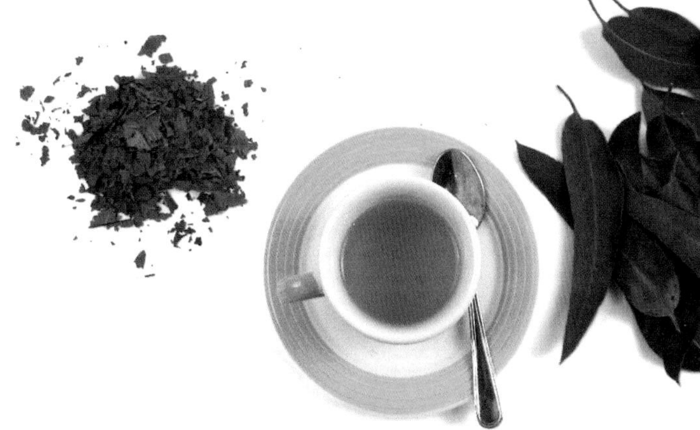

FORMA DE TOMARLA

Tomar tres tacitas al día antes de las comidas, hasta conseguir regular el nivel de glucosa. Es recomendable templar al baño maría antes de tomar.

CONSEJOS DE LA ABUELA...

MEDICAMENTOS Y REMEDIOS

Los remedios de *La Botica de la Abuela* no sustituyen totalmente a los medicamentos, sino que constituyen tratamientos paralelos. Los diabéticos deben visitar al médico con regularidad.

…as diarreas

La diarrea es una evacuación intestinal frecuente, líquida y abundante, que suele ir acompañada de espasmos intestinales. Aparece con más frecuencia en verano, ya que el calor incrementa la velocidad de descomposición de los alimentos y, por tanto, aumenta la probabilidad de padecer una infección intestinal. Es muy frecuente en los niños, cuyo sistema digestivo todavía se está desarrollando. En cualquier caso, el problema principal es la pérdida de líquido y sales minerales.

● RECETA 1 ●

Cocción de rama de canela

Esta sencilla receta es especialmente indicada para la diarrea ya que, con la cocción de una rama de canela, se consigue cortar la descomposición y restablecer la normalidad de las deposiciones.

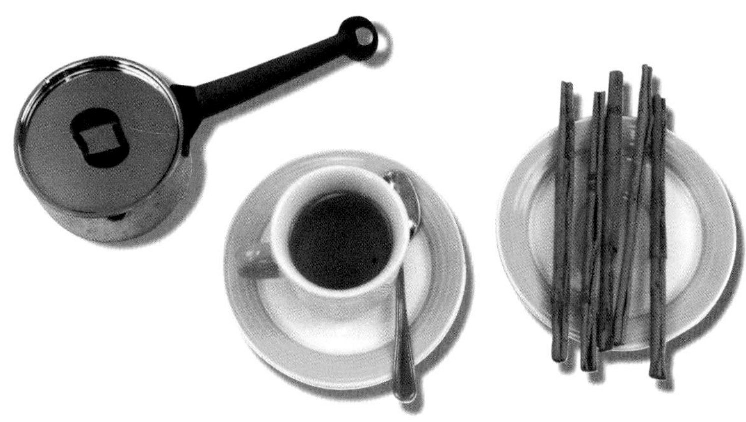

INGREDIENTES

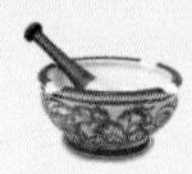

- 1 rama de canela
- ½ litro de agua

PREPARACIÓN y FORMA DE TOMARLA

- Hervir la canela en agua durante tres minutos.
- Tomar a sorbos la cocción durante todo el día.

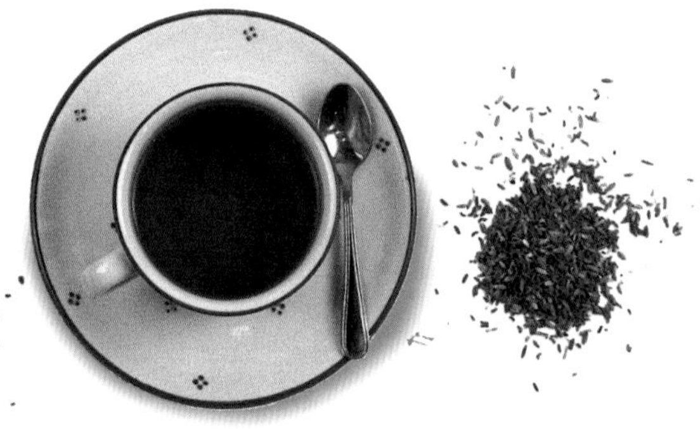

● RECETA 2 ●

Infusión de hinojo, eneldo y anís

Aunque esta receta es para el cólico del lactante, se incluye aquí porque éste es un trastorno intestinal frecuente. La infusión debe tomarla la madre y el bebé recibirá sus efectos a través de la leche materna.

INGREDIENTES

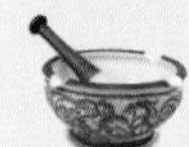

- 2 pizcas de hinojo
- 2 pizcas de eneldo
- 2 pizcas de anís
- 1 l de agua

PREPARACIÓN y FORMA DE TOMARLA

- Hervir en agua todos los ingredientes durante diez minutos. Posteriormente, dejar reposar otros diez minutos y colar la infusión.
- Tomar después de las comidas (tres veces al día) hasta que cesen los cólicos del lactante.

CONSEJOS DE LA ABUELA...

SAL EN EL OMBLIGO

Contra las diarreas se aconseja llenar el ombligo de sal y taparlo con una tirita.

PAPEL CALIENTE

Otro remedio tradicional contra las diarreas nos ha sido legado a través de nuestros abuelos. Se trata de calentar papel de estraza o de periódico en el horno; luego, con el papel caliente, cubrir el vientre, sujetándolo con la propia ropa interior o el pijama y manteniéndolo hasta la mañana siguiente. La eficacia de este remedio viene avalada por su uso durante generaciones.

DESHIDRATACIÓN INFANTIL

Cuando un niño padece una diarrea persistente debemos acudir al médico sin pensarlo demasiado. Uno de los peligros que lleva consigo una descomposición continuada es la deshidratación. Para comprobar si el niño ha perdido demasiado líquido, se le coge un pellizco de piel con cada mano, en puntos próximos entre sí, y se desplazan en sentido contrario. Si la carne vuelve rápidamente a su posición sabremos que no hay deshidratación. Si por el contrario, le cuesta recuperar su tersura original, nos apresuraremos a administrale líquidos en forma de zumos, caldos, agua de té o de arroz, suero, etc., y nos dirigiremos a un centro hospitalario.

REFRANES Y CITAS

«La cocina es un taller de salud.»

CURIOSIDADES DE LA BOTICA

Cuando se va de viaje, la diarrea puede producirse porque, al cambiar la residencia habitual, ya sea con destino a otra región, otro país, etc., no se poseen defensas contra los nuevos gérmenes, propios de ese lugar. Estos gérmenes provocan una alteración en el equilibrio de las bacterias del intestino grueso y es entonces cuando se desarrolla la enfermedad diarreica. En la mayoría de los casos, la diarrea desaparecerá totalmente en unos pocos días.

PLANTAS MEDICINALES

AJEDREA SILVESTRE

La ajedrea crece espontáneamente en las laderas de las montañas y en áreas secas y pedregosas, generalmente en climas templados. Es una planta herbácea muy aromática, que florece durante el verano y el otoño. De la ajedrea se utilizan las hojas y las flores, que se dejan secar al aire libre en un lugar sombrío. Entre sus múltiples propiedades destaca su eficacia contra la diarrea, ya que posee propiedades astringentes.

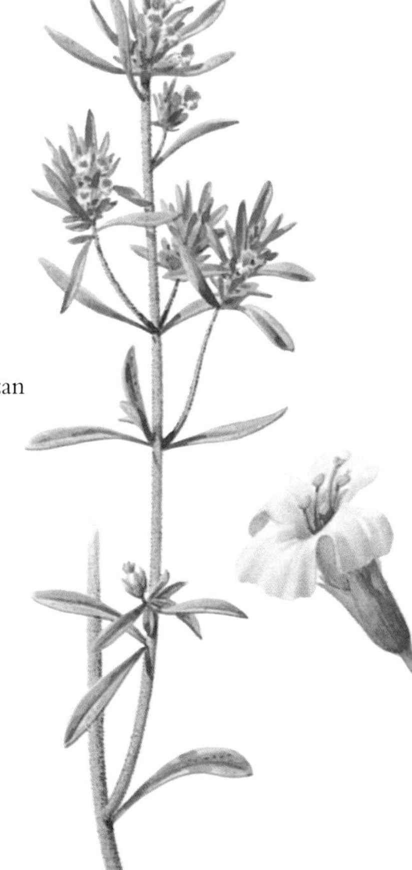

El cuidado de dientes y encías

Los dientes están en contacto con numerosas sustancias que actúan de forma agresiva sobre su parte más externa, el esmalte. Una mala alimentación, acompañada de una inadecuada limpieza de la dentadura, puede producir caries, inflamación de las encías, sarro y piorrea. Además, hay que tener en cuenta que las consecuencias de una boca enferma se pueden extender a lo largo de todo el tubo digestivo. Así pues, el mejor consejo para cuidar dientes y encias es tener buenos hábitos de higiene y lavarse la boca después de las comidas.

REMEDIO 1

Enjuagues

Un método efectivo para fortalecer y sanear las encías consiste en enjuagarse la boca con agua fría. Con cada bocanada tenemos que inflar y desinflar los carrillos con fuerza, haciendo que el agua pase a través de los dientes en los dos sentidos: hacia los carrillos y hacia dentro. Como no es necesario utilizar ningún producto, a este método se le suele denominar «el dentífrico de los pobres».

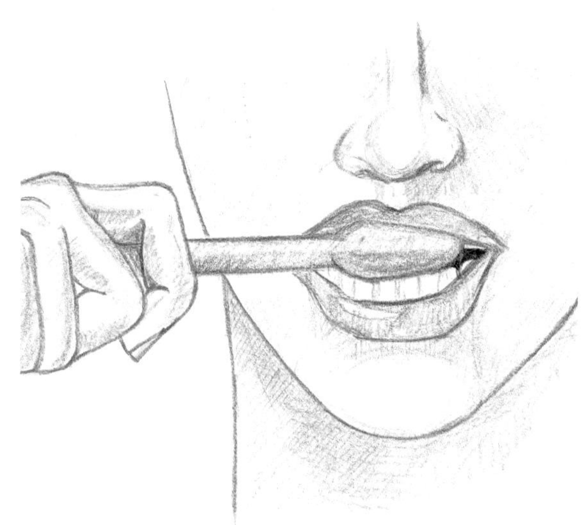

REMEDIO 2

Cepillado para evitar el sarro

Impregnar el cepillo dental, seco, con bicarbonato y cepillar los dientes que tengan sarro. Hacerlo en dirección arriba-abajo, abajo-arriba.

REMEDIO 3

Cepillado contra la piorrea

Cada vez que nos cepillemos los dientes y veamos que el cepillo se ha manchado de sangre, debemos insistir en la zona que sangra, sin disminuir la frecuencia ni la intensidad del cepillado.

CURIOSIDADES DE LA BOTICA

Si se le cae un diente definitivo a un niño, debe cogerse, sin limpiarlo, introducirlo en un vaso de leche (o agua) y llevarlo al dentista tal como está.

Es conveniente quitarle el chupete al niño cuando ya haya cumplido los 2 años.

El desarrollo de los dientes está condicionado por causas genéticas. Así, por ejemplo, un niño podrá tener los dientes desviados si heredó unas piezas dentarias muy grandes de uno de sus padres y unas mandíbulas muy pequeñas del otro.

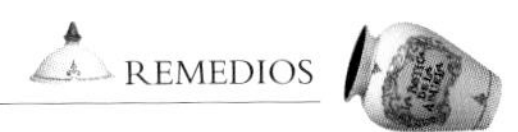

Los eccemas

Los eccemas son afecciones inflamatorias de la piel que se caracterizan por el enrojecimiento de ésta y su descamación (desprendimiento de pequeñas escamas o porciones de piel). Además, pueden ir acompañados de irritación y picores. Suelen aparecer en los pliegues de la piel (en los codos, las rodillas y el cuello), aunque también se pueden padecer en la cara, el cuero cabelludo y las orejas. No es una enfermedad infecciosa ni grave, pero puede llegar a ser muy molesta.

● RECETA 1 ●

Vahos de manzanilla y saúco

Estos vahos, basados en una receta tradicional, combaten de forma muy efectiva los eccemas y las descamaciones de la cara.

INGREDIENTES

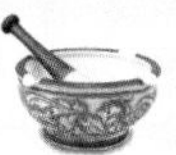

- 1 puñadito de manzanilla
- 1 puñadito de flor de saúco
- 1 puñadito de cola de caballo
- 2 l de agua

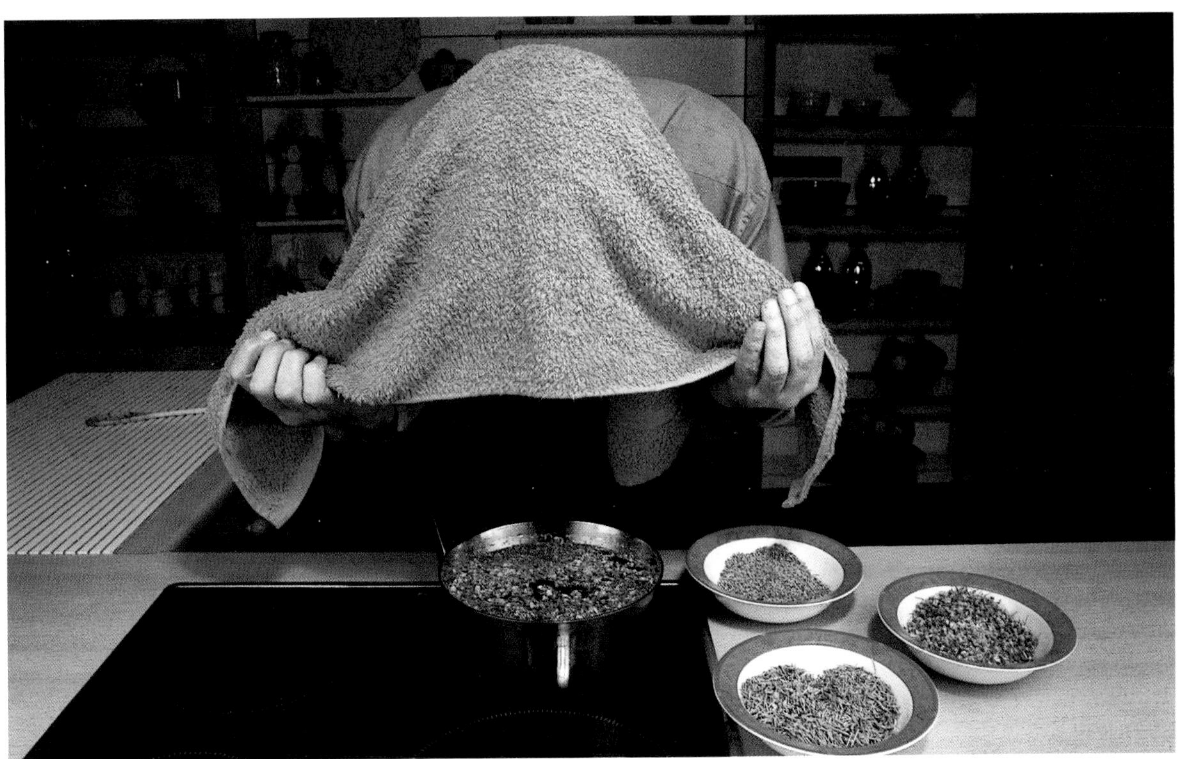

PREPARACIÓN

Hervir el agua, introducir los ingredientes y retirar del fuego pasados unos segundos.

FORMA DE HACERLOS

Hacer vahos, con la cabeza cubierta con una toalla, durante cinco minutos.

● RECETA 2 ●

Mascarilla de perejil y zanahoria

La aplicación de vapores, y el uso de la mascarilla de perejil y zanahoria, son dos tratamientos complementarios para eliminar los eccemas.

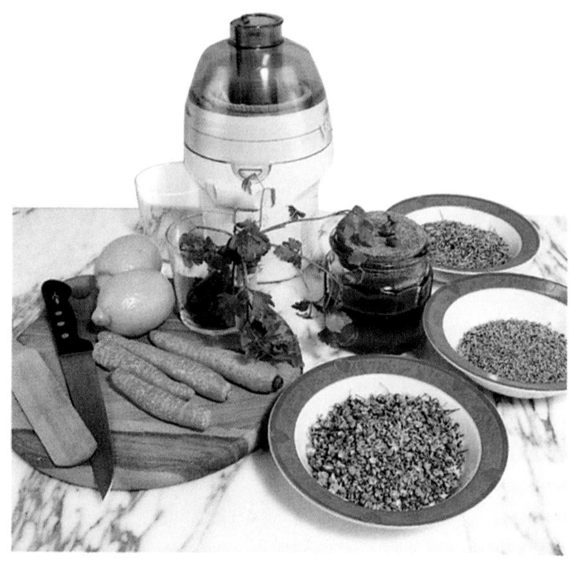

INGREDIENTES

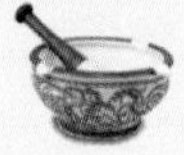

- 1 cucharada de miel
- 50 g de perejil
- 1 zanahoria
- 1 limón

PREPARACIÓN

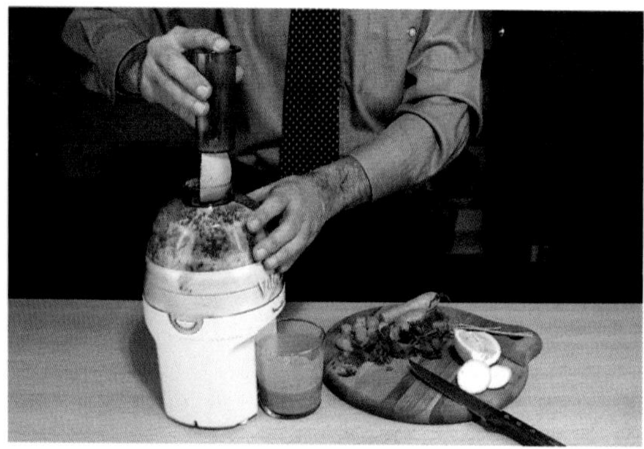

1. Licuar el perejil, la zanahoria y el limón. No tirar la pulpa de los vegetales exprimidos.

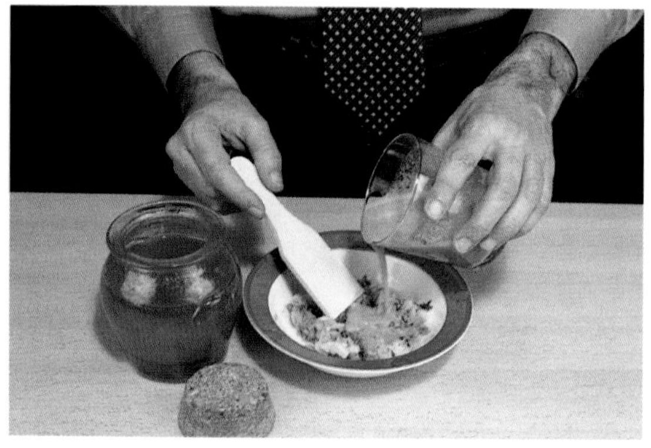

2. Añadir la miel a la pulpa obtenida, y verter tres cuartos de vaso del zumo licuado sobre dicha mezcla. A continuación, amasarlo todo.

FORMA DE APLICARLA

- Aplicar una capa gruesa del preparado sobre la zona del eccema y dejar actuar media hora.
- Repetir el tratamiento durante siete días.

REFRANES Y CITAS

«Al enfermo que es de vida, el agua le es medicina.»

CONSEJOS DE LA ABUELA...

TRATAMIENTO CONJUNTO

Debe recordarse que la mascarilla de perejil y zanahoria es doblemente efectiva si previamente se hacen los vahos de manzanilla y saúco.

EJERCICIOS FÁCILES PARA ESTAR BIEN

No todo el mundo se siente capaz de realizar algún tipo de deporte o de acudir de manera regular a un gimnasio. Nadie puede negar, en cambio, que puede dedicar unos minutos al día a pasear o caminar y a hacer unos sencillos ejercicios de estiramiento. Si durante el día no se pueden dedicar un mínimo de quince minutos a pasear, hay que desarrollar pequeños trucos para ejercitar las piernas sin necesidad de dejar los quehaceres diarios. Una buena manera de hacerlo es utilizando menos el coche, procurar ir andando a todos los lugares que sea posible. Dejar de lado el ascensor, si no se va excesivamente cargado, y utilizar las escaleras permite mejorar la forma física e, incluso, alargar la esperanza de vida. También se pueden subir «escaleras» en el interior de casa, ayudándose de un cajón. Se puede subir y bajar este pequeño «peldaño» cambiando de pierna. Este ejercicio, no obstante, no es conveniente para personas que padecen del corazón o la columna.

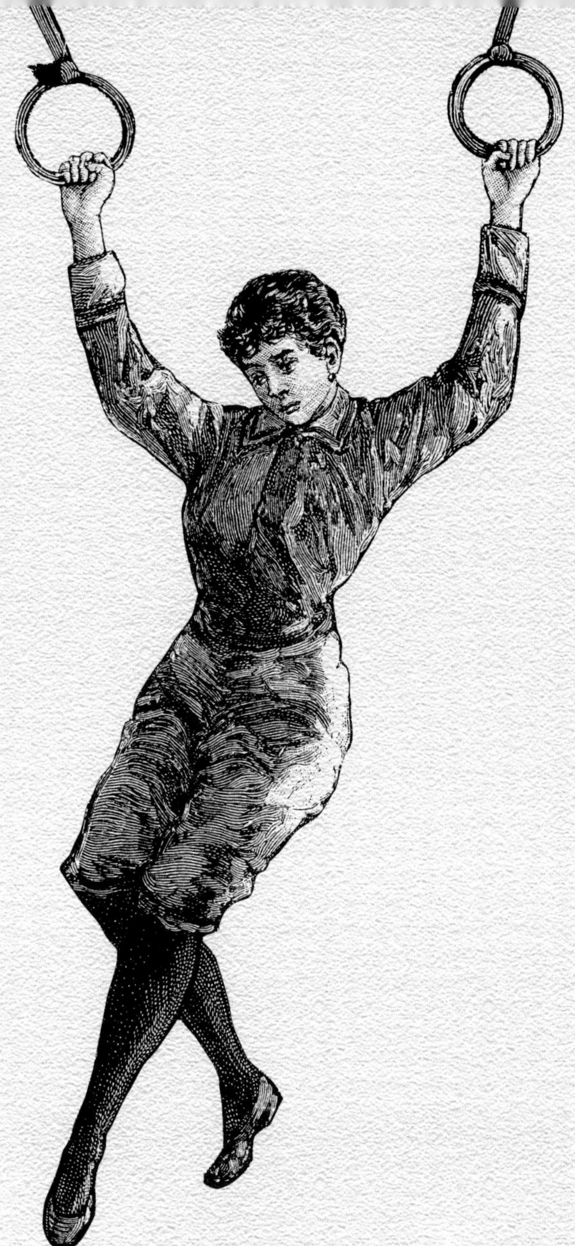

POSTURAS CORRECTAS

Es muy importante conservar una postura correcta a la hora de llevar a cabo la actividad cotidiana. Pasarse muchas horas de pie o sentado, en una misma postura, puede resultar agotador y muy perjudicial para los huesos, músculos y articulaciones. Es esencial que cuando uno se sienta cansado, cambie de postura y estire los músculos. Conviene mantener siempre la espalda lo más recta posible y evitar cargar excesivamente una determinada parte del cuerpo, pues, de lo contrario, se pueden padecer lesiones.

LA POSTURA CORRECTA PARA PLANCHAR

Una de las tareas domésticas que resulta más pesada, y que puede contribuir a mantener una postura viciada y perjudicial, es planchar. Para mantener una postura correcta mientras se plancha, hay que pegarse a la tabla de planchar con la columna recta. El pie del mismo lado que la mano en la que se tiene la plancha, se colocará frente a la mesa de planchar, orientando el otro pie hacia el lado que se desplaza la plancha.

Energía y vigor

Hoy en día, la falta de energía y vigor es algo bastante frecuente. La tensión, el desgaste físico o las prisas pueden desencadenar decaimiento y falta de vitalidad. No hay mejor cura que el reposo y la alimentación adecuada. Pero si se necesita un refuerzo, se pueden seguir los siguientes consejos, que aportan dosis complementarias de energía en momentos de especial esfuerzo.

RECETA 1

Macerado de romero y mosto

El mosto y el romero poseen propiedades que ayudan a incrementar la fuerza y la energía. Este remedio está especialmente indicado tras pasar largos períodos de enfermedad o de

INGREDIENTES

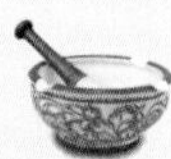

- 1 l de zumo de uva
- 5 ramas de romero

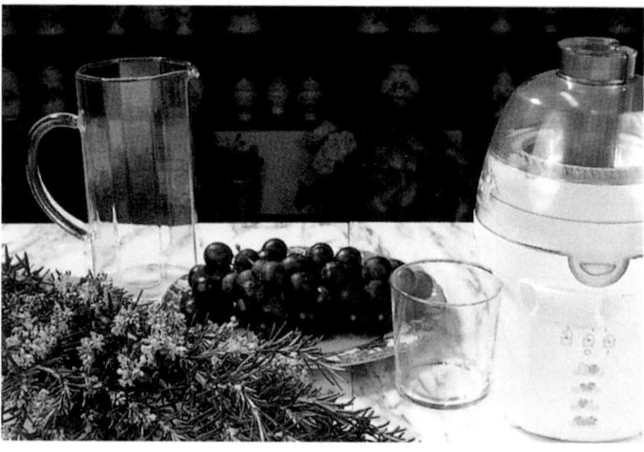

REFRANES Y CITAS

«Cualquiera que usare de este vino será conservado en salud y renovado en juventud.»

Fray Anselmo

PREPARACIÓN

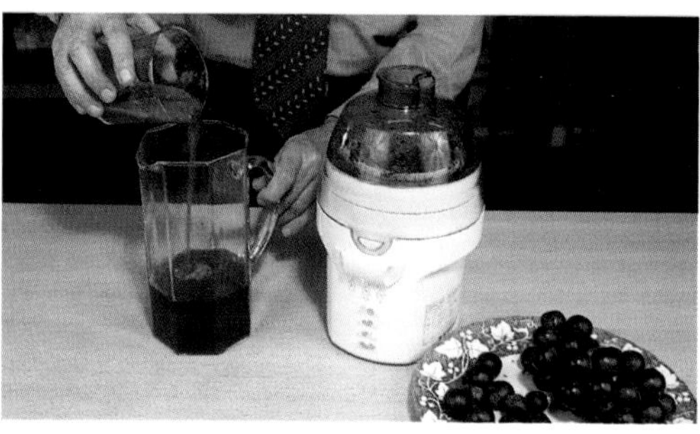

1. Licuar los granos de uva negra hasta obtener 1 l de zumo.

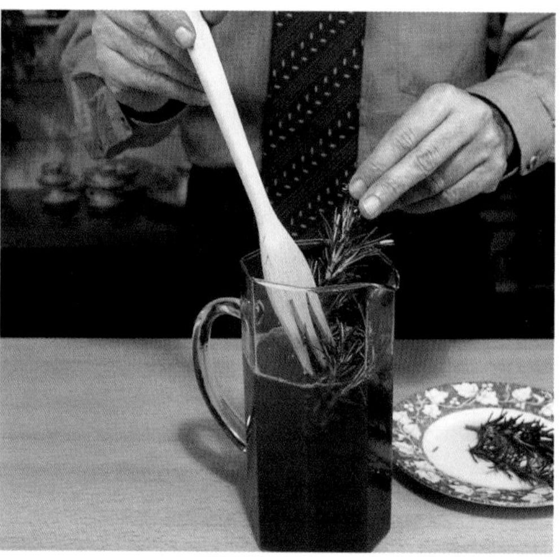

2. Verter el zumo de uva en un recipiente de boca ancha, y añadir el romero. Dejar macerar en un lugar oscuro durante nueve días.

FORMA DE TOMARLO

Tomar un vasito en ayunas y otro antes de acostarse.

DIETA

Desayuno energético

El siguiente desayuno, que constituye un poderoso complejo vitamínico, ayuda a emprender las actividades diarias con mayor dinamismo.

INGREDIENTES

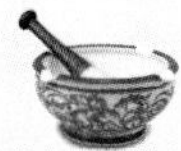

- 1 manzana licuada
- 1 cucharada de polen de abejas molido, 1 de lecitina de soja, 1 de levadura de cerveza, 1 de germen 1 de trigo y 1 de miel de romero

PREPARACIÓN

- Mezclar todos los ingredientes en un tazón.
- Licuar la manzana y añadir el zumo a la mezcla anterior.
- Remover hasta formar una mezcla homogénea.
- Dejar unos diez minutos en reposo para que emulsione.

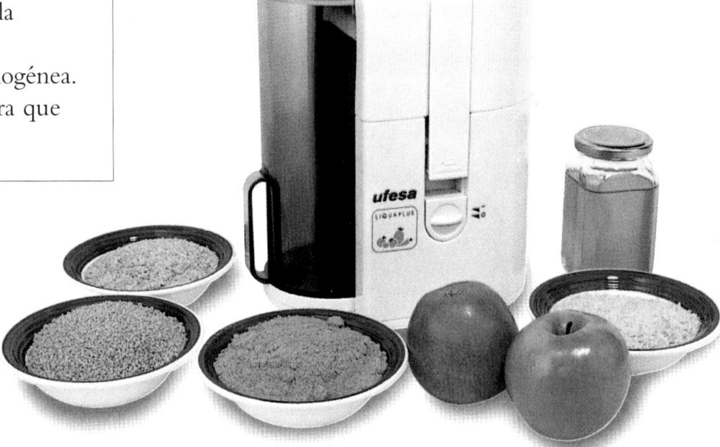

FORMA DE TOMARLO

Tomar cada mañana como parte del desayuno, o, por la tarde, en la merienda.

CONSEJOS DE LA ABUELA...

LOS RADIODESPERTADORES

Los despertadores electrónicos causan problemas de insomnio y dolores de cabeza porque crean un fuerte campo electromagnético. Se aconseja tenerlos a una distancia mínima de un metro y medio de la cama.

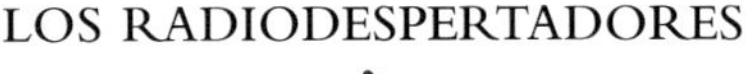

LA TELEVISIÓN

Los aparatos de televisión también crean campos electromagnéticos perjudiciales para la salud. Este campo perturbador tiene un radio de acción que oscila entre tres y ocho metros alrededor del televisor según el tamaño de este. Por lo tanto, es aconsejable quedar fuera de este campo y, antes de acostarse, desconectar totalmente el aparato.

CURIOSIDADES DE LA BOTICA

El polen estimula la inteligencia de los niños.

El germen de trigo contiene octaconasol, que previene la demencia senil.

Antiguamente, la madera de castaño dulce se usaba para fabricar las asas de las herramientas, puesto que se sabía que ésta favorece la resistencia al cansancio. También, por ello, se ha utilizado en los volantes de algunos automóviles.

Los esguinces y traumatismos

Existen un gran número de soluciones de la Botica para esguinces y traumatismos, pues los golpes, los tirones y las fracturas son accidentes que ocurren con frecuencia en la vida cotidiana. Por ejemplo, el llantén o la combinación de vino, vinagre y sal forman parte de dos de los remedios más tradicionales.

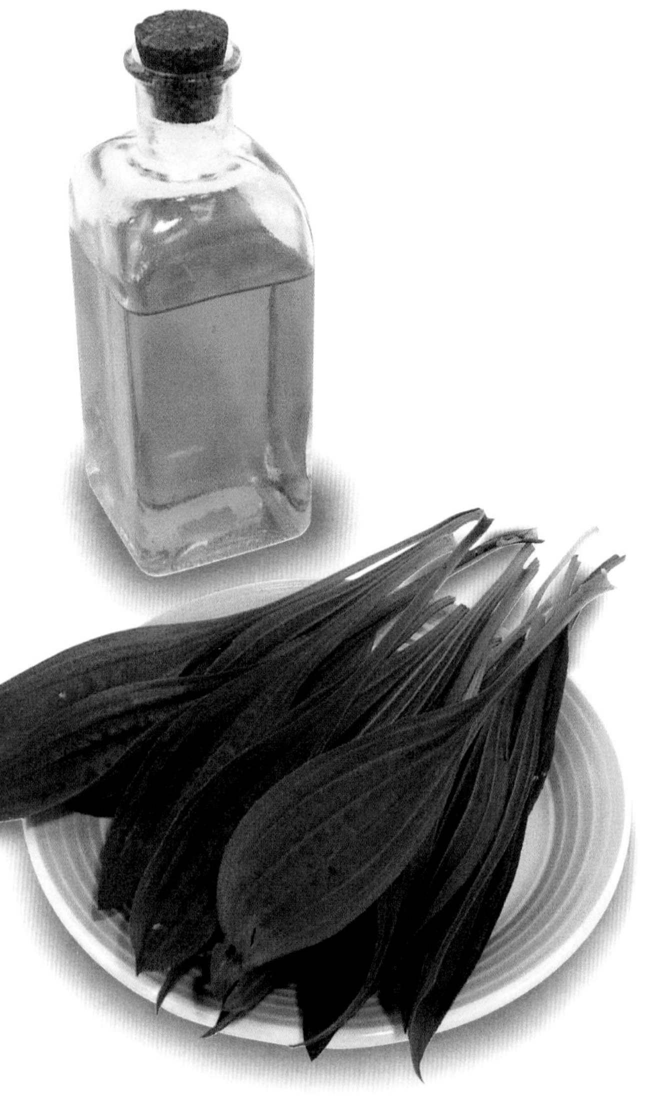

REMEDIO 1

«Santiguitu»: macerado de llantén

El siguiente remedio es muy útil para curar esguinces y traumatismos de tendones, músculos y articulaciones.

INGREDIENTES

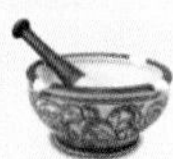

- 7 hojas frescas de llantén o plantago
- 1/2 l de aceite de oliva de 1ª presión

PREPARACIÓN

- Templar el aceite e introducir el llantén.
- Dejar reblandecer durante quince minutos.

FORMA DE USARLO

Mojar la mano en el preparado y friccionar la zona afectada. Luego, con una hoja de llantén mojada en aceite, señalar una cruz en el punto de mayor dolor, y masajear para ablandar las venas y los tejidos. A continuación, cubrir la zona afectada con las mismas hojas y sujetarlas con un vendaje ajustado.

REFRANES Y CITAS

«Para los hombres no hay norma más segura que el conocimiento de los hechos ocurridos anteriormente.»

CURIOSIDADES DE LA BOTICA

El plantago o llantén es conocido como la «planta de las siete venas», porque se pueden contar siete nervios en su hoja.

● REMEDIO 1 ●

Fomentos de vino, vinagre y sal

Este remedio está especialmente indicado para los esguinces de tobillo, codo y cuello.

INGREDIENTES

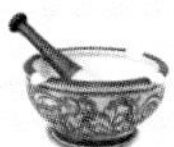

- 1 vaso de vino blanco seco de calidad
- 1/2 vaso de vinagre de manzana
- 1 cucharada sopera de sal marina
- un paño de tejido natural

PREPARACIÓN

- Poner a calentar en un cazo el vino y el vinagre.
- Añadir la cucharada de sal marina.
- Dejar hervir la mezcla durante dos minutos.

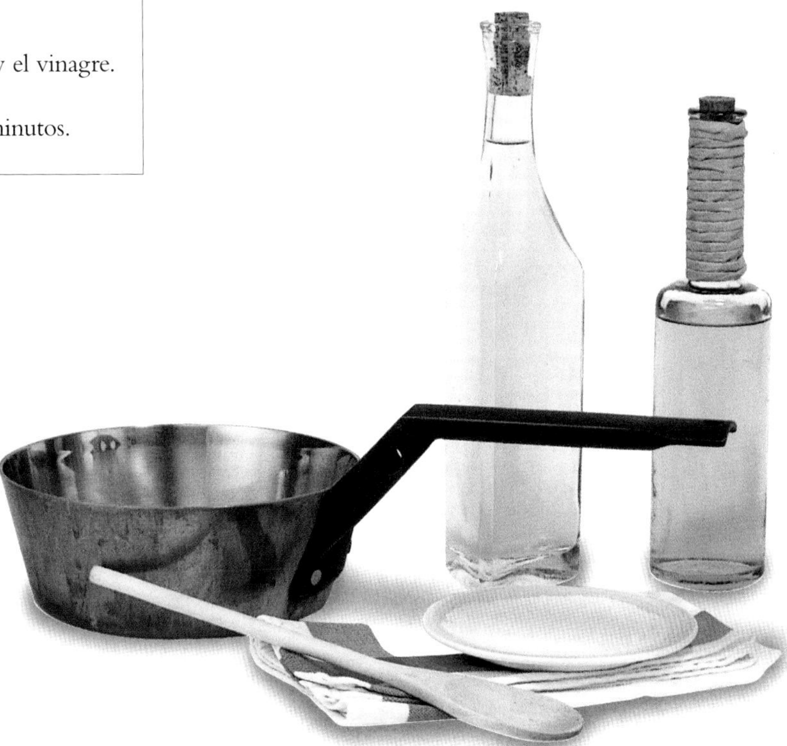

FORMA DE USARLOS

- Empapar el trapo en la mezcla, aún reciente.
- Sacar el trapo del recipiente y escurrirlo bien con la ayuda de dos espátulas de madera.
- Aplicar los fomentos muy calientes (que quemen un poco) sobre el esguince.
- Repetir cuando el trapo pierda el calor, las veces que sea necesario, hasta que ceda el dolor.

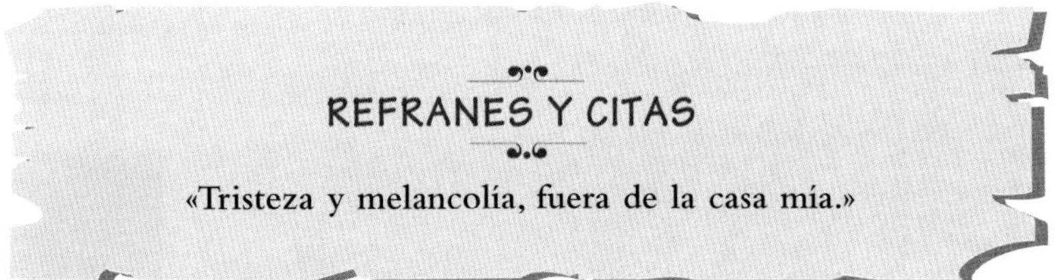

REFRANES Y CITAS

«Tristeza y melancolía, fuera de la casa mía.»

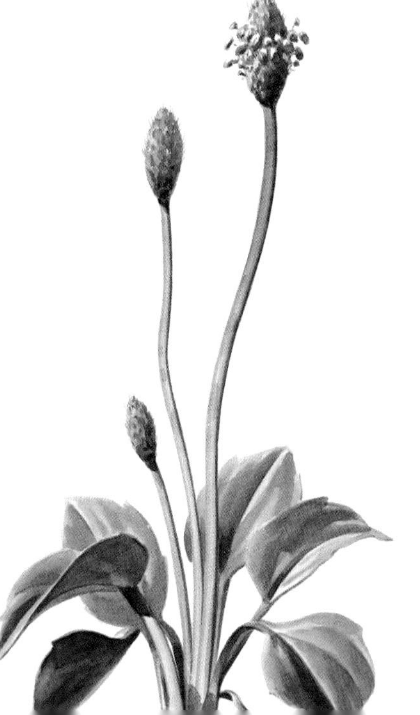

● PLANTAS MEDICINALES ●

LLANTÉN

El llantén suele crecer en Europa y en Norteamérica. En general, crece mejor en zonas húmedas que secas, y florece de mayo a octubre, según la temperatura del lugar. Se aprovechan las hojas, que se recogen antes de la floración, y se desecan en un lugar sombrío y aireado. Es un buen cicatrizante y antihemorrágico, y se utiliza sobre todo para curar esguinces, pero también para combatir diarreas, problemas gastrointestinales y dolores de muelas.

El estreñimiento

El estreñimiento es una afección que se ha convertido en una de las preocupaciones más comunes de nuestra sociedad. Sus causas son muy variadas (una mala alimentación, sedentarismo, fatiga psíquica y estrés, infecciones, etc.). El resultado es un malestar generalizado y grandes incomodidades. En caso de padecerlo, es importante cambiar los hábitos y no tomar laxantes artificiales, que acostumbran al cuerpo a no actuar por sí mismo.

DIETA

Desayuno digestivo

Este desayuno está indicado para personas que sufren de estreñimiento crónico. Ayuda a empezar bien el día y facilita la desaparición de las molestias intestinales.

INGREDIENTES

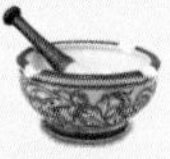

- 2-4 cucharadas de copos de avena integral
- 1 cucharada de semillas de lino amarillas
- 3 ciruelas pasas, sin hueso
- 1 manzana dulce
- un cazo con agua caliente

FORMA DE TOMARLO

Tomar como desayuno diario.

CONSEJOS DE LA ABUELA...

PARA IR BIEN DE VIENTRE

Tomar siempre vegetales ricos en fibra: frutas, hortalizas, cereales integrales y legumbres. Utilizar complementos dietéticos: salvado de trigo y semillas de lino.

PREPARACIÓN

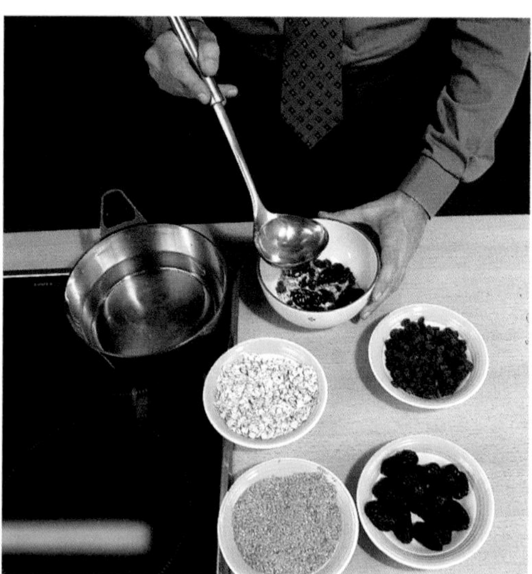

1. Mezclar en un bol la avena, las semillas y las ciruelas. Cubrirlas con agua muy caliente, sin sobrepasar el nivel de la mezcla. Dejar reposar tres minutos, para que se ablande.

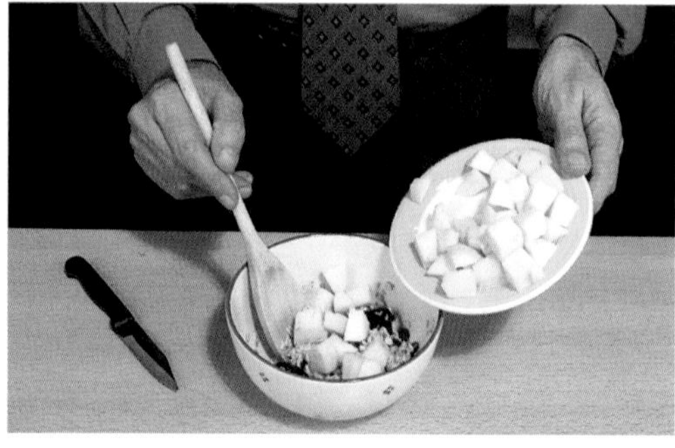

2. Pelar y rallar la manzana y añadirla al bol con la mezcla. A continuación, remover con la cuchara hasta conseguir una pasta homogénea, y dejar que se enfríe un poco.

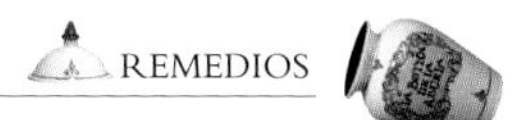

REMEDIO

Laxante natural

El siguiente remedio, muy fácil de preparar, constituye un laxante natural muy efectivo.

INGREDIENTES

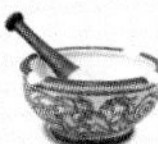

- 2 cucharaditas de semillas de lino
- 2 cucharadas de aceite de oliva de primera presión en frío
- 1 naranja
- 1 vaso de agua

PREPARACIÓN

Poner en remojo las semillas de lino en medio vaso de agua durante diez horas aproximadamente.

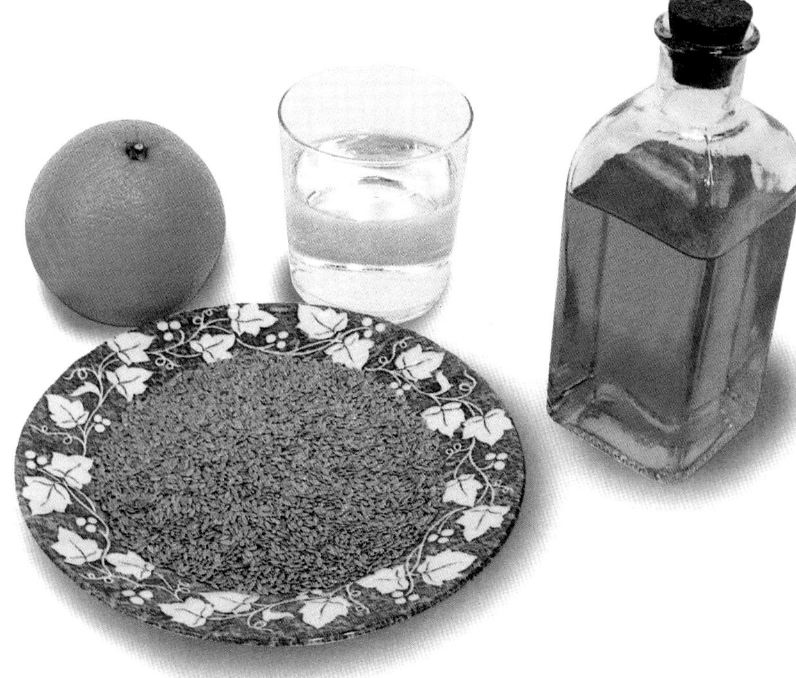

FORMA DE TOMARLO

- **En ayunas**, tomar en este orden: primero, dos cucharadas de aceite; luego, medio vaso de agua; finalmente, una naranja, masticándola despacio.
- **Antes de acostarse**, tomar la mezcla macerada de agua y semillas.

MASAJE REFLEXOPODAL

Masaje activador del intestino

El estreñimiento crónico también puede combatirse con un masaje reflexopodal, que incidirá sobre el sistema nervioso vegetativo. El tubo digestivo es uno de los órganos que mejor se reflejan en los pies, con lo que este masaje resulta muy efectivo. La reflexoterapia es muy útil en todas las dolencias que representan una alteración del equilibrio, como en el caso del estreñimiento. Para realizar este masaje, explorar el pie y buscar las zonas y puntos dolorosos, sobre todo en las partes cóncavas que no se apoyan. Masajear con las yemas de los dedos o con los nudillos aquellos lugares sensibles a la presión, pero sin producir dolor. Este masaje debe practicarse dos o tres veces por semana hasta que desaparezca el dolor al presionar el pie.

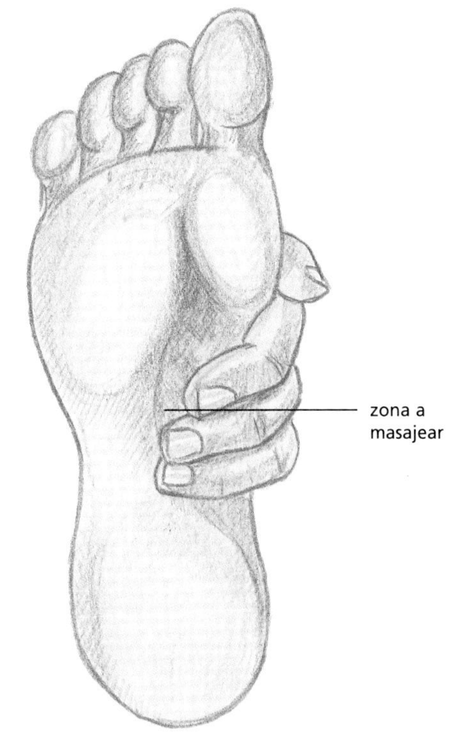

El estrés

El estrés se define como una reacción innata del organismo, que se defiende ante situaciones extremas o que pueden resultar abrumadoras (un trabajo importante, una competición...). En estos casos aumenta la presión arterial y se aceleran las funciones cardíaca y respiratoria. Si esta reacción se repite a diario y durante mucho tiempo, sobreviene el desgaste y la enfermedad: el estrés se somatiza en forma de lesiones digestivas y problemas de piel. Para aliviarlo, además de tomar alimentos naturales y evitar el consumo excesivo de ciertos productos (queso, alcohol, café, tabaco, frituras y embutidos), se pueden practicar ciertos ejercicios.

EJERCICIOS

Formas sencillas de aliviar el estrés

Con la repetición de cualquiera de estos ejercicios sencillos y rápidos, y sin salir de casa, se conseguirá atenuar las consecuencias del estrés: agarrotamiento muscular, tensión arterial, aceleración cardíaca, opresión, angustia, etc.

Automasaje en la espalda
Situarse de espaldas a la pared y, colocando una pelota pequeña o mediana entre la pared y la espalda, flexionar las rodillas para que la pelota ruede desde la cintura hasta el hombro. Se efectuarán dos recorridos a ambos lados de la columna vertebral, nunca sobre ella.

Estiramientos musculares
Situarse de cara a la pared, en una esquina, con las piernas abiertas y los brazos en cruz y apoyados en las paredes. Adelantar lentamente el cuerpo hacia el rincón sin flexionar ningún miembro. Repetir varias veces.

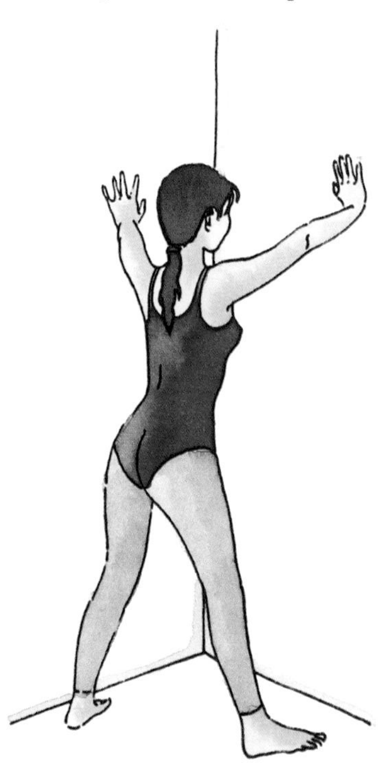

Estiramiento abdominal
Tumbado boca abajo y apoyando los brazos, inclinar el cuerpo hacia atrás al máximo. Volver a la posición de descanso y repetir. Este ejercicio no es recomendable para personas con problemas de columna, hernias u otras lesiones.

● REMEDIO ●

Germen de trigo

Hay un potencial latente en el grano de trigo, concentrado en su germen, rico en principios activos. Este remedio, útil para proteger del estrés y para estimular la memoria, procede de China y se basa en los cuatro elementos: agua, aire (la oxigenación), fuego (la luz y el sol) y tierra (las semillas de trigo).

INGREDIENTES

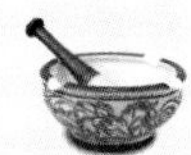

- granos de trigo
- 3 vasos de agua

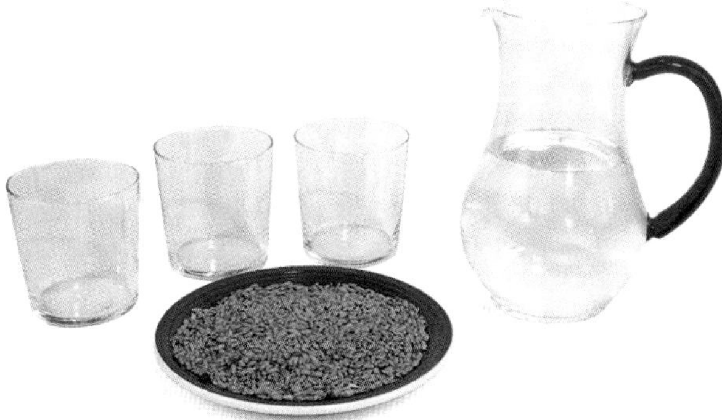

PREPARACIÓN

Colocar por la noche los tres vasos en hilera con dos dedos de agua y siete granos de germen de trigo.

FORMA DE TOMARLO

- El primer día, tomar en el desayuno el agua del primer vaso y masticar los siete granos de trigo.
- Renovar el agua y añadir otros siete granos de trigo y colocar el vaso al final de la hilera.
- A la mañana siguiente tomar el primer vaso de la hilera y repetir la operación.
- Seguir haciéndolo durante tres meses.

REFRANES Y CITAS

«Dios duerme en el mineral, nace en las plantas y vive en el hombre.»

Proverbio hindú

● MASAJE ●

Reflexoterapia contra el estrés

Este ejercicio consiste en apretar con el dedo pulgar los tres puntos de la planta del pie marcados en la fotografía: la base del dedo gordo, la parte más cóncava del pie y la base del talón. Hay que hacer un masaje en círculo y repetirlo varias veces en cada pie, aumentando la presión progresivamente.

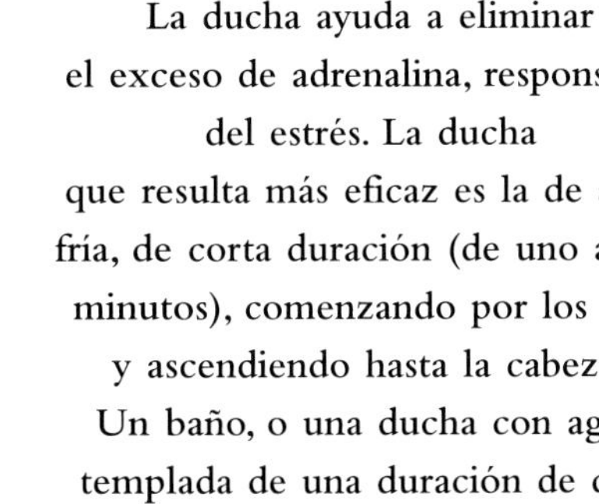

CONSEJOS DE LA ABUELA...

DUCHAS

La ducha ayuda a eliminar el exceso de adrenalina, responsable del estrés. La ducha que resulta más eficaz es la de agua fría, de corta duración (de uno a tres minutos), comenzando por los pies y ascendiendo hasta la cabeza. Un baño, o una ducha con agua templada de una duración de diez a quince minutos, también dan buenos resultados.

EL FRÍO: CÓMO UTILIZARLO Y CÓMO PROTEGERSE DE ÉL

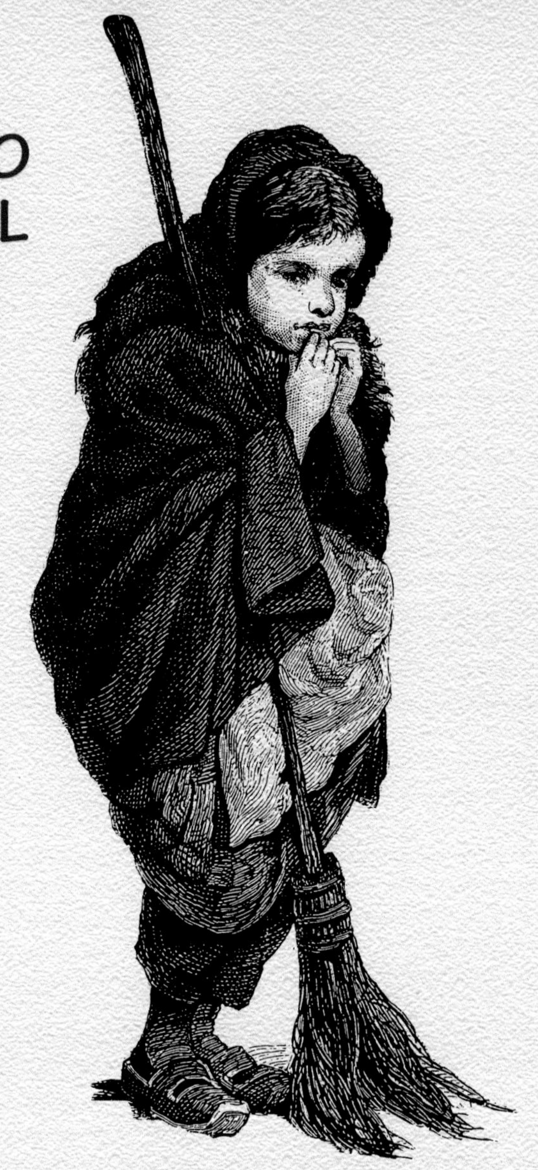

Se suelen relacionar las bajas temperaturas con el clima adverso y desagradable, algo que no tiene por qué ser cierto. El frío invita al movimiento para poder entrar en calor, mientras que las altas temperaturas suelen influir más en el cuerpo y quitan parte de la energía. No obstante, estas circunstancias suelen estar directamente relacionadas con el metabolismo de cada persona, pues siempre hay quien se siente más vital en verano y viceversa. El frío, además, suele venir acompañado de días con menos horas de luz, lo que puede conducir al recogimiento y a una cierta tendencia a la melancolía; estado de ánimo menos frecuente en los días soleados y a temperaturas más altas.

FRÍO REVITALIZANTE

El aire fresco de la mañana y el sol son dos de los máximos revitalizantes naturales en invierno. La exposición al fresco invita a nuestro cuerpo a adaptarse a los cambios de temperatura.

HIDROTERAPIA EN FRÍO

Existen terapias que aplican agua fría para conseguir determinadas reacciones del cuerpo (respiración más agitada, contracción de las arterias y aumento de la presión sanguínea). No obstante, en todas las aplicaciones de agua fría, el cuerpo debe estar caliente antes y después de la terapia.

Un baño frío, siempre que sea muy breve, aumenta el rendimiento del cuerpo y disminuye la fatiga.

¿QUÉ PASA CUANDO EL CUERPO SE ADAPTA AL FRÍO?

- Aumenta la temperatura media de la piel.
- Se incrementa la temperatura media de las extremidades.
- Hay menor sensación de frío.
- Disminuye el riesgo de padecer infecciones.
- Se estabiliza el funcionamiento del aparato circulatorio.
- Aumenta la capacidad de trabajo y esfuerzo.
- Mejora la tolerancia y la respuesta del organismo ante las situaciones de estrés.

Las gripes y los catarros

Quizá no haya afecciones tan comunes como la gripe y el catarro. Raro es el invierno en que no se padece alguna de estas enfermedades. Dolor de cabeza, músculos doloridos, escalofríos y fiebre son síntomas que todos reconocemos como una gripe. Más de un médico asegura que la gripe se cura sudando. Si aceptamos esta solución y la acompañamos con algunos remedios de *La Botica*, las gripes y los catarros se harán más llevaderos y no habrá necesidad de tomar antibióticos innecesarios.

RECETA 1

Cocción de malva y escaramujo

Esta cocción de malva y escaramujo tiene un sabor similar al zumo de naranja o de limón y ayuda a prevenir los catarros y la gripe.

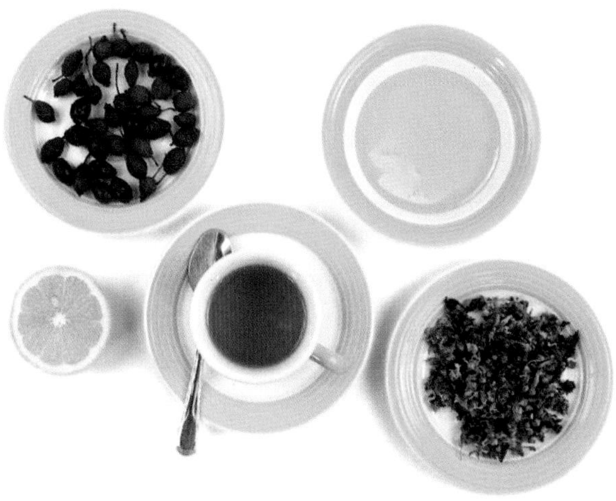

INGREDIENTES

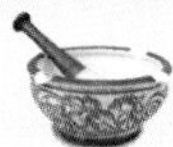

- 1 pizca de malva
- 6 frutos de escaramujo
- 1 cucharadita de miel
- 1/2 limón
- 1 vaso de agua

PREPARACIÓN

- Hervir el escaramujo durante dos minutos.
- Añadirle la malva, y hervir un minuto más.
- Dejar reposar cinco minutos y filtrar el preparado.
- Añadir el zumo de medio limón y la miel, y remover.

FORMA DE TOMARLA

Tomar medio vaso de este preparado cada día, en ayunas, durante una semana.

PLANTAS MEDICINALES

MALVA

El hábitat natural de la malva son las montañas, aunque tiene un gran poder de adaptación. Para usos medicinales, generalmente, se utilizan las flores y las hojas, recolectadas en primavera y verano. La malva, por sus cualidades como emoliente, se aplica en forma de cataplasma para ablandar bultos y forúnculos. Tomada en infusión tiene un ligero efecto laxante, que la hace muy recomendable para que la tomen, con este fin, niños y ancianos. Es también expectorante y sudorífica, por lo que ayuda a combatir la gripe. Las virtudes atribuidas a la malva se reflejan en el refranero popular que dice: «Con un huerto y un malvar hay medicinas para un hogar».

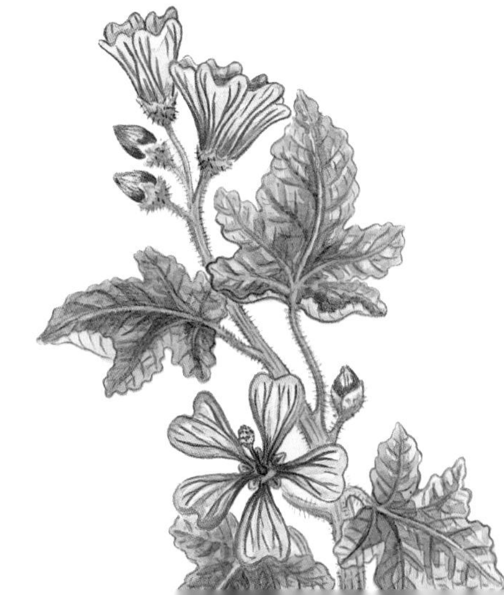

● RECETA 2 ●

Jarabe de cebolla y limón

El jarabe de cebolla y limón es uno de los remedios tradicionales más efectivos para aliviar los siempre molestos síntomas del resfriado.

INGREDIENTES

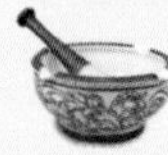

- 1 cebolla grande
- 6 cucharadas de azúcar moreno
- 2 limones

FORMA DE TOMARLO

Tomar una cucharada sopera del jarabe cada dos horas.

CONSEJOS DE LA ABUELA...

PARA LOS DIABÉTICOS

Como los diabéticos no deben tomar azúcar, un remedio igualmente efectivo consiste en poner en agua una cebolla desmenuzada y dejar reposar el preparado durante media hora. Después, sorber una pequeña cantidad del líquido resultante cada 15 o 30 minutos.

LA CEBOLLA Y EL LLANTO

He aquí un truco para evitar que la cebolla haga llorar: cortar una rodaja por la parte de la raíz y colocarla sobre la cabeza mientras se está cortando el resto. De esta forma, se evita el molesto lagrimeo.

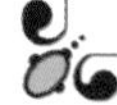

PREPARACIÓN

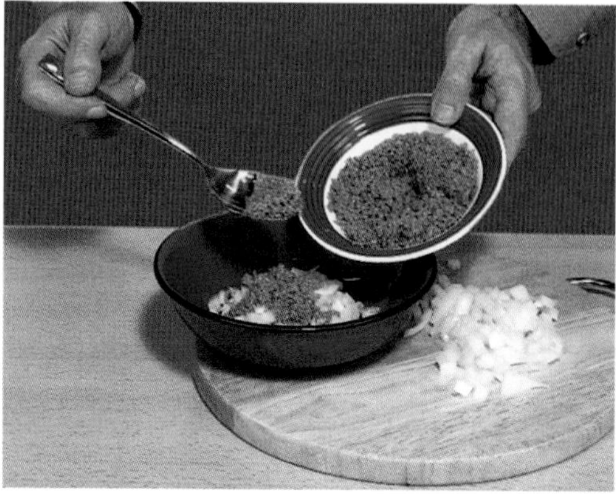

1. Picar la cebolla y colocarla en un recipiente de fondo ancho. Añadir el azúcar moreno, cubriendo la cebolla.

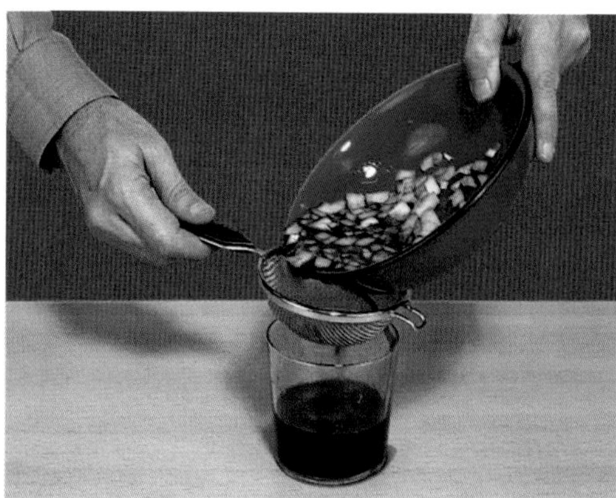

2. Dejar macerar durante ocho horas. A continuación, colar el preparado.

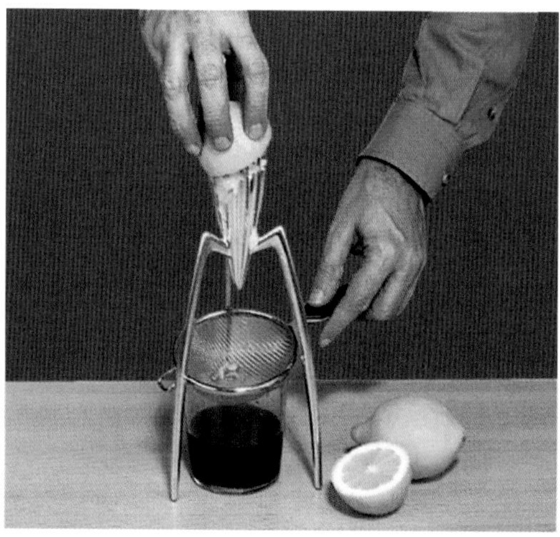

3. Verter el zumo de dos limones en el jarabe resultante. Agitar y guardar en un frasco de cristal.

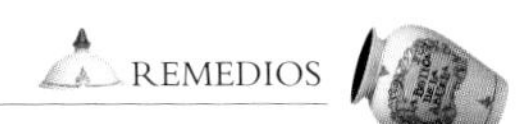

RECETA 3

Cataplasma de tortilla de manzanilla

La manzanilla, una de las plantas medicinales más conocidas, aplicada como cataplasma en tortilla, es muy buena para la congestión generalizada.

INGREDIENTES

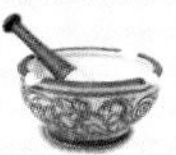

- 2 cucharaditas de aceite de ricino
- 1 puñado de flores de manzanilla
- 1 huevo

FORMA DE APLICARLA

Cerrar el paño en forma de atillo y frotar con fuerza la espalda, desde los hombros hasta la cintura, con la cataplasma bien caliente.

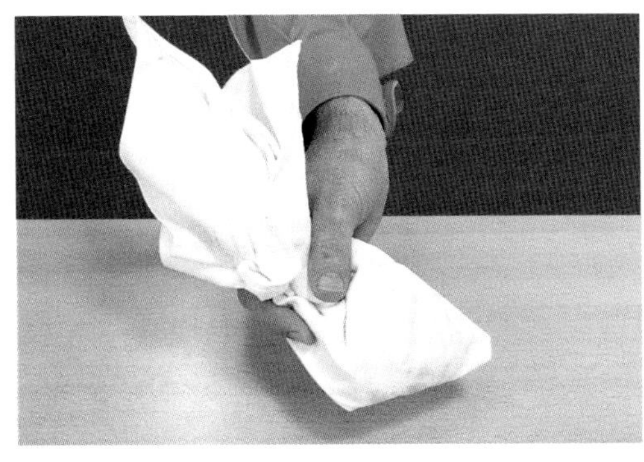

PREPARACIÓN

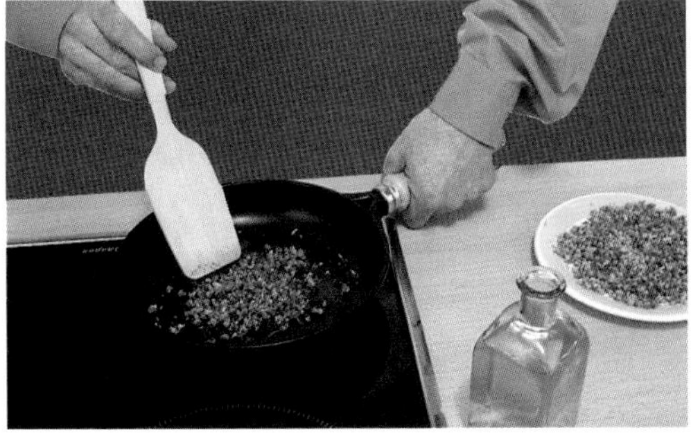

1. Verter en la sartén el aceite de ricino. Añadir las flores de manzanilla y mantener a fuego lento hasta que la manzanilla se dore.

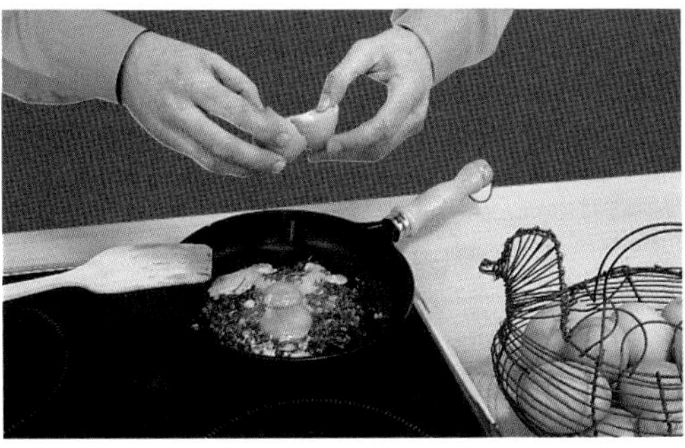

2. Batir el huevo y añadirlo a la sartén.

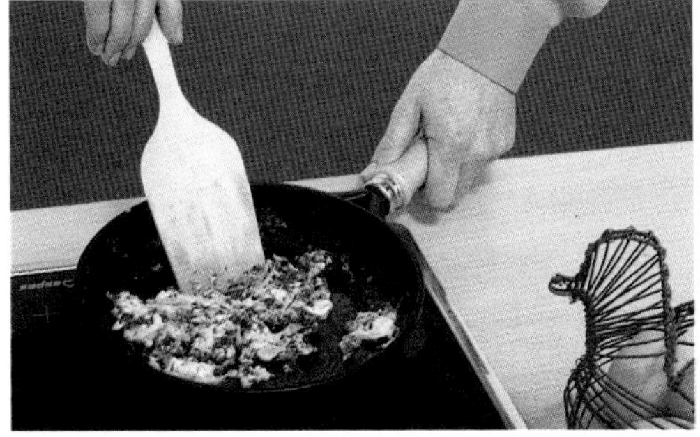

3. Hacer una tortilla.

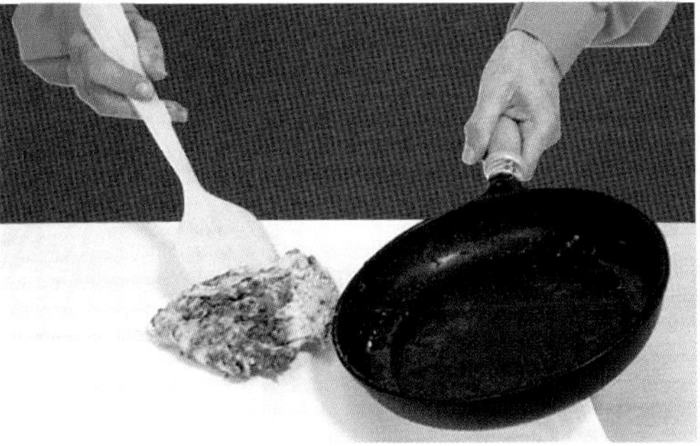

4. Colocar la tortilla sobre un paño de tejido natural sin que pierda el calor.

CURIOSIDADES DE LA BOTICA

PRENDAS ROJAS

Según la tradición, dormir con una camiseta o prenda roja ayuda a potenciar los efectos de la cataplasma de tortilla de manzanilla. Una costumbre antigua aparentemente relacionada con ésta era la de colocar un pañuelo rojo sobre la bombilla de la habitación cuando los niños tenían sarampión, pues se creía que así se contribuía a la curación.

REMEDIO

Respirar ajo

Cuando las molestias de la gripe o el resfriado conllevan un moqueo continuo de nariz, es recomendable respirar el aroma del ajo. En Japón, llegan a aplicar incluso el ajo triturado directamente en las fosas nasales. En *La Botica de la Abuela* proponemos un método más suave: triturar un diente de ajo sobre una gasa doblada en cuatro partes y aplicarla directamente a la nariz, realizando inspiraciones profundas durante diez minutos.

CURIOSIDADES DE LA BOTICA

Si nuestros bisabuelos levantaran la cabeza, nos contarían mucho sobre la ola de gripe que asoló Europa durante el invierno de 1918 a 1919. Fue una epidemia tan terrible que causó más muertes que la Primera Guerra Mundial.

REFRANES Y CITAS

«Ajo hervido, ajo perdido».

CONSEJOS DE LA ABUELA...

PARA LA CONGESTIÓN NASAL

En los casos de congestión nasal, un remedio simple es introducir la nariz en un bol con hielo picado y repetir varias veces la operación hasta notar una descongestión total.

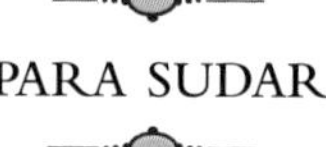

PARA SUDAR

Cuando se padece un catarro es muy conveniente romper a sudar. Si alguien tiene dificultades para ello, puede seguir este consejo: poner a calentar un vaso de leche y, cuando rompa a hervir, añadirle un chorrito de agua carbónica (sifón, gaseosa...) y dejar que hierva todo unos instantes. Luego tomar esta leche tan caliente como sea posible y acostarse. A los quince minutos se estará sudando abundantemente.

PLANTAS MEDICINALES

ESPLIEGO

El espliego, también llamado lavanda, es una de las plantas aromáticas y medicinales más conocidas. Se suele cultivar en lugares soleados, y florece entre primavera y verano.

Contiene una esencia muy aromática que se utiliza en la elaboración de colonias y perfumes. La flor se usa con fines curativos; en infusión, alivia las irritaciones de garganta y los síntomas de la gripe. También es popular por sus cualidades digestivas, utilizándose como estimulante y antiespasmódica.

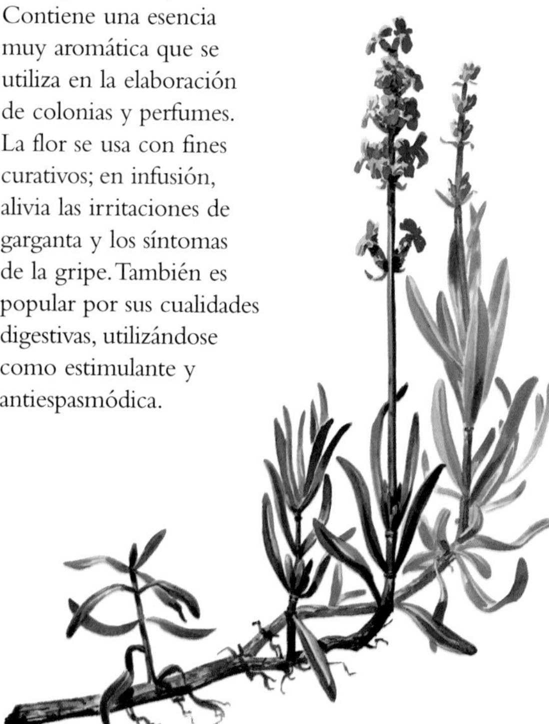

Las hemorragias nasales

Las hemorragias nasales se producen por la rotura de las pequeñas venillas (vasos capilares) que corren por la parte interna de la nariz. Aunque las pérdidas de sangre suelen ser muy aparatosas, normalmente no revisten importancia. Son trastornos que se dan con mucha frecuencia en los períodos de crecimiento de los niños y adolescentes. En los adultos, suelen ser consecuencia de elevaciones de la presión arterial o de variaciones bruscas de la presión atmosférica.

RECETA

Ortigas secas escaldadas con limón

Este remedio ofrece muy buenos resultados para prevenir las hemorragias nasales infantiles si éstas se repiten con frequencia.

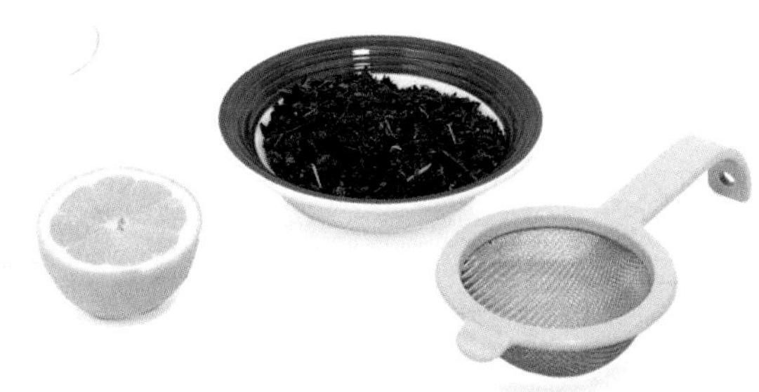

INGREDIENTES

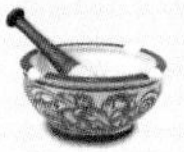

- 1 puñado de ortigas secas
- el zumo de 1/2 limón
- 1/2 vaso de agua

PREPARACIÓN

- Escaldar las ortigas en agua hirviendo.
- Dejar reposar durante diez minutos.
- Colar y añadir el zumo de limón.

FORMA DE TOMARLAS

Tomar tres tazas al día antes de las comidas, hasta evitar las hemorragias.

CONSEJOS DE LA ABUELA...

SOLUCIÓN DE URGENCIA

Una solución de urgencia para detener una hemorragia nasal en los niños que tienen clara propensión a padecerlas consiste en introducir en el orificio de la nariz un trocito de carne fresca de pollo o de cerdo.

PLANTAS MEDICINALES

ORTIGA

La ortiga crece en las montañas y en los márgenes de muros o piedras, y florece a partir del mes de junio. Destaca por ser un eficaz remedio contra todo tipo de hemorragias. Además, es diurética, y contrarresta la reacción alérgica de algunas personas a los moluscos y crustáceos marinos. Cuando se recolecta hay que tener en cuenta su acción revulsiva, que produce un gran escozor en la piel.

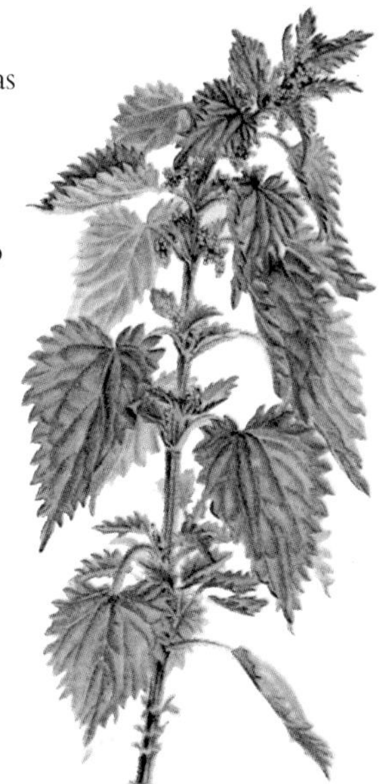

Las hemorroides

Las hemorroides son dilataciones de las venas que se encuentran en el esfínter anal, a modo de varices. Es un problema molesto pero que no suele revestir gravedad. Existen numerosas causas que pueden provocar esta dolencia. Las más habituales son el estreñimiento crónico o la realización de grandes esfuerzos musculares (muchas mujeres empiezan a sufrir hemorroides después de dar a luz).

REMEDIO 1

Pasta de espinacas

Este antiguo remedio es muy apropiado para bajar la hinchazón de las hemorroides, puesto que el efecto de las espinacas sobre las hemorroides es descongestiva y relajante.

INGREDIENTES

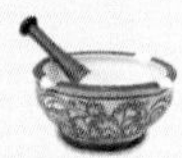

- 3 hojas de espinacas
- 1 cucharada de aceite de oliva

CONSEJOS DE LA ABUELA...

LA CASTAÑA PILONGA

Según una antigua creencia, para reducir las hemorroides basta con llevar una castaña pilonga (o de Indias) en el bolsillo y reponerla cada vez que se agriete.

PREPARACIÓN

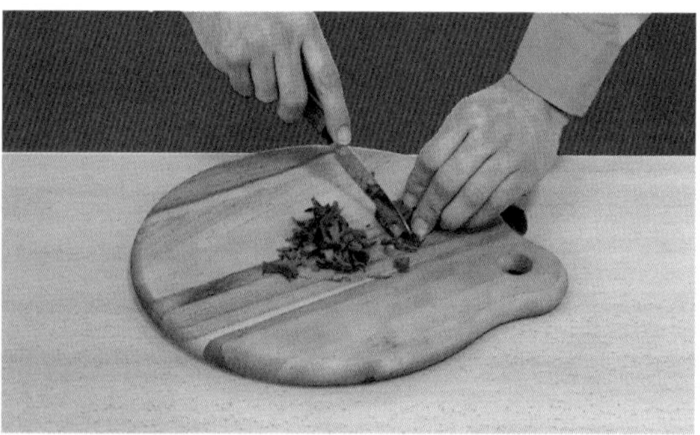

1. Picar las espinacas en trocitos tan finos como sea posible.

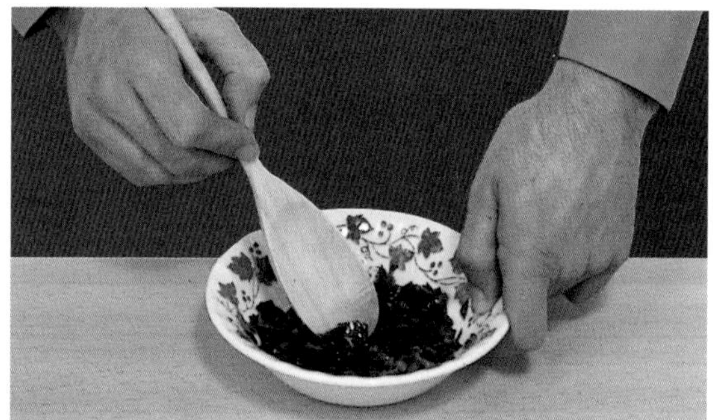

2. Mezclar las espinacas con aceite, mojándolas bien hasta que quede una pasta homogénea.

FORMA DE USARLA

- Coger con la punta del dedo una pequeña cantidad de pasta e introducirla en el esfínter anal.
- El resto, sobre unas gasitas, aplicarlo en el ano sujetándolo con esparadrapo y con la ropa interior.
- Mantener el emplasto de pasta de espinacas en el esfínter anal todo el tiempo que sea necesario, hasta que las hemorroides se descongestionen y dejen de molestar.

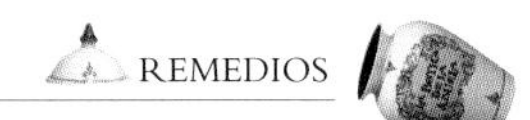

● MASAJE ●

Para aliviar el dolor

En caso de tener unas hemorroides muy inflamadas, se puede masajear la parte interna del pie, justo en la mitad de la línea recta que une la punta del tobillo con la punta del talón. Presionando con fuerza y llevando a cabo un masaje en este punto, se debe notar un alivio inmediato.

Punto donde debe hacerse la presión.

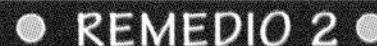

● REMEDIO 2 ●

Apliques de hielo

Otro remedio para aliviar el dolor intenso que producen las hemorroides consiste en aplicar un cubito de hielo en el ano o bien triturar varios cubitos, ponerlos en una bolsita y realizar la misma operación, es decir aplicar dicha bolsa en la parte afectada. Con ayuda de la ropa interior sujetar los cubitos y mantenerlos toda la noche.

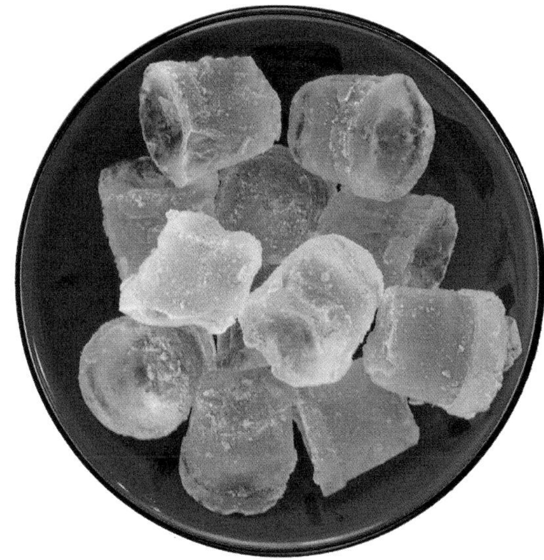

● PLANTAS MEDICINALES ●

LIMONERO

El limonero es un árbol muy ramificado y espinoso que puede llegar a medir seis metros de altura. Se cultiva en climas templados. Florece durante todo el año. El fruto del limonero tiene múltiples propiedades: es refrescante, astringente, desinfectante y diurético. Para las hemorroides internas se utiliza como enema la mezcla del zumo de un limón con un vaso y medio de agua tibia.

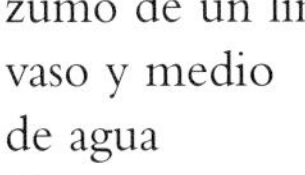

CONSEJOS DE LA ABUELA...

A EVITAR

Los remedios descritos en estas páginas son complementarios. Mientras que la pasta de espinacas es descongestiva, el hielo y el masaje sirven para aliviar el dolor durante el tiempo de espera hasta que las hemorroides se desinflaman. Para no tener que llegar al extremo de aplicar estos remedios, basta recordar que los mayores enemigos de las hemorroides son el café, el alcohol, los picantes y el tabaco, y cualquier alimento astringente.

FLORES DE HENO PARA CALMAR EL DOLOR

Entre las sustancias naturales más eficaces contra el dolor, destaca la flor del heno, conocida también como la «morfina de las plantas medicinales». La acción medicinal del heno se debe a los diferentes tipos de aceites aromáticos y sustancias vasoactivas que contiene, las cuales penetran en el cuerpo a través de la piel. Estas sustancias, ayudadas por el calor, mejoran la circulación sanguínea de la zona tratada, y actúan como un efectivo analgésico y relajante muscular.

Las flores de heno se pueden encontrar en herboristerías y farmacias, y se recurre a ellas en los procesos dolorosos agudos. Están indicadas en caso de molestias ocasionadas durante la menstruación, dolores de muelas, de estómago, de riñones y de vesícula biliar, y en todo tipo de traumatismos, como esguinces o lumbalgias.

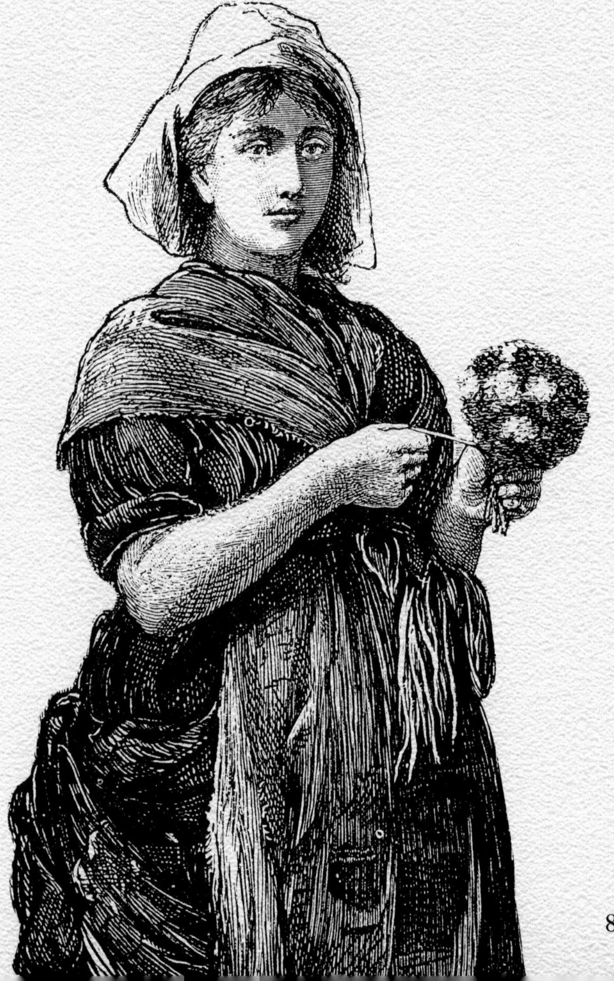

SAQUITOS DE FLORES DE HENO

Para aplicar las flores de heno como uso externo es recomendable el siguiente remedio muy efectivo y fácil de hacer.

Hacer un saco con un tejido natural (algodón o hilo) del tamaño de la zona a cubrir. Rellenarlo con las simientes de las flores hasta alcanzar los seis centímetros de espesor. Cerrar el saco con agujas imperdibles.

Colocarlo en un recipiente y verter encima agua hirviendo hasta cubrirlo. Si el saco flota, colocarle un peso encima. El saco debe quedar sumergido en el agua caliente durante quince minutos. Extraer el saquito y escurrirlo entre dos tablas, y envolverlo en un trapo fino de algodón. Aplicar sobre la zona dolorida, cubriéndolo con un prenda de lana para sujetarlo y para que conserve el calor. Mantenerlo durante unas dos horas. Una vez utilizado el saco de heno, dejarlo secar para poder reutilizarlo.

BAÑO DE FLORES DE HENO

Una de las maneras de aplicar las flores de heno consiste en realizar un baño completo con ellas. Para ello, hay que hacer una cocción con varios puñados de flores en un recipiente lo más grande posible. Hay que llevar la mezcla a hervir y, cuando alcance el punto de ebullición, bajar el fuego y dejar durante media hora a fuego lento. Después, añadir la cocción al agua de la bañera, preparada también con agua muy caliente.

La hepatitis

Una de las enfermedades infecciosas más larga es la temida hepatitis, una inflamación del hígado causada por un virus que afecta a este órgano vital. Existen hasta cinco tipos de hepatitis (A, B, C, D y E), cada uno provocado por un virus específico. La hepatitis A es la más común y puede desarrollarse sin que el enfermo, sobre todo si es joven, se dé cuenta de que la padece. Las otras variedades pueden convertirse en enfermedades crónicas y, como tales, requieren una especial atención y tratamiento.

RECETA 1

Cocción de cola de caballo

Aunque es evidente que el control médico de la hepatitis es imprescindible, ya que se trata de una enfermedad de cierta gravedad y cuya curación suele ser muy lenta, la siguiente tisana es recomendable para aquéllos que padecen esta dolencia, pues ayuda a combatir el abatimiento y cansancio que produce.

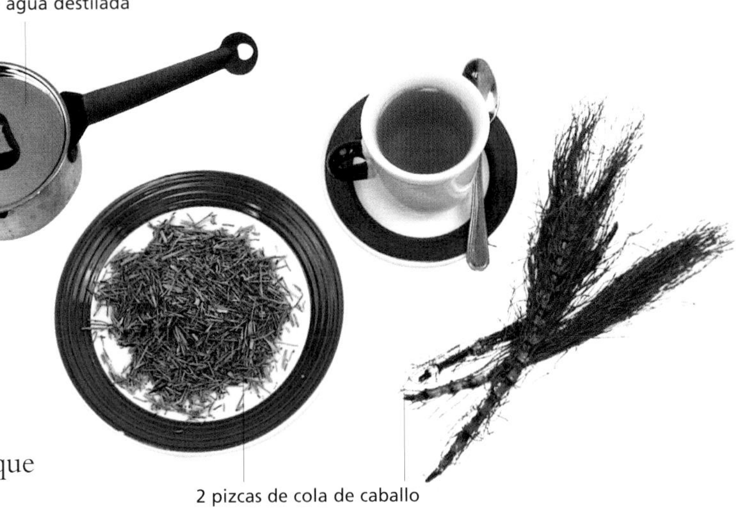

PREPARACIÓN

- Hervir el agua con la cola de caballo durante 20 minutos para que suelte la sílice que contiene.
- Dejar reposar, no colar.
- Verter la cocción en una jarra y conservarla en un lugar fresco.

FORMA DE TOMARLA

Tomar el líquido resultante de esta cocción durante un día, repartiéndolo en tres vasos, a razón de uno después de cada comida. Colar en el momento de ingerir y seguir el tratamiento los diez últimos días de cada mes.

PLANTAS MEDICINALES

COLA DE CABALLO

La cola de caballo es una planta que crece espontáneamente en climas templados y que se recoge a finales de verano. Para su uso medicinal, se utiliza toda la planta, secándola a la sombra y almacenándola en bolsas cerradas, en un lugar seco y fresco. Tiene propiedades antiinflamatorias, por lo que es recomendable para curar dolencias tan diversas como la hepatitis o los problemas cardiovasculares. Además tiene virtudes diuréticas, digestivas, astringentes y reconstituyentes.

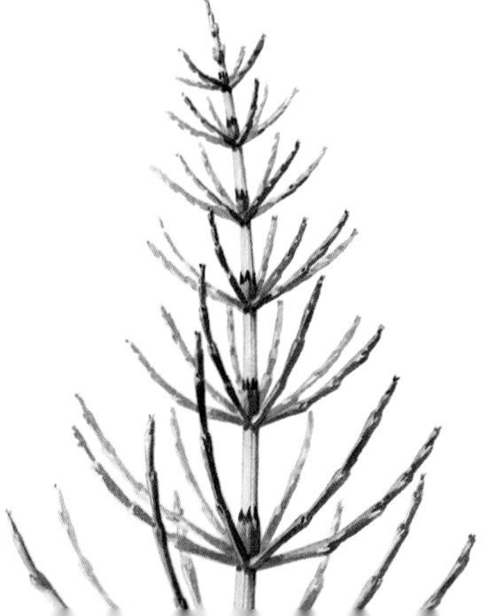

● RECETA 2 ●

Cocción de rompepiedras

La siguiente tisana es apropiada para disolver la arenilla del riñón y, en general, para descongestionar el hígado o el riñón.

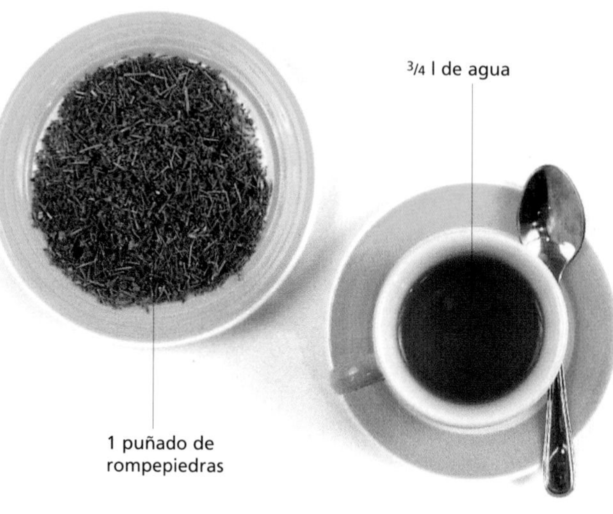

PREPARACIÓN

- Cocer la rompepiedras en tres cuartos de litro de agua de cinco a siete minutos.
- Dejar reposar durante veinte minutos. No colar.

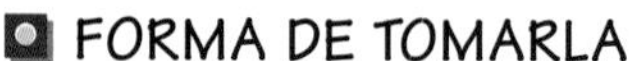

FORMA DE TOMARLA

Tomar a lo largo del día todo el líquido de la cocción. Colar en el momento de tomar.

● PLANTAS MEDICINALES ●

ROMPEPIEDRAS

Con el nombre de rompepiedras se conocen popularmente dos hierbas distintas. La que resulta beneficiosa para el hígado es la que científicamente se conoce como *Parietaria oficinalis*. Se trata de una planta que crece agarrada a las rendijas de los muros o de las rocas, no muy alta, con flores y hojas pequeñas y suaves. Para usos medicinales se utilizan los tallos y las hojas que, en infusión, actúan como poderoso diurético.

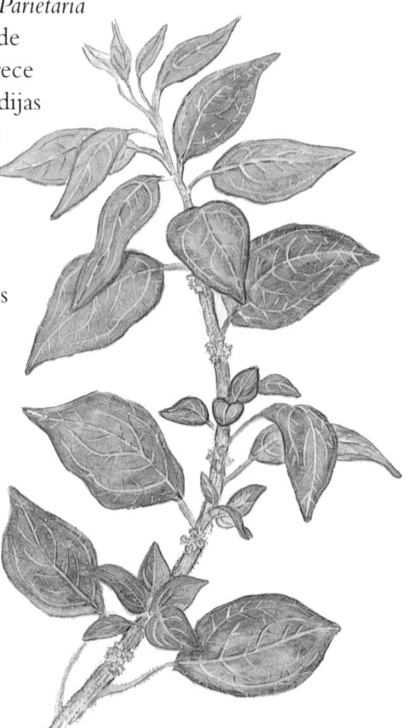

CURIOSIDADES DE LA BOTICA

LA SÍLICE

Un mineral que no debe faltar en el organismo (en su debida proporción) es la sílice. La importancia de esta sustancia radica en que es la responsable de mantener la elasticidad de los tejidos y de revitalizar el corazón, el páncreas, el bazo y el hígado. Asimismo, ayuda a prevenir la arteriosclerosis e interviene en la fijación del calcio.

CONSEJOS DE LA ABUELA...

PARA DESINFLAMAR EL HÍGADO

Los tratamientos indicados en estas páginas, que desinflaman el hígado, son complementarios entre si. También son adecuados para disfunciones hepáticas de cualquier otro tipo, para piedras en la vesícula, cirrosis o ictericias.

La hipertensión

La tensión arterial de las personas varía a lo largo del día, dependiendo de la actividad que se esté realizando. La hipertensión es un exceso de presión en la sangre que corre por las arterias. Para evitar esta disfunción se deben seguir una serie de reglas básicas, como son adelgazar en caso de exceso de peso, practicar un poco de ejercicio y mantener un bajo consumo de alcohol, sal y grasas. Además, hay remedios tradicionales que favorecen la normalización de la presión arterial.

RECETA 1

Macerado de ajo y cebolla

Además de cuidar la alimentación, evitando sal y picantes, tomar un macerado de ajo y cebolla ayuda a disminuir la hipertensión.

INGREDIENTES

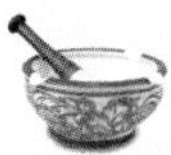

- 1 cebolla
- 6 dientes de ajo
- zumo de 2 limones

FORMA DE TOMARLO

Tomar el preparado cada día en ayunas.

CURIOSIDADES DE LA BOTICA

Cuando sentimos dolor o frío, en situaciones de estrés, después de comer o después de realizar un ejercicio fisico, nos sube la tensión momentáneamente.

El 20% de la población española sufre hipertensión. A partir de los 65 años, el porcentaje aumenta al 40%.

Ciertos trastornos endocrinos y renales, así como algunos medicamentos, propician la hipertensión.

PREPARACIÓN

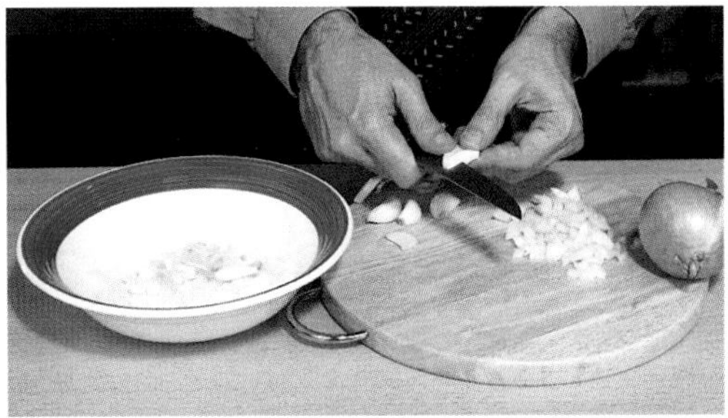

1. Trocear los ajos y cortar la cebolla a dados.

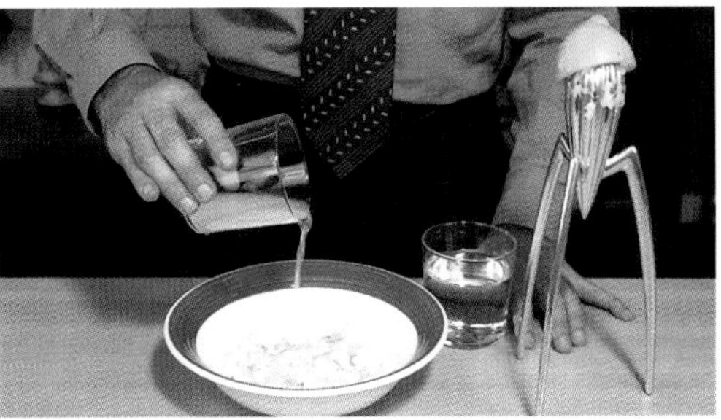

2. Exprimir un limón, y mezclar los tres ingredientes en un bol. A continuación, añadir agua hasta que cubra el preparado. Dejar macerar durante toda la noche.

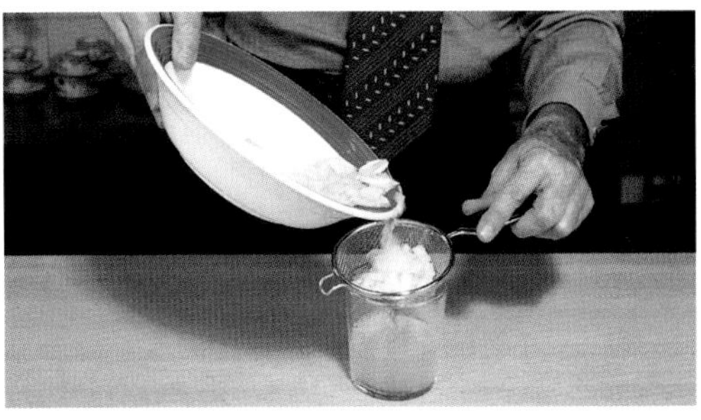

3. A la mañana siguiente, exprimir otro limón y añadirlo al macerado. Colar en un vaso.

El envejecimiento de los huesos

Una dolencia común en la población de entre 50 y 70 años es la osteoporosis, un proceso por el que los huesos pierden sustancias minerales y muy especialmente calcio. Esta pérdida hace que los huesos sean más porosos, más ligeros y, por consiguiente, más frágiles. Esta enfermedad, que afecta en una proporción más alta a la población femenina, debe combatirse consumiendo productos lácteos, sésamo, ortigas o cáscara de huevo.

REMEDIO 1

Zumo de cáscara de huevo y limón

El siguiente remedio es una forma sana de tomar calcio, ingiriendo, tras un proceso de elaboración, el que contiene la cáscara de huevo.

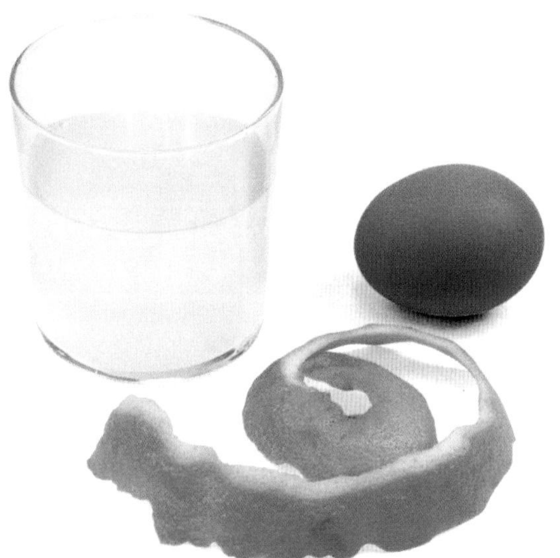

INGREDIENTES

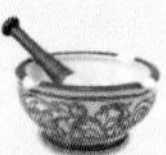

- 1 huevo entero
- zumo de limón
- cáscara de limón

PREPARACIÓN

- Limpiar el huevo.
- Sumergir el huevo entero en un vaso que contenga zumo de limón.
- Colocar, a modo de peso, la cáscara del limón encima del huevo para que se mantenga sumergido.
- Dejar 12 horas en maceración.

FORMA DE TOMARLO

- Sacar el huevo del vaso e ingerir el líquido resultante después de agitarlo (el huevo puede aprovecharse para su uso culinario).
- Tomar tres veces por semana, el tiempo que sea necesario.

PLANTAS MEDICINALES

VARA DE ORO

La vara de oro es una planta común en Europa y en el norte y oeste de Asia. Se utilizan las flores, que se recogen durante el verano y se dejan secar al aire libre, en un lugar oscuro y colgadas boca abajo. Es una planta con efecto diurético y astringente, que ayuda a combatir la diarrea, la artritis y la osteoporosis, la tos y los eccemas crónicos. También es beneficiosa para el riñón.

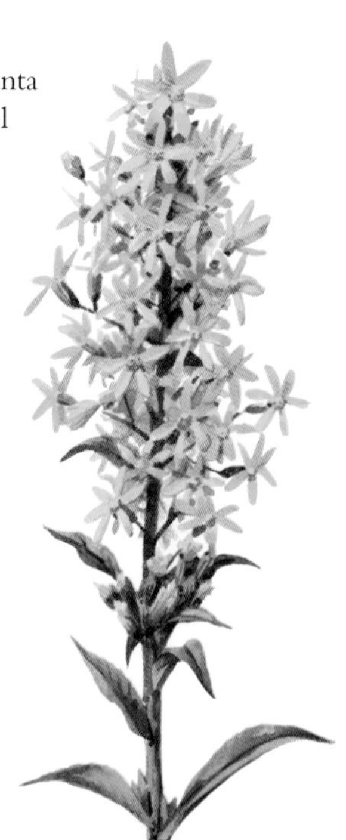

La incontinencia en los niños

La incontinencia o enuresis infantil es la falta de control sobre la emisión de la orina. No es atribuible a ninguna enfermedad física y sólo puede empezar a ser considerada un problema a partir de los tres años y medio de edad. La incontinencia suele superarse con el tiempo ya que suele estar asociada a cambios importantes en la vida del niño o a situaciones traumáticas temporales. Por esta razón, es fundamental no dramatizar en absoluto el hecho, armarse de paciencia y poner en práctica los siguientes consejos.

REMEDIO

Saquito de hinojo y tomillo

Dormir con un saquito que contenga hinojo y tomillo es un antiguo remedio para combatir la enuresis nocturna en los niños.

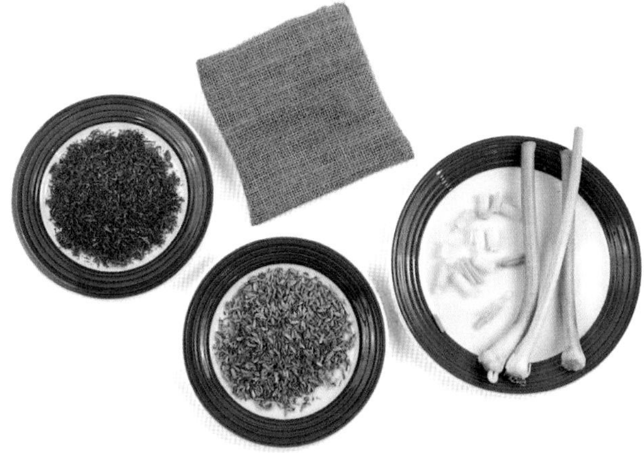

INGREDIENTES

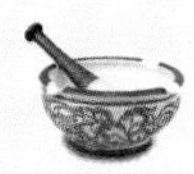

- 1 ajo fresco troceado
- 2 cucharaditas de semillas de hinojo
- 1 cucharada de tomillo
- un saquito de tela de 10 x 10 cm

PREPARACIÓN

Introducir todos los ingredientes en el saquito y cerrarlo.

FORMA DE USARLO

- Sujetar el saquito con un imperdible a la chaqueta del pijama, por la parte interior, para que quede en contacto con la piel.
- Realizar la operación cada día, cambiando el ajo del saquito cada tres días. Repetir durante treinta días consecutivos.
- Una vez corregido el problema, ir retirando paulatinamente el saquito, prescindiendo de él primero en días alternos, después cada dos días y así sucesivamente.
- Si el niño reincide, reiniciar el tratamiento.

PLANTAS MEDICINALES

HINOJO

El hinojo es una planta característica de la zona mediterránea y de Asia Menor. Florece en verano, de julio a septiembre según el clima, y sus flores son pequeñas y amarillentas. Para usos medicinales, se utilizan la raíz y sus frutos, que se recogen cuando están maduros y se dejan secar en un lugar sombrío. Es aromático, carminativo y estomacal.

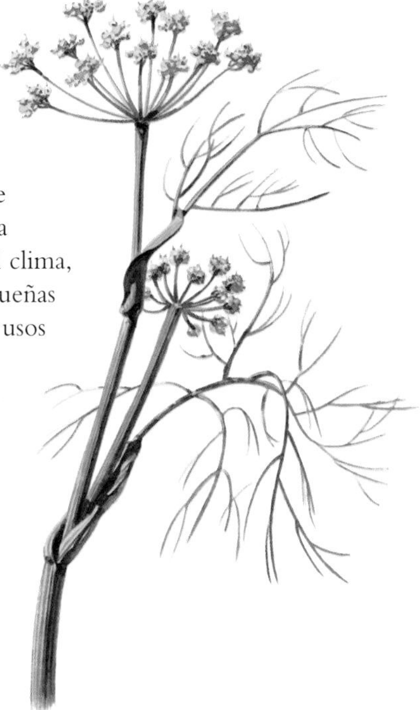

CÓMO PROTEGERSE DE LOS INSECTOS

Cuando los insectos invaden casas o jardines, provocan serias molestias que hay que remediar de forma drástica. Los insecticidas y remedios químicos suelen ser muy agresivos y, a menudo, lo único que consiguen es contaminar el medio ambiente. Sin embargo, hay remedios naturales más efectivos y duraderos.

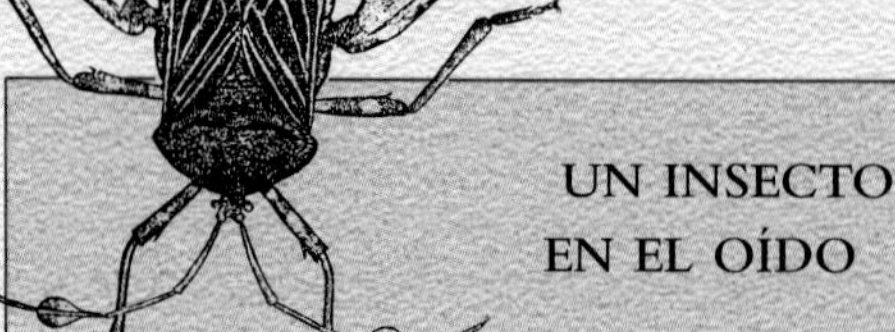

UN INSECTO EN EL OÍDO

Aunque parezca una situación extraña, a más de una persona se le ha colado un insecto en el interior del oído. Si el insecto está vivo probablemente no encontrará la salida, por lo que es útil aproximar una vela encendida al oído para que éste divise la luz y pueda salir. Si no es así, podemos probar cortando una fruta madura por la mitad y pegando la pulpa a la oreja. El aroma dulce de la fruta atraerá al insecto.

Si ambos métodos no funcionan, lo más probable es que el insecto haya quedado atrapado en el cerumen del conducto auditivo. En ese caso, hay que extraerlo con ayuda del aceite de oliva. Introduciremos dos gotas de aceite en el oído y ladearemos la cabeza con el oído hacia abajo para que salga tanto el aceite como el insecto.

PICADURA DE ABEJA

La picadura de abeja produce un dolor agudo difícil de calmar. Si, además, la víctima es alérgica al veneno que inyecta el aguijón hay que actuar con rapidez. En primer lugar, hay que extraer el veneno del cuerpo presionando hacia fuera y estirando la piel. Una vez extraído, se debe limpiar la herida con abundante agua fría. Seguidamente se debe hacer una mezcla con pan, leche y miel que se aplicará sobre la picadura aplastándola con un tenedor. Gracias a este emplasto sencillo y natural, se evita la inflamación y se calma el dolor.

PLAGAS DE MOSQUITOS, CUCARACHAS Y HORMIGAS

¿Qué hay que hacer para ahuyentar la molesta invasión de mosquitos que se produce a veces en verano? Si se pone una maceta de albahaca en la ventana o en el jardín se consigue que los mosquitos no se acerquen, pues no soportan el aroma de esta planta.

Las cucarachas son muy resistentes a los insecticidas químicos. Se dice que en caso de ataque nuclear, estos pequeños animales podrían ser los únicos supervivientes. Ahuyentarlas, no obstante, puede resultar sencillo gracias al laurel. El secreto reside en colocar laurel en todas las rendijas y agujeros por donde las cucarachas puedan entrar.

Si las pequeñas hormigas invaden la casa, y la llenan de hormigueros, bastará con colocar montoncitos de espliego en aquellos lugares por donde suelen aparecer.

Así pues, la naturaleza es sabia, ofreciéndonos remedios naturales para eliminar la presencia molesta de determinados insectos de una forma no agresiva y respetuosa con el medio ambiente.

PROPIEDADES CURATIVAS DEL LIMÓN

Entre todos los cítricos, el limón es quizás el que ofrece más beneficios para la salud. Básicamente, el poder curativo del limón reside en su bajo contenido energético, su nivel equilibrado en sodio y potasio y, por supuesto, en la vitamina C que contiene. Que el limón posea un número tan escaso de hidratos de carbono es de gran ayuda en las dietas de adelgazamiento; comer limón representa tomar vitamina C sin calorías adicionales.

El limón contiene un elevado nivel de potasio y un bajo contenido de sodio, relación ideal para combatir la hipertensión arterial. Para aquellas personas que tienen la presión sanguínea alta y deben prescindir de la sal, el limón les servirá de aderezo en las comidas.

PREVENTIVO Y ALIVIANTE

Para las personas diabéticas, el limón es bueno debido a su bajo contenido en azúcares. Otra propiedad que se le atribuye es la de ser antianémico. Además, es de todos conocido el remedio contra la fiebre que consiste en ingerir zumo de limón con agua caliente y miel. El mismo preparado servirá para aliviar la bronquitis. Las anginas se pueden tratar haciendo gargarismos con zumo de limón (unas diez cucharaditas de este cítrico en un vaso de agua). La vitamina C contenida en los cítricos, tomada diariamente, contribuirá, en gran medida, a mantener alejados de nosotros a los virus del resfriado y la gripe. Los deportistas o personas que realizan grandes esfuerzos físicos, pueden recuperarse del cansancio con zumo de limón.

LIMÓN Y BELLEZA

Hay un sinfín de preparados que contienen limón. Véanse algun

Para pieles grasas, friccionar suavemente la piel del rostro con un algodón empapado en zumo de limón y dejarlo secar. Para eliminar la grasa, hacer una mascarilla con almidón de maíz o almendra y zumo de limón. Extender la mascarilla por el rostro y, tras dejarla actuar, retirarla con agua tibia y un algodón.

Para acondicionar el pelo, añadir zumo de limón al agua del aclarado después de lavarse el pelo. Como desodorante se puede aplicar zumo de limón directamente en la piel porque neutraliza el mal olor.

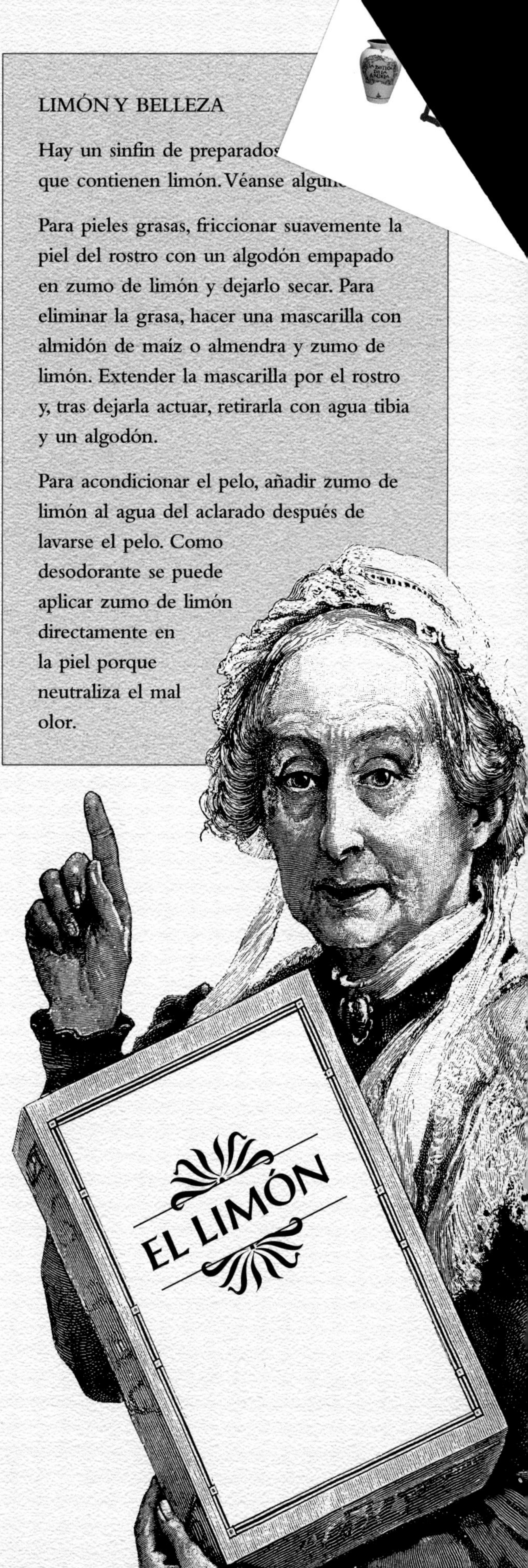

El insomnio

¿Quién no ha pasado una noche en vela sin desearlo? Todos conocemos la desagradable sensación de querer y no poder «pegar ojo». La falta de un descanso adecuado es el origen de muchísimos problemas físicos y psicológicos. Si el insomnio se repite con frecuencia, lo primero que debe hacerse es evitar los excitantes (café, té, colas), no cenar en abundancia y practicar ejercicio. Si a esto se la añade la infusión adecuada, quizás el sueño no sea tan esquivo.

RECETA

Infusión de cáscara de naranja

La infusión de cáscara de naranja (amarga mucho mejor que dulce) es realmente saludable. Además de para el insomnio, se aconseja también su administración para casos de inapetencia, problemas digestivos y tos irritativa.

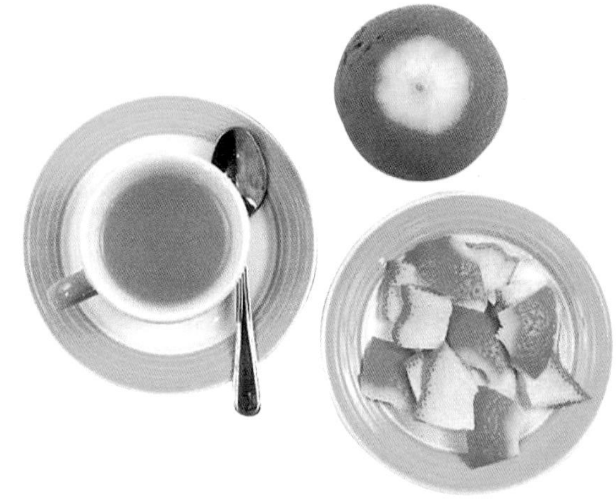

INGREDIENTES

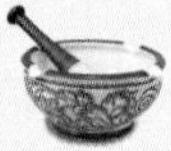

- 1 naranja mediana
- 1 vaso de agua

PREPARACIÓN

- Hervir la piel troceada de una naranja en un cazo durante diez minutos.
- A continuación, colar y verter en una jarra.

CONSEJOS DE LA ABUELA...

LAS PESADILLAS

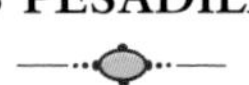

Un remedio para evitar las pesadillas consiste en introducir en una bolsita de algodón, lino o cualquier tela natural, una pequeña cantidad de anís estrellado y dejarlo bajo la almohada.

FORMA DE TOMARLA

- Para el insomnio, tomar antes de dormir.
- Para la inapetencia, tomar durante la comida.
- Para la digestión, tomar después de comer.

REFRANES Y CITAS

«Hay que dormir con la cabeza fría, los pies calientes y el estómago medio vacío.»

Las llagas en la boca

Los niños suelen tener llagas en la boca. También los bebés, que aún no poseen un sistema inmunitario plenamente desarrollado, las padecen con frecuencia. Es importante mantener bien limpios y desinfectados los chupetes, las tetinas y los objetos que suelen llevarse a la boca. La infección suele ser producida por un hongo. Sin embargo, las llagas –o aftas– no son exclusivas de la infancia. La aparición de aftas en los adultos indica un estado de debilidad general o algún problema digestivo, es decir que, además de eliminarlas, se deben controlar cuáles son las carencias nutritivas que las causan. Si persisten, hay que consultar al médico.

REMEDIO

Gárgaras y zumo de zanahoria

Las llagas en la boca son muy dolorosas y en muchos casos impiden comer o incluso tragar. Un remedio fácil y eficaz consiste en realizar gárgaras con agua oxigenada, mucho más efectivo si se combina con la ingestión de zumo de zanahoria.

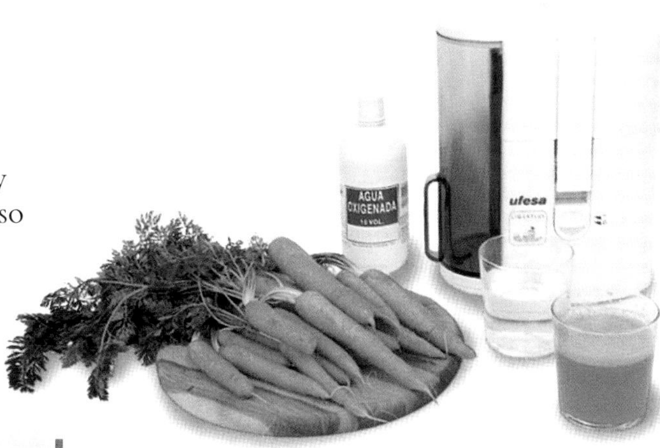

INGREDIENTES

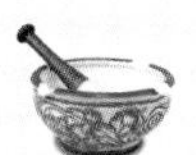

- 1 vaso con un dedo de agua.
- 1 cucharadita de agua oxigenada.
- zumo de zanahoria.

PREPARACIÓN

- Añadir al agua una cucharada de agua oxigenada.
- Licuar zanahorias

FORMA DE HACERLAS

- Tomar zumo de zanahoria en ayunas.
- Realizar gárgaras de agua oxigenada diluida, durante tres días.
- Enjuagar y hacer gárgaras después de cada comida.

PLANTAS MEDICINALES

ÁRNICA

El árnica es una planta que crece espontáneamente en tierras arenosas, climas fríos y lugares altos, en praderas y bosques de coníferas.
Florece entre primavera y verano. Su fruto, que se utiliza para remedios medicinales, cuando se seca se torna amargo, ennegrece y despide un olor parecido al del tabaco.
El árnica tiene virtudes cicatrizantes, antiinflamatorias, diuréticas, emolientes y expectorantes.

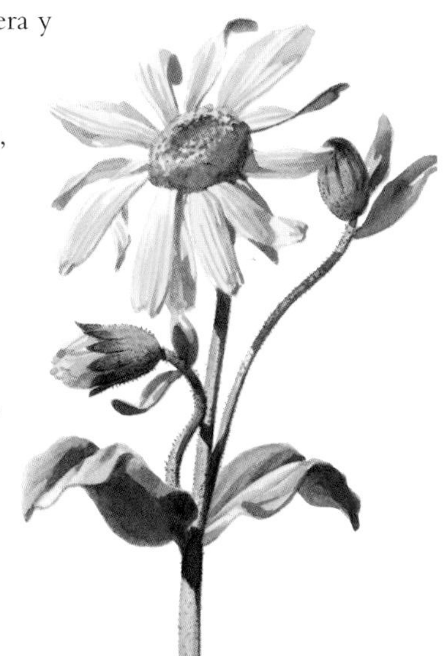

El llanto del bebé

El llanto es casi la única manera que tiene el bebé de comunicarse. Los padres aprenden a distinguir si éste es una señal de hambre, de dolor o si es una manera de llamar la atención. Sin embargo, hay ocasiones en que el bebé llora sin causa aparente: está seco, bien alimentado y no tiene síntomas de fiebre o enfermedad. En estos casos, se pueden aplicar aplicar los siguientes remedios de *La Botica.*

REMEDIO

Infusión de tila o de manzanilla

La siguiente infusión está indicada para bebés de hasta un año de edad, que ya no tomen pecho. Se puede hacer con manzanilla o con hojas de tila.

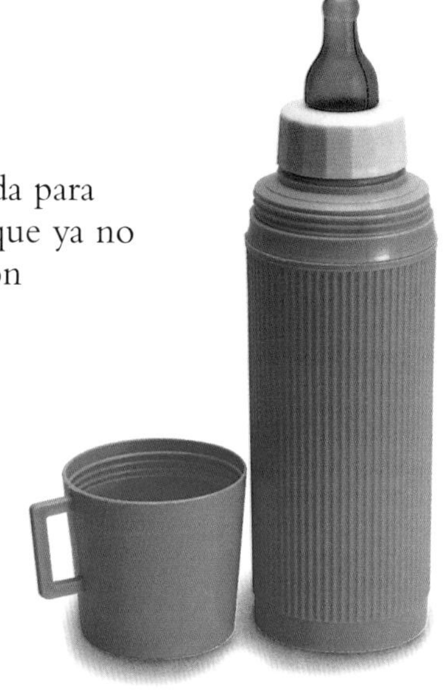

INGREDIENTES

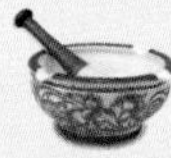

- 6 hojas de tila o 1 cucharadita rasa de manzanilla dulce
- 1/2 vaso de agua

PREPARACIÓN

- Hacer la infusión.
- Dejar reposar cinco minutos.
- Colar y entibiar.

FORMA DE TOMARLA

Llenar el biberón con la infusión para podersela administrar al bebé.

PLANTAS MEDICINALES

TILO

El tilo, cultivado a menudo en jardinería, crece en zonas algo frías y húmedas. Para uso medicinal, se recogen principalmente las flores, a finales del verano; aunque también se utilizan las hojas, las ramas pequeñas y la corteza.

Es eficaz como tranquilizante, así como en casos de insuficiencia hepática o renal. Combate la gripe y el catarro. En su uso externo, se utiliza como cicatrizante de heridas y contra la caída del cabello.

CONSEJOS DE LA ABUELA...

EL PAÑO HÚMEDO

Para aquellos bebés que aún tomen el pecho hay un remedio alternativo a la infusión. Se trata de doblar un trapo de algodón en cuatro partes de 20 x 10 cm, empaparlo con agua fría y escurrirlo bien. A continuación, envolverlo con otro trapo seco y aplicarlo en la parte baja del vientre del bebé. Sujetar el apósito con una bufanda de lana.

El lumbago, la ciática y las hernias discales

Los dolores de espalda pueden tener diferentes causas y extenderse hasta más allá de ella, por ejemplo hasta el muslo y la pierna. El lumbago, que se localiza en la parte baja de la espalda, se produce con frecuencia debido a posturas incorrectas gestos violentos y sobreesfuerzos físicos. Las hernias discales suelen producir cialgia, un dolor que alcanza las extremidades y que está ocasionado por el pinzamiento del nervio ciático.

RECETA

Infusión de tomillo, orégano y cola de caballo

Se pueden atenuar los dolores de ciática con una infusión de diferentes hierbas, cuya acción conjunta es antiinfecciosa, antiinflamatoria y astringente.

PREPARACIÓN

- Hervir las plantas a fuego lento durante cinco minutos.
- Dejar reposar diez minutos.
- Colar y guardar.

1/2 litro de agua
1 pizca de cola de caballo
1 pizca de orégano
1 pizca de tomillo

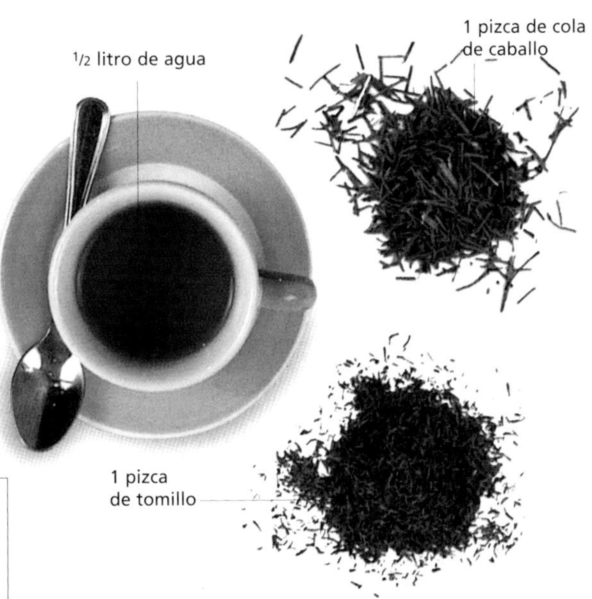

FORMA DE TOMARLA

Tomar tres tacitas templadas al día, siempre antes de las comidas. El tratamiento se puede prolongar, si conviene, hasta sesenta días.

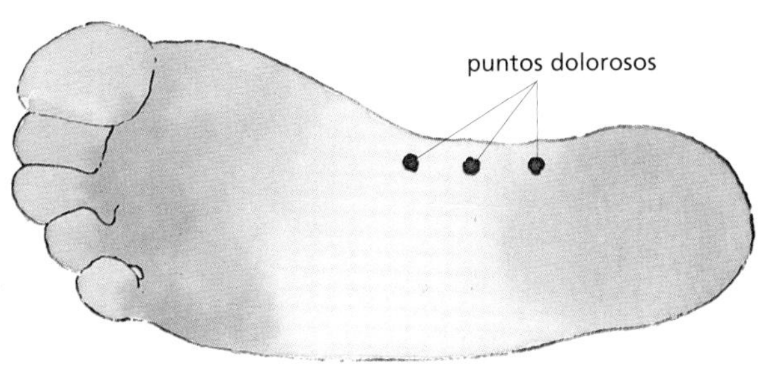

MASAJE

Reflexoterapia en el pie

El borde interno de la planta del pie (la zona más cóncava) representa la zona lumbar. Aquí se encuentran los puntos dolorosos que se corresponden con las molestias lumbares. Para aliviarlos, ejercer un suave masaje en estos puntos, aumentando progresivamente la presión. Utilizar los dedos o los nudillos.

REMEDIO

Emplasto de arcilla y col

El siguiente remedio está indicado para el lumbago y la hernia discal. La arcilla, junto a la col, tiene efectos antiinflamatorios, de absorción y antisépticos que, además, alivian el dolor.

INGREDIENTES

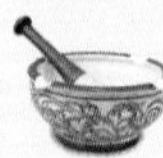

- 3 cucharadas de vinagre de manzana
- 1/2 kg de polvo de arcilla
- 1 l de agua mineral
- 3 hojas de col

PREPARACIÓN

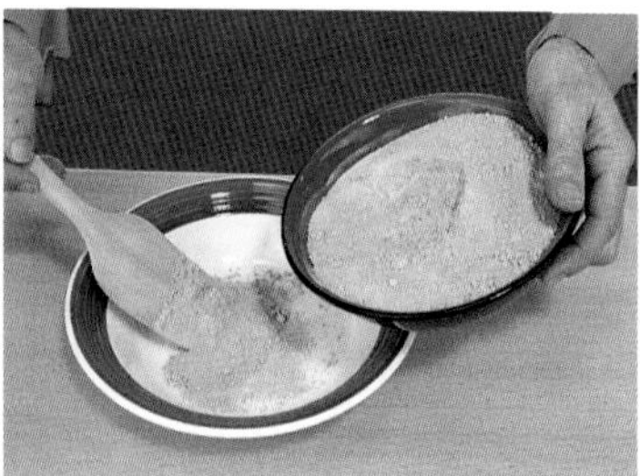

1. Poner el polvo de arcilla seca en un bol.

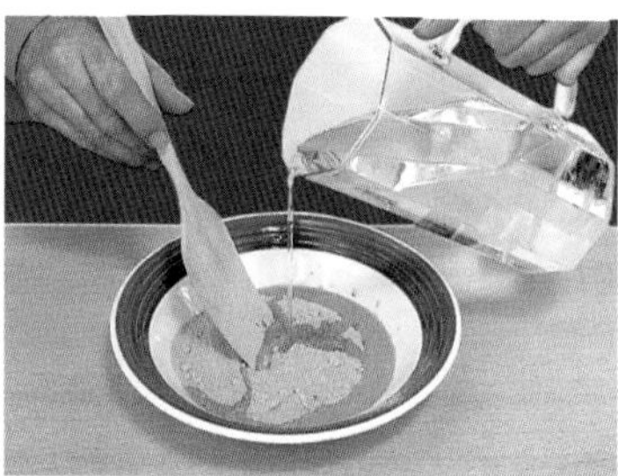

2. Mezclarla con agua hasta hacer una pasta.

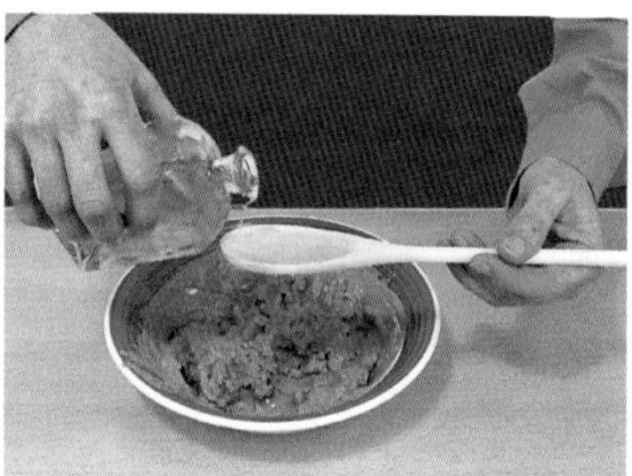

3. Añadir el vinagre de manzana y dejar reposar.

FORMA DE APLICARLO

- Cubrir la zona dolorida con una capa de la mezcla preparada (de 0,2 a 0,3 cm).
- Taparla con hojas de col y sujetar con un paño.
- Mantenerlo durante doce horas.

MASAJE 2

Masaje lumbar de descarga

De forma sencilla se puede aliviar la lumbalgia con el siguiente masaje: estando el enfermo tumbado boca abajo, presionar con con suavidad los músculos que rodean las vértebras lumbares con todos los dedos, de manera que, partiendo de la columna, las manos del masajista vayan hasta los costados.

REFRANES Y CITAS

«Hay que saber de dónde venimos para saber a dónde vamos».

CONSEJOS DE LA ABUELA...

LA ARCILLA

La arcilla debe dejarse secar al sol y manipularse sólo con materiales nobles (porcelana, maadera, cristal...). Una vez utilizada debe desecharse.

• PREVENCIÓN •

Posturas correctas para prevenir la lumbalgia

A continuación se muestran dos posturas adecuadas para prevenir los dolores de espalda. Todas las personas que padezcan o sean propensas a la lumbalgia deberían tenerlas muy presentes.

Sentarse correctamente
Adoptar una mala postura al sentarse carga innecesariamente la espalda y provoca la aparición de problemas en la columna. Para sentarse correctamente hay que mantener la espalda vertical y apoyarla totalmente en el respaldo. Hay que escoger sillas cuya altura permita que las rodillas queden al mismo nivel que el asiento.

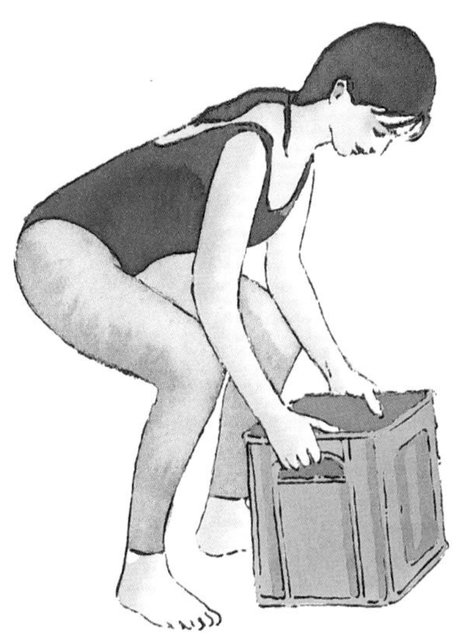

Cargar y descargar pesos correctamente
Una de las causas más frecuentes de las lesiones de espalda es la carga de pesos, no tanto por los kilos que se cargan, sino porque suele hacerse en una posición incorrecta. Para cargar pesos hay que flexionar las piernas, no la columna. Cuanto más trabajen las piernas, que servirán de muelle para levantar el peso, menos sufrirá la espalda.

CONSEJOS DE LA ABUELA...

EJERCICIO CONTRA EL LUMBAGO

Tumbarse en una superficie rígida boca arriba y flexionar las piernas hasta hacer un ángulo recto, apoyándolas sobre un taburete. En esta posición, incorporarse tantas veces como se pueda, despegando cabeza y hombros del suelo, pero sin forzar ni pretender tocar las rodillas.
No se recomienda este ejercicio cuando se está en la fase aguda de la enfermedad.

• PLANTAS MEDICINALES •

PIE DE LEÓN

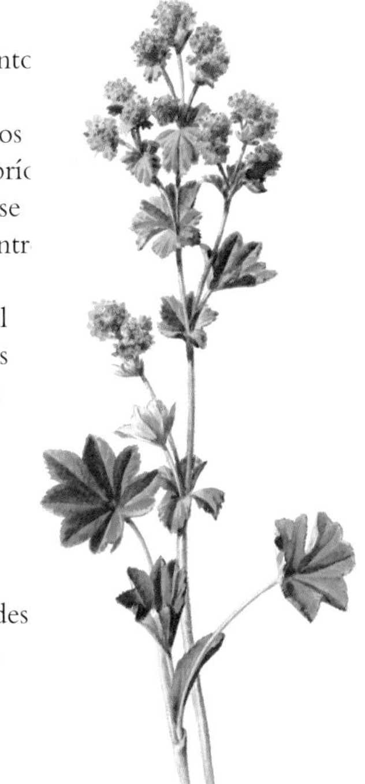

El pie de león crece tanto en lugares húmedos y frondosos como en sitios secos, fríos, altos y umbríos. Para su uso medicinal, se recoge toda la planta entre junio y agosto. Se deja secar de manera natural y se conserva en frascos cerrados. Es una planta astringente y tónica.
Se utiliza en caso de fiebre, inapetencia, reuma, lumbago, irregularidades menstruales, hemorroides y problemas digestivos.

PROPIEDADES CURATIVAS DEL MAGNESIO

El magnesio es un metal muy común en la naturaleza, pues se trata del octavo elemento más abundante en la tierra y el segundo, después del sodio, en el mar.

Asimismo, es uno de los minerales que necesita el organismo, aunque en pequeñas dosis, para mantener su equilibrio natural. Está presente en las células nerviosas, por lo que desempeña un papel muy importante en el buen funcionamiento del sistema nervioso.

CAUSAS Y SÍNTOMAS DE LA FALTA DE MAGNESIO

La deficiencia de magnesio es relativamente frecuente. En la mayoría de los casos es el resultado de una alimentación pobre en minerales, diarreas prolongadas, diabetes, mala absorción intestinal o alcoholismo. También suele producirse un déficit de magnesio cuando se toman diuréticos de forma continuada o se recibe alimentación por vía intravenosa durante períodos de tiempo prolongados. Asimismo, las embarazadas y las personas que realizan grandes esfuerzos físicos, ya sea por razones deportivas o laborales, también son propensas a sufrir carencias de este mineral.

Los síntomas carenciales del magnesio son la falta de memoria y las dificultades en la retención. Este mineral es esencial para el buen rendimiento de los niños en la escuela, de los estudiantes en general y de cualquier persona en el ámbito laboral y cotidiano.

EL MAGNESIO Y LA DIETA

Ya hemos visto la importancia que tiene el magnesio en el organismo. La mejor manera de obtenerlo es a través de la dieta, introduciendo en ella alimentos ricos en este mineral.

La ración diaria recomendada de magnesio es de 350 mg para los hombres y 330 mg para las mujeres.

El doctor Paul Carton afirmaba que «comer diariamente ensaladas y frutos secos –alimentos ricos en magnesio– es comer salud en barras de oro». Véanse, a continuación, qué alimentos contienen más magnesio:

Contenido en magnesio por cada 100 g de alimento

Cacao	420 mg
Nueces del Brasil	410 mg
Harina de soja	230 mg
Almendras	230 mg
Cacahuetes	180 mg
Nueces	180 mg
Avellanas	180 mg
Judías	160 mg
Pistachos	160 mg
Jengibre	130 mg
Legumbres	120 mg
Cereales integrales	120 mg
Maíz	120 mg
Guisantes	120 mg
Hojas verdes vegetales	65 mg

Encabezando la lista se encuentra el cacao, un alimento cuya particular historia resulta muy interesante: su origen se sitúa en América, donde los incas lo tomaban mezclado con especias y lo utilizaban como vigorizante y afrodisíaco. También lo utilizaban como producto de intercambio. A continuación figuran los frutos secos más comunes y, para finalizar, las legumbres y las verduras.

El magnesio también contribuye a la relajación muscular, por lo que su carencia se puede traducir en una sensación constante de fatiga. Otro signo bastante evidente de la falta de este mineral es el parpadeo en el ojo.

El magnesio está directamente relacionado con el buen estado de las paredes de nuestras arterias, de manera que su carencia también puede afectar al músculo cardiaco, provocando arritmias, taquicardias o pinchazos en el pecho. La razón está en que la falta de magnesio contrae las arterias y, por lo tanto, dificulta la circulación sanguínea. En su interacción con el calcio, regula la cantidad de éste que penetra en las células a fin de controlar funciones tan decisivas para el cuerpo como el ritmo cardiaco.

Este mineral esencial tiene relación directa, junto con las proteínas, con la formación de colágeno. Si no se fabrica una cantidad suficiente de colágeno, hecho que sucede cuando tenemos escasez de magnesio, aparecen dolencias como la artrosis o la osteoporosis. Esta última contribuye al deterioro del sistema óseo, y un pequeño golpe puede ocasionar graves fracturas en los huesos.

MAGNESIO Y ESTRÉS

También el estrés, muy común en las sociedades occidentales avanzadas, es capaz de provocar un déficit de magnesio debido a mecanismos neurohormonales. A su vez, el déficit de magnesio puede generar un estado de hipersensibilidad al estrés. Se establece así un círculo vicioso de perniciosas consecuencias.

BAÑOS DE SALES DE MAGNESIO

Contra los dolores de las articulaciones, el reúma, la artrosis y cualquier otra dolencia de los huesos, así como para combatir el agotamiento físico, es muy recomendable realizar un baño con sales de magnesio. El tratamiento, en personas con dolencias graves, consistirá en realizar durante 9 días un baño diario de agua caliente (a 34 ºC) con sales de magnesio. A continuación hacer otros 9 baños en días alternos y, finalmente, continuar con un baño semanal durante un año.

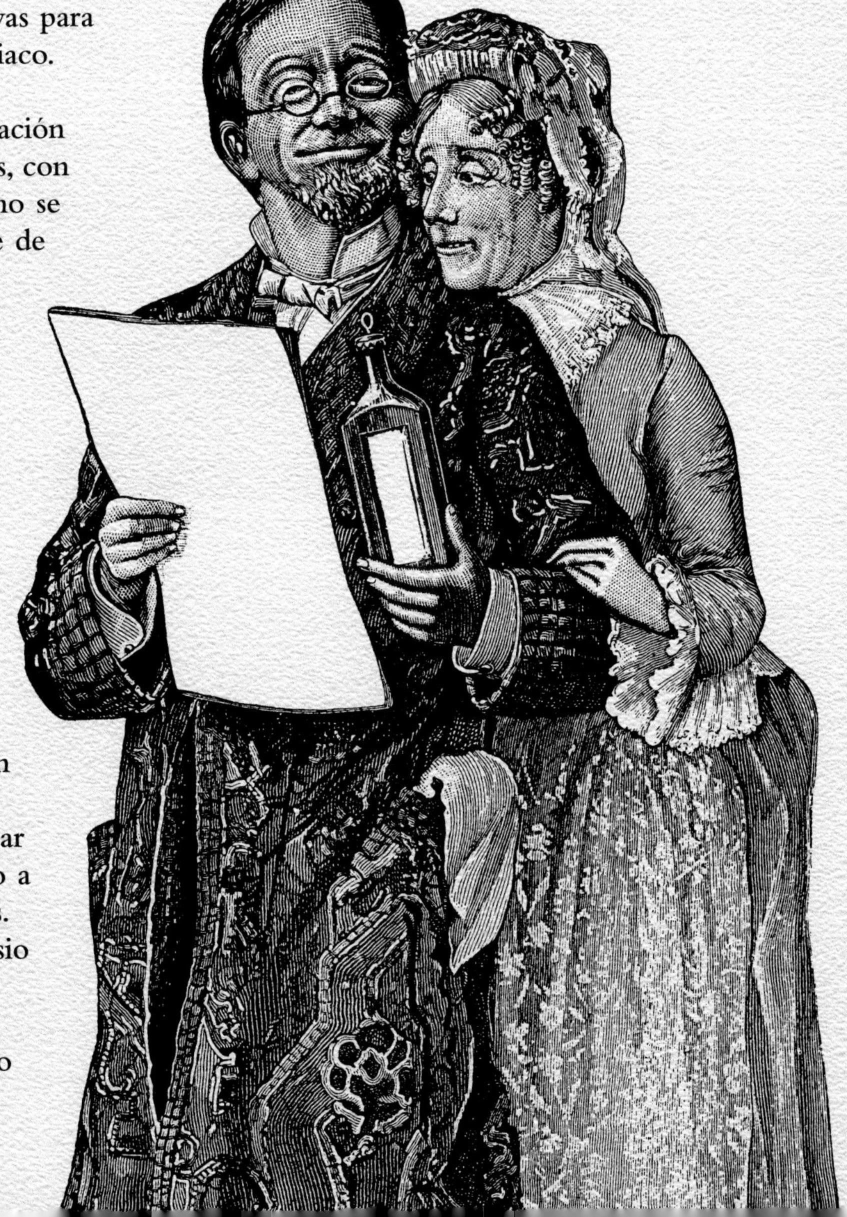

El cuidado de las manos

Las manos son una de las partes del cuerpo que se encuentran más sometidas a esfuerzos y a la acción de agentes externos: el aire, el frío, el agua, los productos químicos... Su cuidado no sólo es una cuestión estética, sino una necesidad; sobre todo cuando el frío produce grietas o problemas en la piel.

● REMEDIO 1 ●

Crema de cal y manteca de cerdo

Para el cuidado de las manos o los pies agrietados hay un remedio tradicional, a base de manteca de cerdo y cal, muy efectivo.

INGREDIENTES

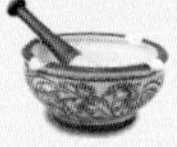

- 2 l de agua
- manteca de cerdo
- 1 kg de cal viva

PREPARACIÓN

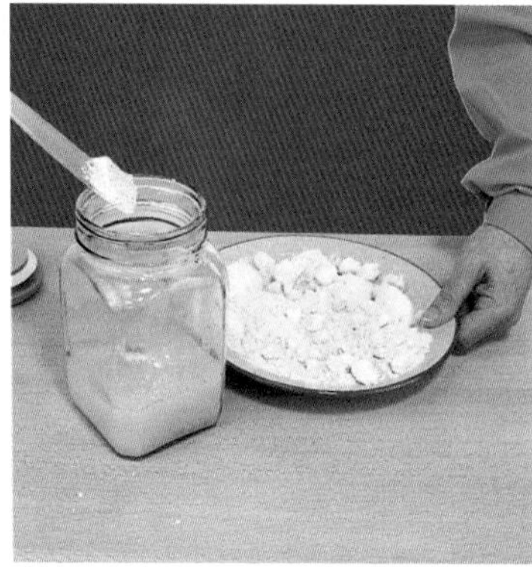

1. Poner en un recipiente con dos litros de agua un kilo de cal viva. Dejar reposar durante veinticuatro horas, como mínimo.

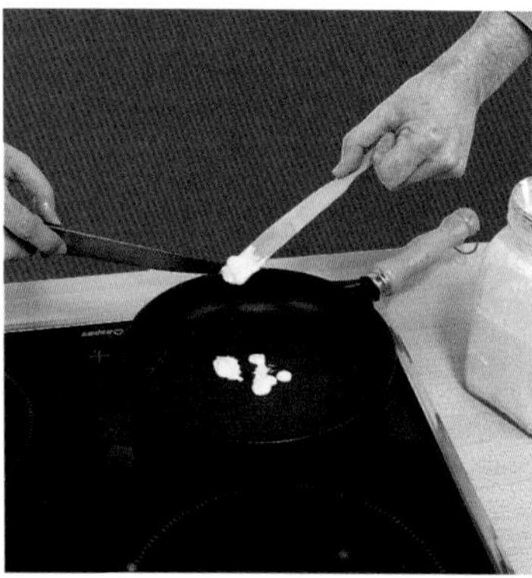

2. Sacar la capa blanca de cal que queda flotando en el agua y en las paredes del tarro y echarla en una sartén. No tirar el agua que quede.

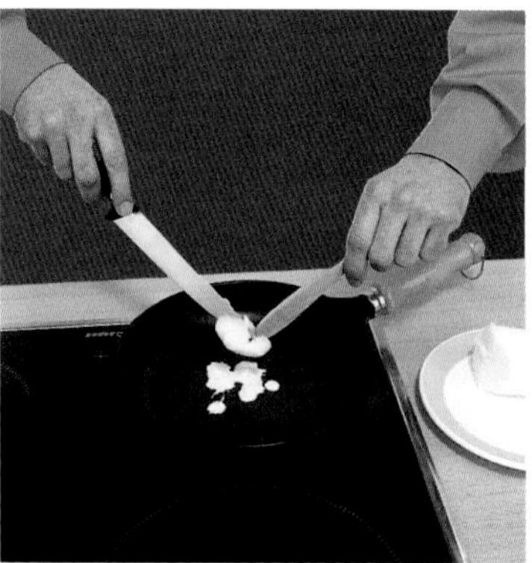

3. Añadir a la sartén la manteca de cerdo, en una proporción de 40% de cal y 60% de manteca. Mantener a fuego lento hasta hacer una emulsión.

FORMA DE USARLA

- Agitar el agua y los restos de cal del recipiente, y bañar las manos o los pies.
- Dejar secar pies o manos, que estarán impregnados de cal, y cubrir la zona afectada con guantes o calcetines.
- Mantener toda la noche y, al levantarse, sacar los guantes o calcetines, lavarse, y aplicar la crema de cal y manteca.

REFRANES Y CITAS

Haced caso a la naturaleza, sed naturales y viviréis más felices y sanos. Como dijo Paracelso, padre de la medicina moderna, «La naturaleza es el gran médico».

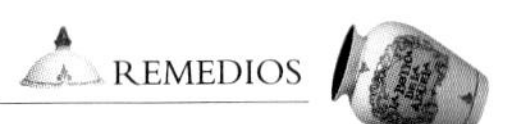

● REMEDIO 2 ●

Papilla de avena para las manos ásperas

Con esta papilla, de fácil preparación, se conseguirá lucir unas manos suaves y saludables en un corto período de tiempo.

1/2 litro de agua
1 pizca de levadura de cerveza
3 cucharadas de copos de avena

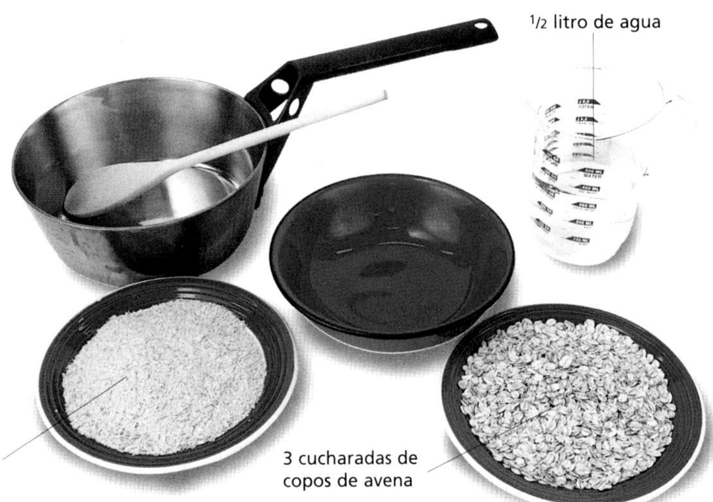

PREPARACIÓN

- Hervir la avena, a fuego lento, en un cazo de acero inoxidable, durante cinco minutos.
- Retirar del fuego, batir bien y poner en un bol.
- Añadir una pizca de levadura de cerveza y mezclar hasta homogeneizar.

FORMA DE APLICARLA

- Untar las dos manos con la papilla, y dejar que actúe durante quince minutos.
- Lavar las manos con agua tibia y esperar a que se sequen solas.
- Aplicar la papilla una vez al día. Se notarán los resultados antes de una semana.

● PLANTAS MEDICINALES ●

PULMONARIA

La pulmonaria se encuentra en tierras no cultivadas, cerca de arroyos y, en general, en climas templados. Durante la primavera se recogen las flores y los tallos (sin las raíces), y en otoño las hojas. Se secan al aire, en un lugar sombrío, y se guardan en recipientes cerrados. En su uso tópico, se utiliza para curar heridas. En su uso interno, se emplea como expectorante, contra los problemas respiratorios y contra la afonía; además también es útil contra las diarreas.

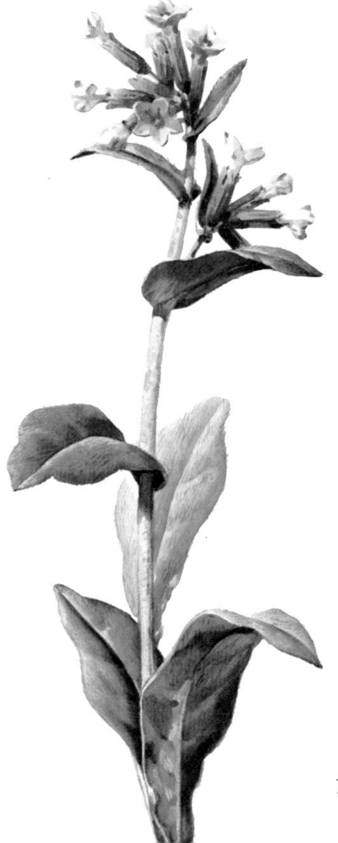

CONSEJOS DE LA ABUELA...

ORINA CONTRA LOS SABAÑONES

La orina propia es un elemento curativo utilizado desde siempre, aunque, al ir mejorando nuestras costumbres higiénicas, haya sido relegada. Pero lo cierto es que la orina contiene muchos minerales y otras sustancias muy útiles para combatir diversas afecciones, en especial todas aquellas de tratamiento local, como los sabañones. Para combatirlos habrá que empapar con orina la zona afectada, cubriéndola con un calcetín o con un guante. Se aconseja hacerlo antes de acostarse, y mantener la zona afectada cubierta toda la noche.

La memoria

El funcionamiento de la memoria es, aún hoy en día, uno de los misterios que encierra el cerebro. No se sabe exactamente dónde se almacena, cómo funciona, ni qué mecanismos permiten que nos acordemos de según qué cosas y olvidemos otras. Entre tanta incógnita, no nos hará ningún daño probar los consejos para estimular la memoria que nos ofrece la sabiduría popular.

RECETA 1

Polen de abeja y miel de romero

El romero es esencial para la producción de cortisona, una hormona utilizada por nuestro organismo para defenderse de agresiones contra el sistema nervioso. Por eso, se recomienda esta receta tanto para los casos de fatiga psíquica o mental como para fortalecer la memoria.

INGREDIENTES

- 1 cucharadita de polen de abeja
- 1 cucharada de miel de romero

PREPARACIÓN

- Moler o majar bien los granos de polen.
- Mezclar muy bien el polen y la miel.

FORMA DE TOMARLO

Tomar cada día dos cucharaditas de la mezcla antes del desayuno habitual.

CONSEJOS DE LA ABUELA...

ALERGIA AL POLEN

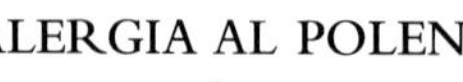

Los alérgicos al polen deberán comenzar tomando el primer día un granito de polen con la miel; el segundo día, dos granitos; el tercer día, tres, y así hasta llegar a la cantidad que cabe en la cucharadita de café.

PASAS

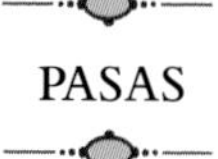

Si se toman seis pasas diarias con el rabito incluido, se fortalece la memoria.

PLANTAS MEDICINALES

ROMERO

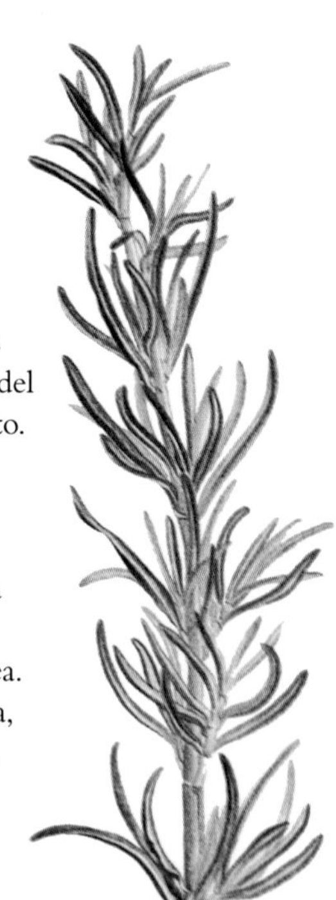

El romero es originario de los países mediterráneos, aunque se cultiva en casi todo el mundo para su uso como hierba aromática y como sazonador en la cocina. Se recogen las hojas y las flores en cualquier estación, después del segundo año de vida del arbusto. Es una planta estimulante (beneficiosa para activar los procesos de la memoria), estomacal, carminativa (elimina gases), que también ayuda a mejorar la circulación sanguínea. Además, es útil contra el reuma, la gota, los espasmos dolorosos, y el colesterol.

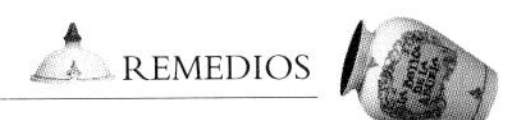

RECETA 2

Castañas cocidas

La castaña posee propiedades tónico-vasculares, reconstituyentes y antiinflamatorias; por tanto, además de para la memoria, también resulta beneficiosa en casos de desgaste físico.

INGREDIENTES

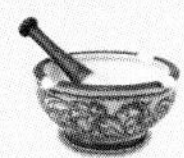

- 15 castañas
- ½ l de agua

PREPARACIÓN

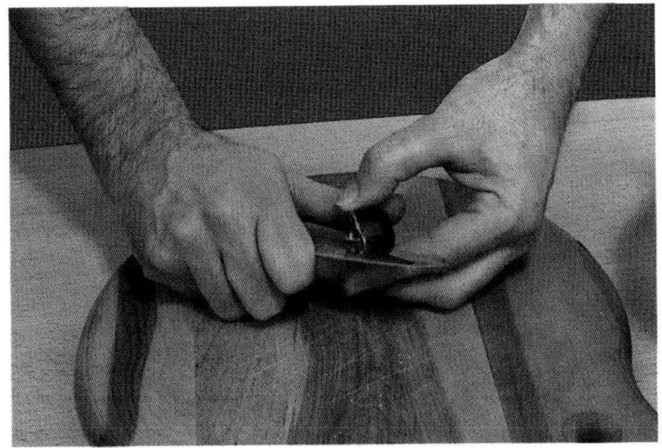

1. Dar a las castañas un corte profundo en cruz.

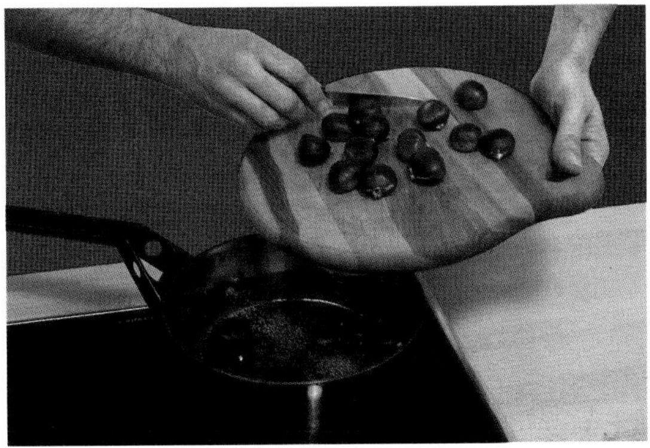

2. Hervir a fuego lento durante doce minutos.

FORMA DE TOMARLAS

Comer tantas castañas como apetezca (sin exceder de quince) a lo largo del día.

CURIOSIDADES DE LA BOTICA

El castaño, originario de Asia Menor, fue introducido en la península Ibérica hacia el principio de nuestra era.

REFRANES Y CITAS

«La castaña en decocción, en otoño y en invierno alejan la depresión.»

CONSEJOS DE LA ABUELA...

LA CASTAÑA

La castaña es un alimento muy rico en proteínas. Además de potenciar la memoria, es recomendable contra las depresiones, en convalecencias y en caso de padecer de próstata, hemorroides o varices. Las castañas crudas resultan algo indigestas; si se quieren tomar de este modo, hay que masticarlas muy bien y no ingerir más de tres o cuatro diarias. Si los estudiantes toman castañas cocidas media hora antes de un examen, difícilmente se quedarán «en blanco».

La menopausia

La menopausia es un proceso de cambio hormonal que no debe ser considerado como una enfermedad. Sin embargo, las mujeres que entran en esta etapa sufren una serie de cambios físicos y psíquicos que pueden resultar molestos. Por este motivo, es prudente tomar una serie de medidas con objeto de suavizar los efectos de estos trastornos. Cabe recordar que la menopausia sólo marca el final de la fertilidad de la mujer y no el de su salud o su belleza.

RECETA

Cocción de salvia y apio

Esta receta está recomendada para los sofocos de la menopausia. Éstos, junto al aumento de peso, los problemas circulatorios, la osteoporosis, el insomnio y la depresión, constituyen los síntomas de la llegada del fin del período fértil femenino.

1 limón
50 g de perejil
6 ramas de apio
2 l de agua
3 cucharadas de salvia

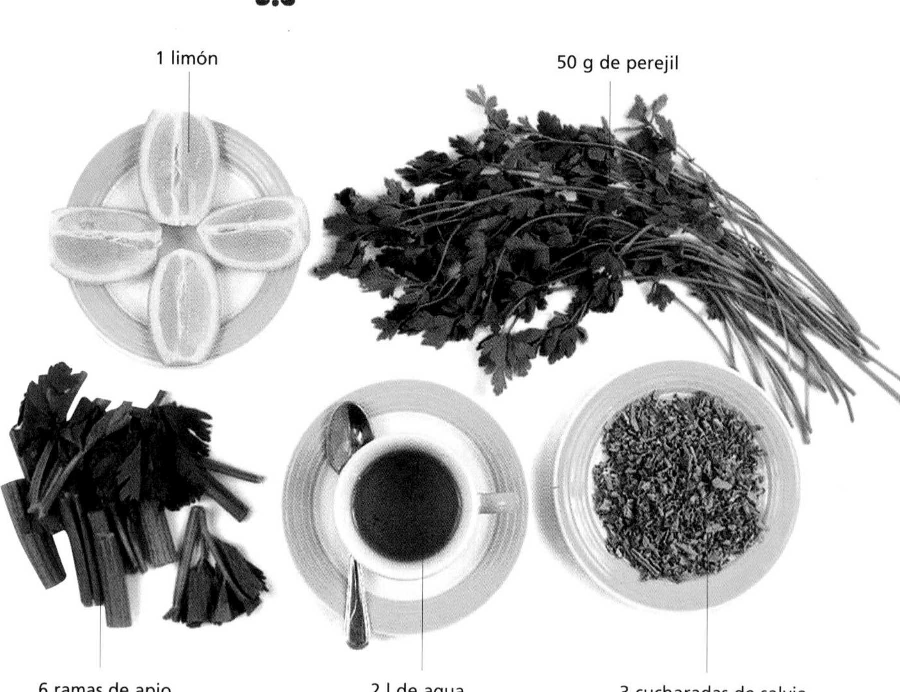

PREPARACIÓN

- Trocear el apio y el limón (con cáscara pero sin los extremos).
- Hervir todos los ingredientes durante treinta minutos.
- Dejar reposar unos diez minutos.
- Colar el preparado y guardarlo en botellas.

FORMA DE TOMARLA

Tomar, como sustitutivo del agua, al menos, tres vasitos al día durante un mínimo de nueve días. Este tratamiento se puede repetir siempre que se quiera.

CONSEJOS DE LA ABUELA...

ALIMENTOS RECOMENDADOS

Para aliviar los sofocos de la menopausia se recomienda tomar los siguientes alimentos: soja, guisantes, pipas de girasol y pepino. También es aconsejable tomar cada día en ayunas una cucharadita de semillas de sésamo (así quedarán cubiertas las necesidades diarias de calcio).

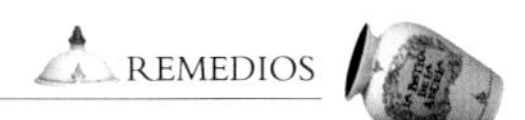

La menstruación

A pesar de que habitualmente la menstruación sólo provoca ligeras molestias, existen una serie de trastornos asociados a ella. Puede darse el caso de que sea especialmente dolorosa (dismenorrea), que la afluencia de sangre sea excesiva (metrorragia) o, incluso, que desaparezca durante un tiempo (amenorrea). Proponemos una serie de consejos y recetas que, debidamente utilizados, ayudan a sobrellevar estas molestias.

RECETA 1

Cocción de canela en cerveza

Se pueden aliviar los dolores menstruales siguiendo un tratamiento, económico y fácil de preparar, a base de canela y cerveza.

INGREDIENTES

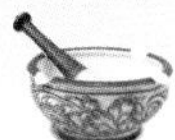

- 1 vaso de cerveza
- 1 rama de canela

PREPARACIÓN

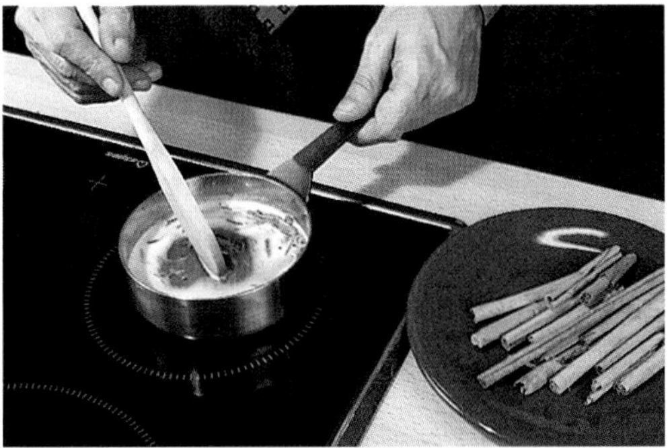

1. Hervir durante cinco minutos un vaso de cerveza y un palo de canela desmenuzado.

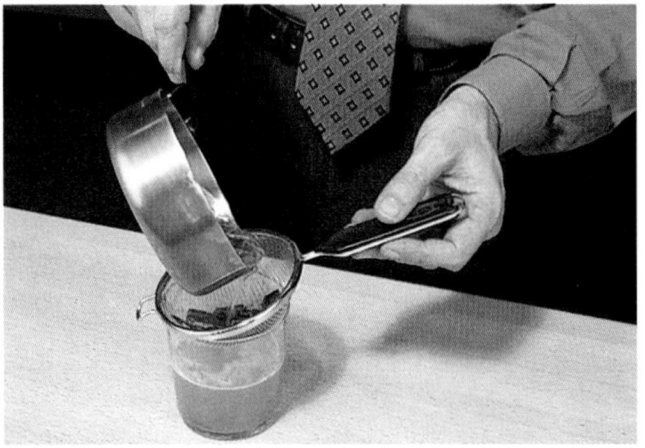

2. Quitar la espuma y dejar reposar. Luego, colar y guardar el preparado. El alcohol que contiene la cerveza se evapora durante la cocción.

FORMA DE TOMARLA

- Tomar la cocción a pequeños sorbos durante todo el día.
- Si se prefiere, también puede beberse en tres tomas, ingiriendo una tercera parte del vaso antes de cada comida.
- El tratamiento con cocción de canela debe empezar un día antes de la menstruación, continuar durante la misma, y finalizar un día después.

CONSEJOS DE LA ABUELA...

ALIMENTOS RECOMENDADOS

Para prevenir la metrorragia o hemorragia excesiva, es aconsejable seguir una dieta rica en vitamina K, que se encuentra en grandes proporciones en los siguientes alimentos: berza, repollo, coles de Bruselas, espinacas y lechuga.

● RECETA 2 ●

Aguardiente con canela

Unas gotas de aguardiente con canela son idóneas para provocar la menstruación.

INGREDIENTES

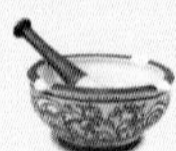

- 1 l de aguardiente de orujo
- 50 g de canela

PREPARACIÓN

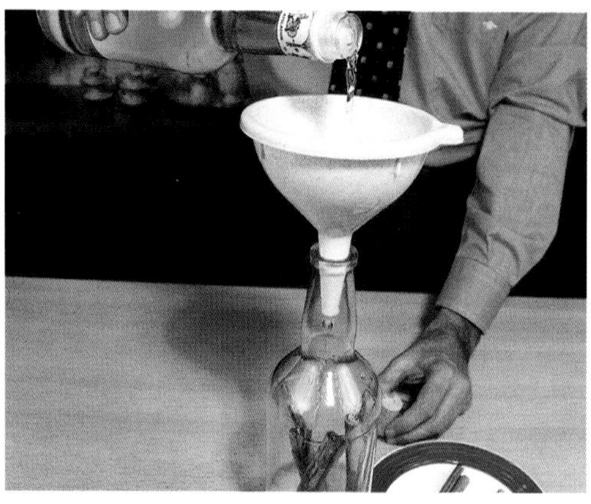

- Introducir los palos de canela en una botella vacía de un litro de capacidad y añadir la máxima cantidad de aguardiente que quepa.
- Dejar macerar en un lugar seco y oscuro durante quince días. No agitar.

FORMA DE TOMARLO

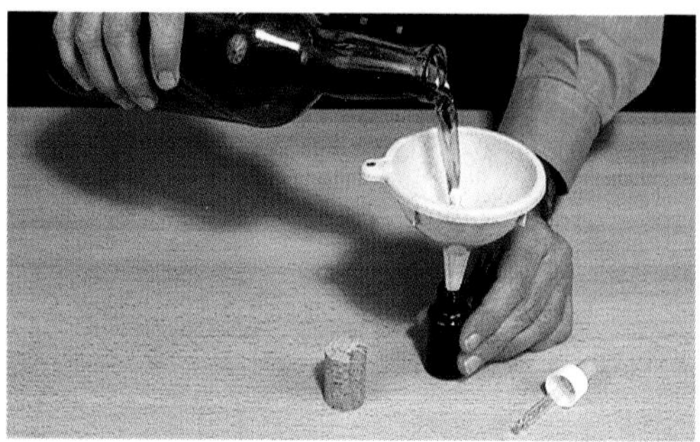

- Para su mejor dosificación, es aconsejable envasar parte del líquido en un frasquito con cuentagotas.
- Tomar treinta gotas antes del desayuno, la comida y la cena hasta la bajada de la regla.
- Se recomienda seguir tomando esta dosis durante tres meses más, hasta normalizar el ciclo y conseguir una regla sin dolor.

● RECETA 3 ●

Infusión de artemisa

Esta infusión, combinada con la receta anterior, ayudará a regular el sistema hormonal y el flujo menstrual.

INGREDIENTES

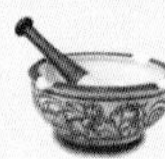

- ½ vaso de agua
- 2 pizcas de artemisa

PREPARACIÓN

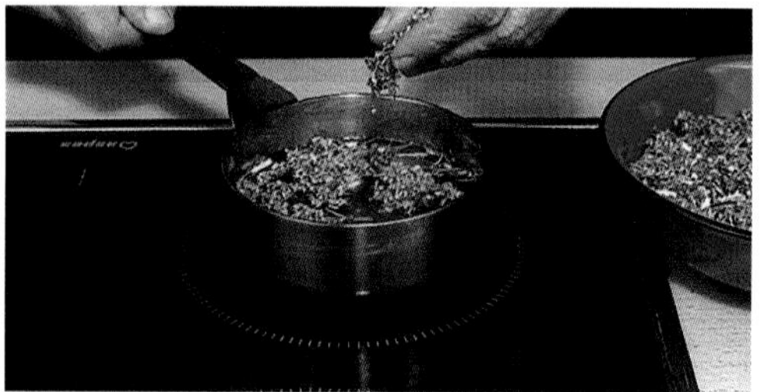

- Echar la artemisa en agua hirviendo.
- Apartar del fuego, tapar la infusión y dejarla reposar durante cinco minutos.

FORMA DE TOMARLA

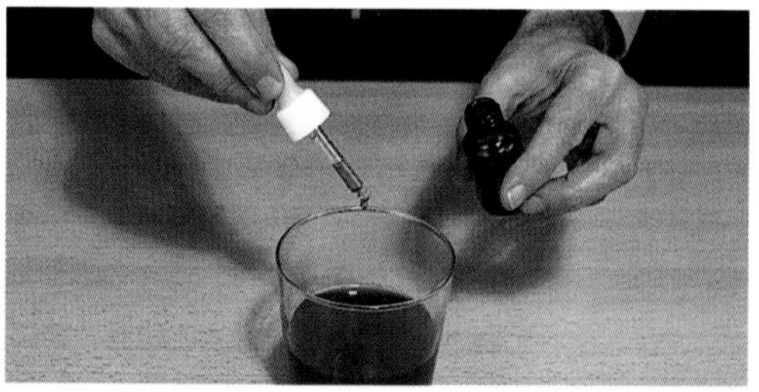

Añadir las treinta gotas de aguardiente de canela de la receta anterior a la infusión. La artemisa ejerce una clara acción reguladora.

PROPIEDADES CURATIVAS DE LA MIEL

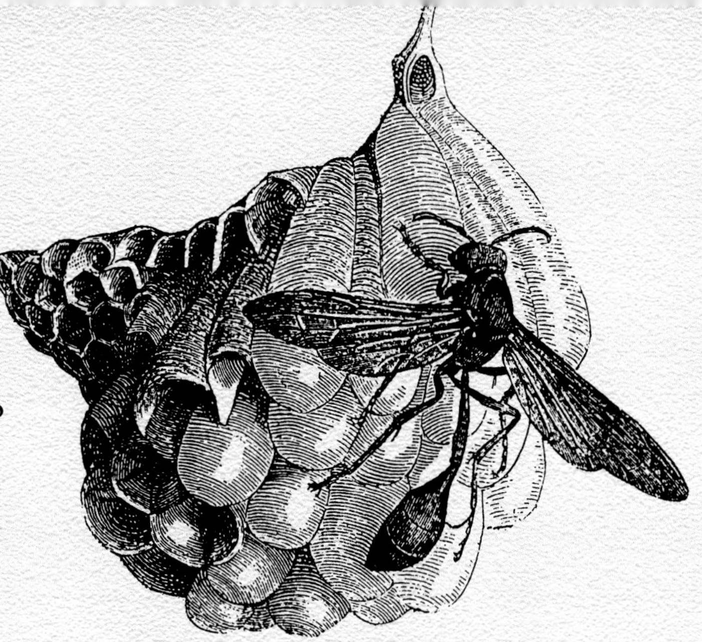

La introducción del azúcar dejó de lado el uso de otros productos naturales de gran poder nutritivo como son los llamados frutos de la colmena. No obstante, la miel de abeja ha sido muy apreciada a lo largo de la historia, no únicamente por sus cualidades nutritivas y su contenido en sustancias esenciales para la salud –vitaminas, minerales y oligoelementos– sino también por sus propiedades energéticas y curativas.

Este producto dorado es un bálsamo para el corazón, ya que tiene efectos beneficiosos sobre el ritmo cardíaco, al tiempo que favorece el riego coronario, es decir, la cantidad de sangre que llega al corazón a través de las arterias. Por este motivo, la miel está especialmente recomendada para personas con insuficiencia coronaria y con riesgos de padecer angina de pecho o infarto de miocardio.

UN PODEROSO ANTISÉPTICO

La acción reconstituyente de este producto natural de la colmena resulta especialmente útil en aquellas personas que padezcan o hayan sufrido un proceso de anemia o una enfermedad infecciosa. Una dosis de 50 a 100 g de miel, en sustitución del azúcar, aportará sales minerales, valiosos nutrientes y un mineral esencial para nuestro organismo, el hierro. El hecho de que la miel produzca una secreción bronquial más fluida la hace especialmente efectiva en el tratamiento de los catarros de faringe, tráquea y bronquios.

MIEL A LA CARTA

Existe un sinfín de tipos de miel. Véanse algunos de los más comunes.

- Miel de encina: es una miel de sabor fuerte y textura espesa, ideal para elaborar cataplasmas que acelerarán la cicatrización de las heridas.
- Miel de espliego: miel muy pura de consistencia fluida. Es un calmante de la tos y las irritaciones de la garganta.
- Miel de eucalipto: de color pardo intenso y sabor muy fuerte. Es beneficiosa para el sistema respiratorio. Favorece, también, la expulsión de cálculos renales.
- Miel de romero: la mejor es la de tonalidad más blanca. Tiene efectos protectores para el hígado, además de calmar la tos. Esta miel es un poderoso tónico regenerador.
- Miel de tilo: sus colores van del verde al negro. Es diurética, inductora del sueño y calmante en caso de jaquecas y dolores gástricos.
- Miel de tomillo: de color amarillo oscuro y sabor fuerte, ayuda a combatir el cansancio físico y mental. Es muy recomendable en caso de bronquitis.

La miopía

La miopía es una alteración de la vista que impide ver bien de lejos. Esta deficiencia visual comporta una serie de malos hábitos, como son aproximar excesivamente los ojos a lo que se está leyendo, ponerse muy cerca de la televisión, etc. Esta dolencia, que en la mayoría de los casos ya se manifiesta en la infancia, debe tratarse con la prescripción de gafas o lentes de contacto, pero también hay ejercicios de entrenamiento visual y remedios tradicionales que impiden su aumento.

● REMEDIO ●

Vapores de flor de saúco para la miopía

El saúco, un arbusto que florece en el mes de mayo, ha sido utilizado como planta medicinal desde antiguo. Su flor, que posee un aroma muy intenso, tiene múltiples aplicaciones, destacando las relacionadas con el cuidado de los ojos.

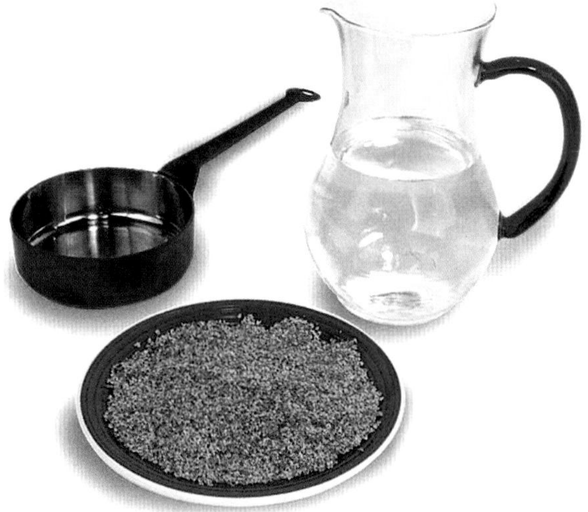

INGREDIENTES

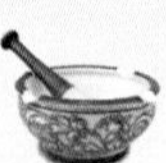

- 1 puñado de flor de saúco
- cazo con agua

PREPARACIÓN

Poner a calentar en agua un puñado de flor de saúco, hasta que el agua rompa a hervir.

FORMA DE USARLOS

- Colocar los pies en alto, cubiertos con un plástico, recibiendo los vapores, y mantenerlos así diez minutos.
- Se debe repetir el tratamiento al menos durante seis meses.

CONSEJOS DE LA ABUELA...

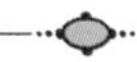

ALIMENTOS RECOMENDADOS

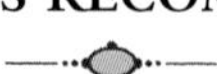

Alimentos ricos en zinc y selenio, como los mejillones, el arroz integral y la soja.
Alimentos ricos en vitamina A, como las espinacas.
Alimentos ricos en vitamina E, como los aceites vegetales y los frutos secos.
Además, es aconsejable tomar diariamente mirtilo (o arándano) en mermelada o concentrado en forma de ampollas, comprimidos o jarabe.

EJERCICIOS

Gimnasia ocular

Las gafas no son el único remedio para combatir la miopía. Para cuidar de los ojos miopes también es conveniente realizar gimnasia ocular. Véase a continuación qué ejercicios pueden hacerse.

MOVIMIENTOS OCULARES

Los siguientes ejercicios, útiles para combatir la miopía, deben realizarse veinticinco veces cada uno.

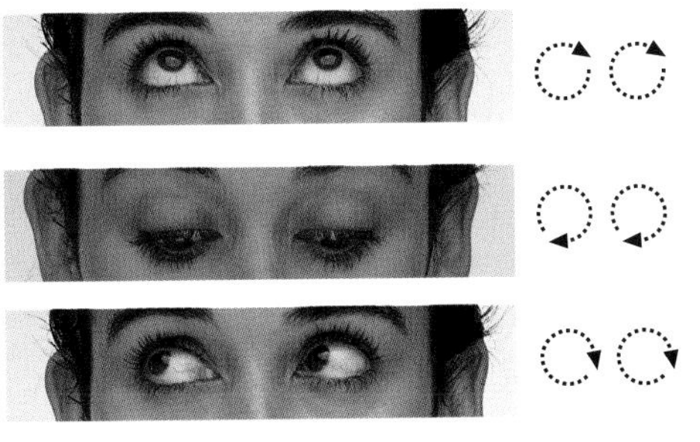

1. Mover los ojos en círculo tal como indican las fotografías.

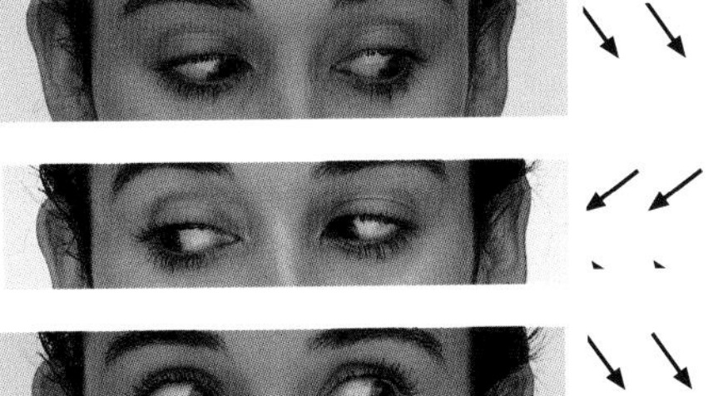

2. Mover los ojos en zig-zag y en diagonal, tal como indican las fotografías.

ANTES DE EMPEZAR

Unos momentos antes de empezar los movimientos oculares, es recomendable realizar un ejercicio previo, que consiste en balancear el cuerpo con los pies firmes apoyados en el suelo y girar la cintura a uno y otro lado, como si se quisiera ver detrás.

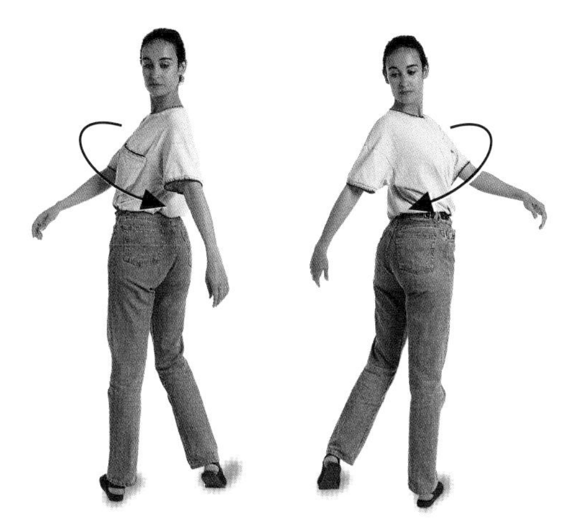

REFRANES Y CITAS

«Al levantarte por la mañana
agradece la luz del día,
da gracias por tu vida y tu energía,
agradece tu alimento y tu gozo de vivir.
Cuando no haya razón alguna para
ser agradecido, debes buscar el fallo
en ti mismo.»

Poema indio

CONSEJOS DE LA ABUELA...

ALERTA

Las personas con riesgo de desprendimiento de retina no deben forzar los movimientos de los ojos cuando hagan los ejercicios oculares.

RELAJACIÓN

El estrés es uno de los enemigos de la vista. Si se consiguen eliminar las tensiones de la vida diaria, nuestra visión también saldrá beneficiada.

Los dolores de muelas

Los dolores de muelas pueden ser ocasionados por varios factores. El más frecuente está asociado a la caries. En una muela cariada existe la posibilidad de que algún resto de comida se introduzca en el orificio y origine una infección que acabe afectando a las terminaciones nerviosas de los dientes. Este hecho ocasiona un dolor agudo que se expande hacia la mandíbula. Si no se soluciona la infección, es probable que se extienda por la encía originando un flemón.

REMEDIO 1

Punta de un palillo en el dedo

Para el dolor de muelas existe el remedio tradicional de presionar con la punta de un palillo u otro objeto de punta redonda en el ángulo externo del dedo índice (del lado del pulgar), donde se juntan las líneas de inserción de la uña. Mantener la presión hasta que ceda el dolor y repetir. El dedo a presionar será el correspondiente al lado del dolor.

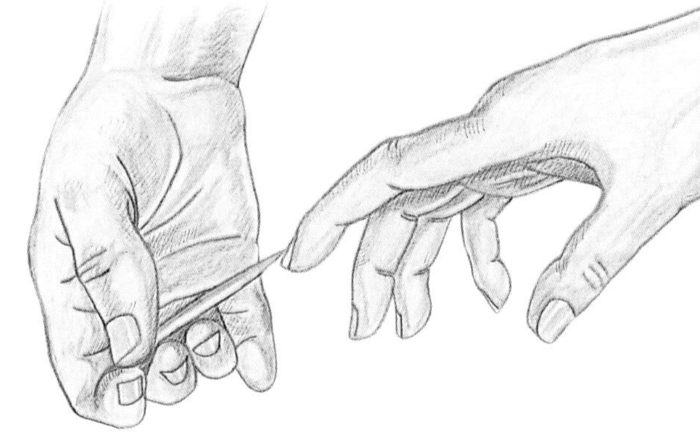

REMEDIO 2

Corcho quemado en el bolsillo

Otro remedio tradicional consiste en utilizar corcho quemado. Si el dolor de muelas es en el lado derecho, quemar un corcho de botella por un extremo, envolverlo con un pañuelo y meterlo en el bolsillo derecho del pantalón. Si el dolor fuera en el lado izquierdo, el corcho deberá introducirse en el bolsillo izquierdo.

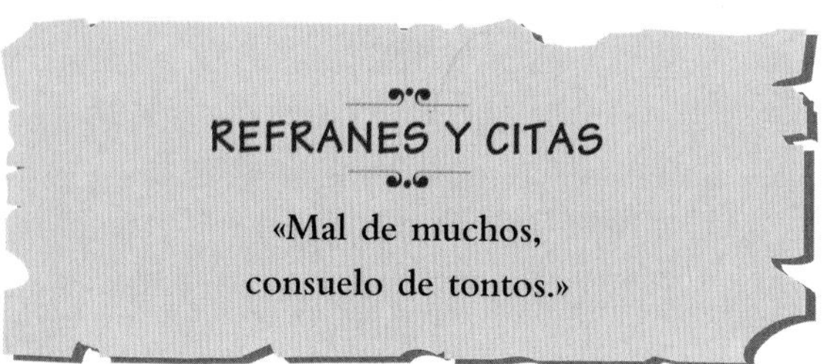

CONSEJOS DE LA ABUELA...

SAL Y TABACO

Si cuando duele una muela, ésta ya está cariada, se puede aminorar el dolor colocando en el hueco de la caries unos granos de sal o, también, un poco de tabaco.

HIGOS SECOS

Para desinflamar un flemón, un remedio tradicional es aplastar un higo seco, quitarle el rabo e introducirlo en la boca, colocándolo entre la muela inflamada y el carrillo. Dejarlo puesto toda la noche.

Los nervios

Bajo la denominación genérica de «sufrir de los nervios» se encuentran diferentes dolencias. Éstas pueden tener un origen físico, como las taquicardias o palpitaciones, o psíquico, como la hipocondría (estado de ansiedad constante por la propia salud). Desgraciadamente, la sociedad en que vivimos, regida por las prisas y las tensiones, favorece el desarrollo de estas dolencias. Por ello, hay que esforzarse en evitar las situaciones que propician la tensión; las técnicas de relajación y algún remedio tradicional pueden suponer una ayuda complementaria.

RECETA 1

Leche de borraja para palpitaciones e hipocondría

A veces, las personas se sienten enfermas sin estarlo realmente. La leche de borraja es ideal para estos casos, aliviando los síntomas que produce el nerviosismo.

PLANTAS MEDICINALES

BORRAJA

La borraja crece en toda la península Ibérica, siendo de origen hispano-marroquí. Se cultiva con mucha facilidad y, generalmente, florece al empezar la primavera. Para uso medicinal se utilizan las hojas y las flores. Es una de las plantas más eficaces para combatir estados de nerviosismo, y tiene también cualidades sudoríficas y diuréticas.

INGREDIENTES

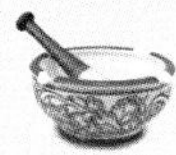

- 3 hojas de borraja
- 3 cucharadas de leche
- 1 cucharada de miel de romero

PREPARACIÓN

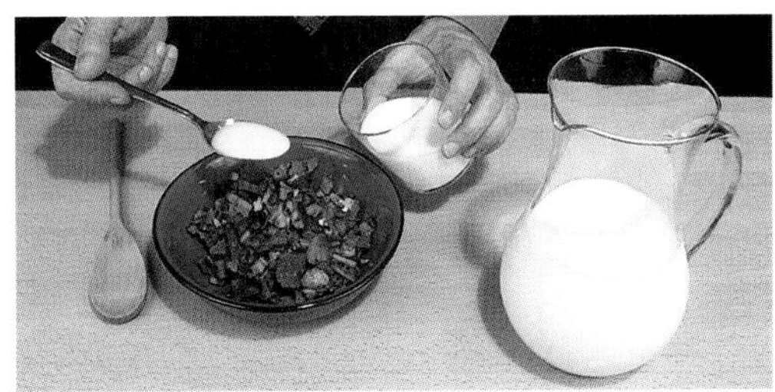

1. Picar bien la borraja y ponerla en un bol, añadiendo la leche.

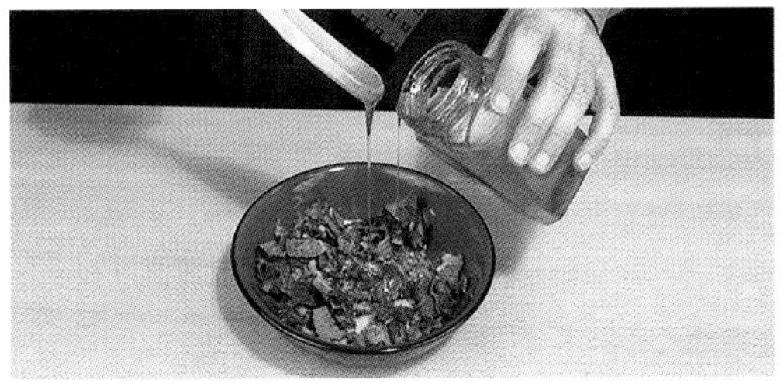

2. Añadir la miel, y remover los ingredientes con una cuchara de madera.

FORMA DE TOMARLA

- Tomar de tres a seis cucharaditas al día, dependiendo de la intensidad del problema.
- Continuar tomando la leche durante siete días.

RECETA 2

Infusión de melisa contra los nervios

Una infusión de melisa ayuda a mitigar las tensiones nerviosas que se sufren ante situaciones de compromiso, como un examen, una entrevista de trabajo o de negocios, etc.

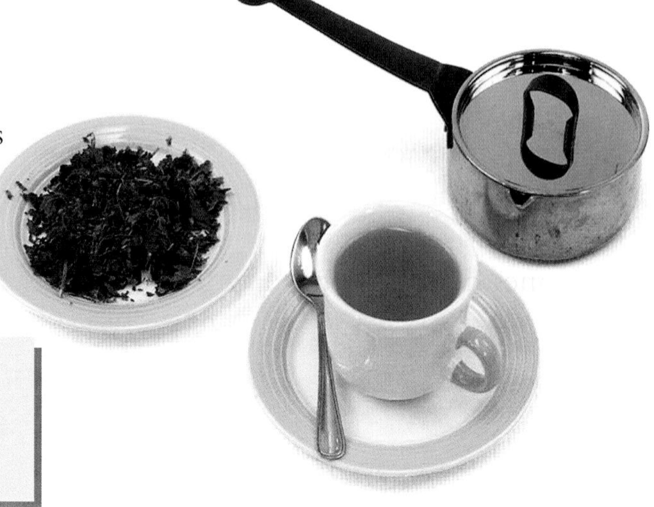

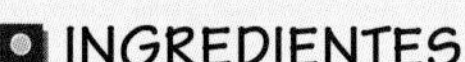

INGREDIENTES

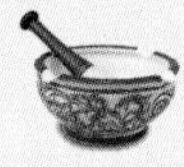

- 1 pizca de melisa
- 1 vaso de agua

PREPARACIÓN

Echar la melisa al agua hirviendo y dejar reposar unos minutos. A continuación, colar y verter en un vaso.

FORMA DE TOMARLA

La infusión, que puede tomarse fría o caliente, debe ingerirse una hora antes del examen, entrevista o compromiso.

PLANTAS MEDICINALES

MIRÍSTICA

La mirística es originaria de las Molucas (Indonesia) y se cultiva en muchas regiones tropicales de Asia. Este árbol proporciona dos especias diferentes. Una es la nuez moscada en sí, que es la semilla del árbol. La otra es la macia, carne de intenso sabor que rodea la semilla. La nuez moscada se emplea como condimento y aromatizante, y proporciona un aceite esencial usado en farmacia. Además, la nuez moscada forma parte de numerosos remedios tradicionales que intentan mitigar los nervios crispados, el mal carácter y los altibajos emocionales.

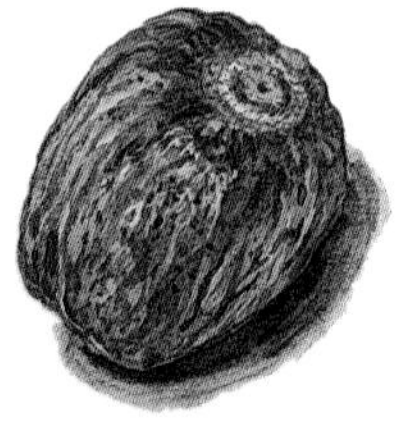

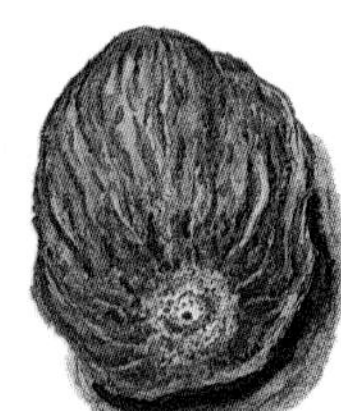

CONSEJOS DE LA ABUELA...

LA NUEZ MOSCADA

La nuez moscada ha sido utilizada durante generaciones como condimento culinario, pero también como remedio contra la tensión nerviosa, la melancolía y la tristeza, la neurastenia, y para dulcificar el carácter. Para aliviar estos síntomas, colocarse una nuez moscada sobre la cabeza, cubriéndola con un gorro.

TÉCNICA DE RELAJACIÓN

Tomar aire por un orificio nasal y expulsarlo por el otro durante un minuto, usando el dedo como tapón. Repetir el ejercicio a la inversa, invirtiendo el ritmo de inspiración/espiración.

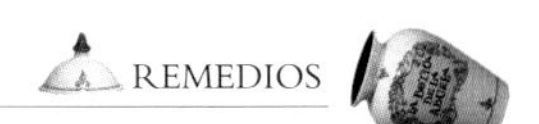

El cuidado de los oídos

El dolor de oídos (otitis) por infección de bacterias es muy frecuente en los niños, y suele producirse en los meses fríos. En los adultos los problemas surgen cuando un catarro, que ha producido mucosidad abundante, provoca que la infección llegue hasta el oído interno, causando dolor, zumbidos desagradables e incluso vértigo. Otro problema bastante común, y de más fácil solución, son los tapones causados por el exceso de cera en el conducto del oído.

RECETA 1

Aceite de enebro para la otitis

Esta receta a base de aceite de enebro, capaz de aliviar el dolor provocado por la otitis, se puede preparar de forma rápida y sencilla.

INGREDIENTES

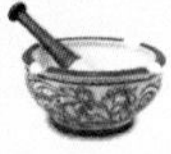

- 1 frasquito con cuentagotas
- 1 l de agua
- bayas de enebro
- aceite de oliva de primera presión

FORMA DE USARLO

- Calentar previamente el aceite, poniendo el frasco bajo el agua caliente del grifo durante unos minutos.
- Echar tres gotas en el oído, tapándolo con un algodón para retener el aceite.

CURIOSIDADES DE LA BOTICA

Los pies mojados o húmedos pueden ser indicadores de que se sufre otitis.

Cerca de los oídos están las meninges, por eso es tan delicado el dolor de oídos.

PREPARACIÓN

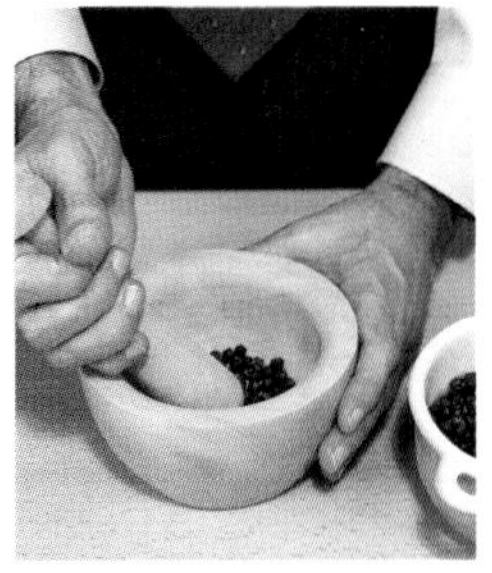

1. Llenar con bayas de enebro la tercera parte de un frasquito pequeño de 75 cc. Seguidamente, ponerlas en un mortero y aplastarlas un poco.

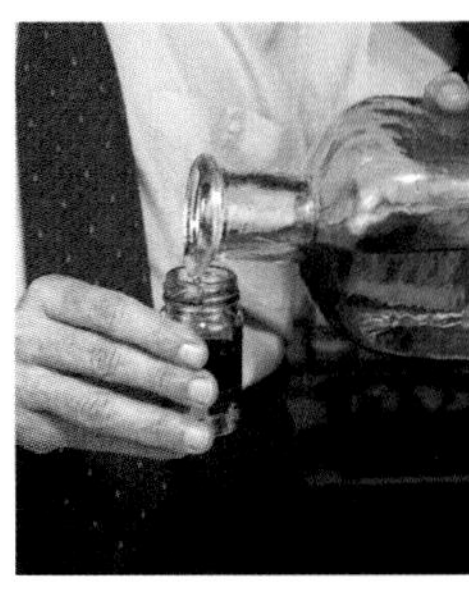

2. Volver a meterlas en el frasquito, y llenarlo con el aceite de oliva de primera presión (frío).

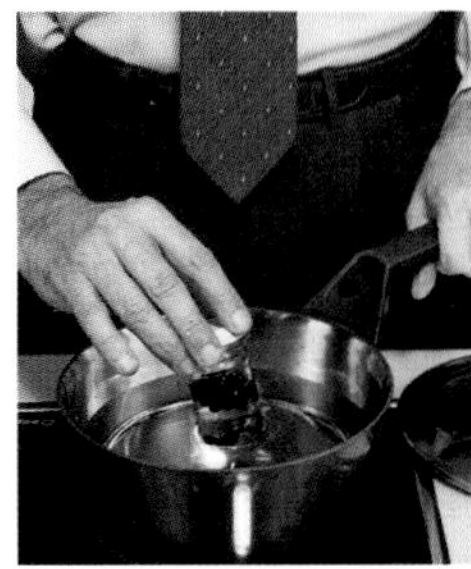

3. Cerrar el frasquito y ponerlo en el agua, a baño María, durante dos horas. Dejar macerar nueve días, durante el día en un lugar seco y oscuro, y por la noche, al sereno.

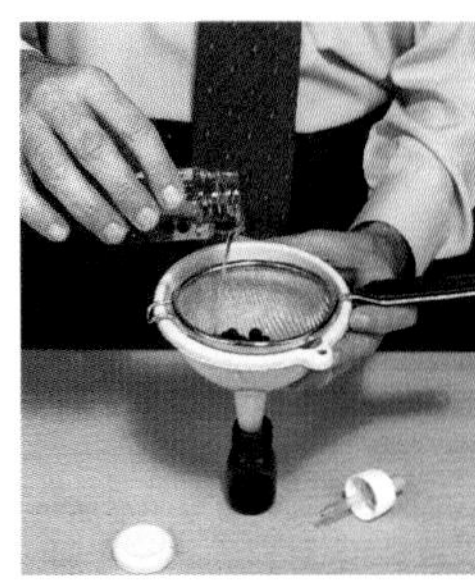

4. Pasados los nueve días, colar y pasar el aceite a un frasco con cuentagotas.

● RECETA 2 ●

Gotas de zumo de cebolla

Con la aplicación en el oído de unas gotas de zumo de cebolla pueden eliminarse los acúfenos, los molestos zumbidos que se oyen sin que ningún estímulo exterior los provoque.

INGREDIENTES

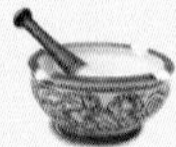

- 1 cebolla
- una gasa o un trapo fino
- una cuchara metálica
- un cuentagotas

PREPARACIÓN

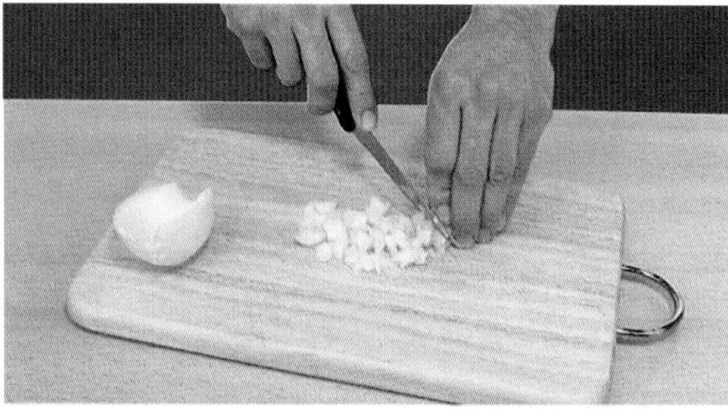

1. Extraer el corazón de una cebolla y picarla bien.

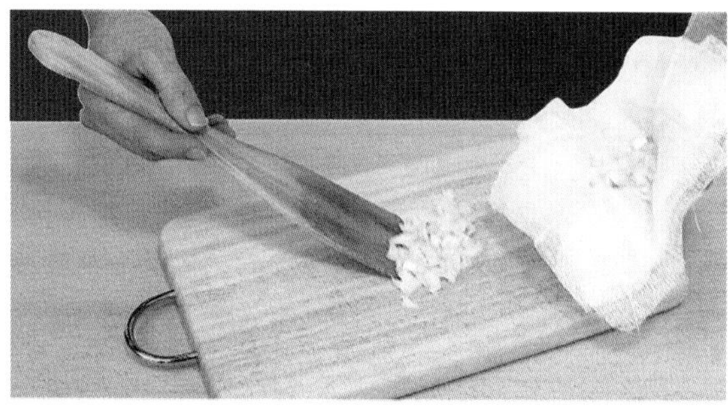

2. Colocar sobre una gasita en varios pliegues.

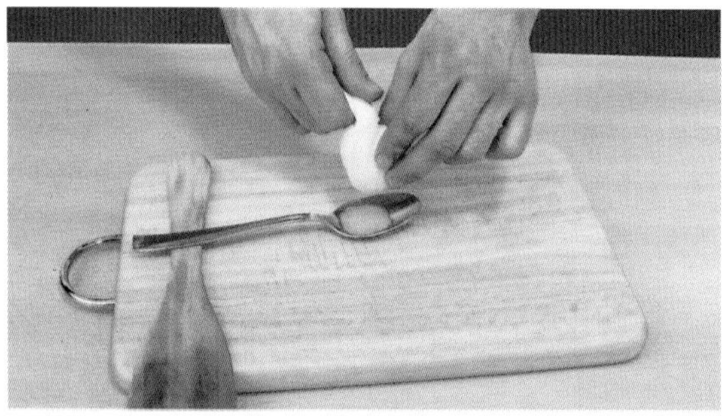

3. Envolver y escurrir la gasa para extraer el jugo, que debe dejarse caer sobre una cuchara metálica, previamente calentada con agua.

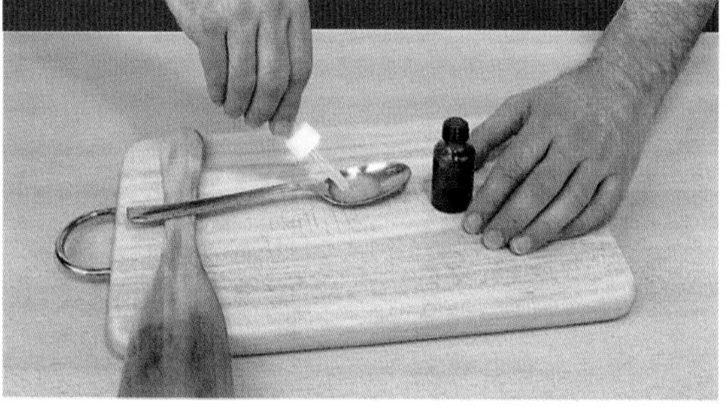

4. Verter el preparado en un cuentagotas, para poder administrarlo con la precisión adecuada.

FORMA DE USARLAS

- Con un cuentagotas, introducir dos o tres gotitas directamente en el oído en el que se tenga el zumbido.
- Tapar el oído con un algodón y dejarlo tapado toda la noche.
- Si los zumbidos se oyen en los dos oídos, las gotas deben aplicarse sobre ambos.
- Aunque los zumbidos suelen desaparecer al día siguiente, si no es así se puede mantener el tratamiento mientras duren las molestias.

CONSEJOS DE LA ABUELA...

ZUMBIDO EN LOS OÍDOS

Tomar un vaso en ayunas y otro al acostarse, durante sesenta días, de una infusión en medio litro de agua, con un limón troceado, tres cucharadas de pipas de girasol y una cucharada de miel pura.

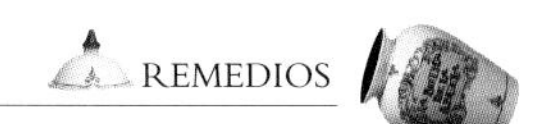

El cuidado de los ojos

Dependemos tanto del sentido de la vista que, muchas veces, la alarma que causa cualquier problema en los ojos es desproporcionada. Mientras que conocemos y usamos métodos para limpiar y cuidar la boca, los oídos o la nariz, no dedicamos las mismas atenciones al cuidado de los ojos. Sin embargo, existen soluciones en forma de baños y de colirios naturales que permiten realizar una correcta higiene de los ojos.

REMEDIO 1

Cocción de semillas de hinojo

La cocción de semillas de hinojo es de gran utilidad para hacer lavados oculares y, así, combatir los puntos negros o «moscas» en los ojos.

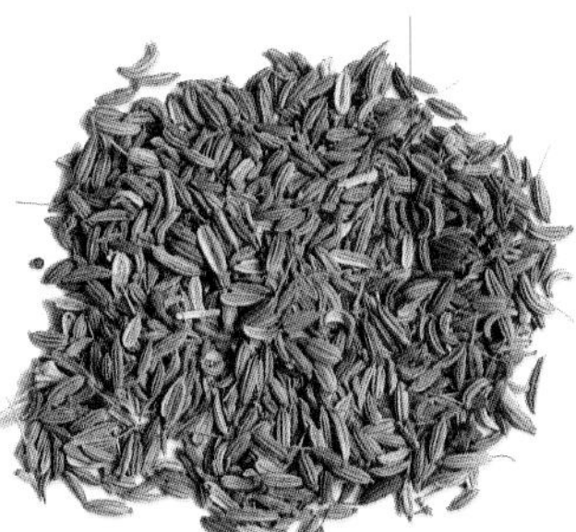

INGREDIENTES

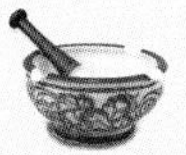

- 1 cucharadita de semillas de hinojo
- agua destilada

PREPARACIÓN

- Cocer, durante tres minutos, una cucharadita de semillas de hinojo en agua destilada.
- Dejar reposar durante diez minutos.
- Colar y llenar medio vasito estrecho.

FORMA DE APLICARLA

- Hacer lavados oculares tres veces al día.
- Aplicarse unas gotitas dentro del ojo al despertar y antes de acostarse.

REMEDIO 2

Baño ocular de manzanilla

El baño de manzanilla está especialmente indicado para los casos de conjuntivitis y de orzuelos.

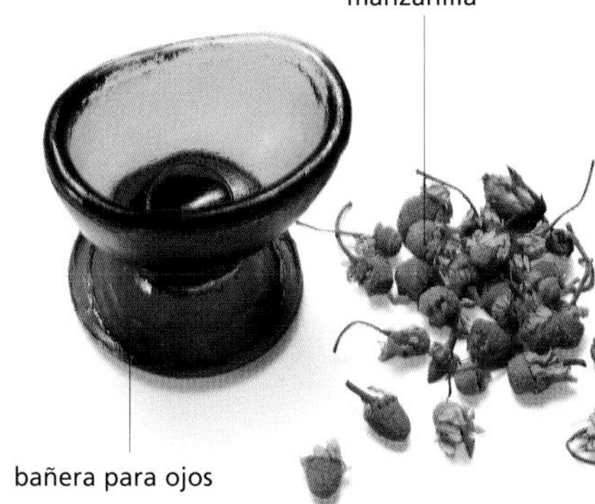

INGREDIENTES

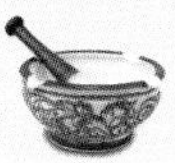

- 1 pizca de manzanilla
- 1 vaso de agua

PREPARACIÓN

Llenar media bañerita para ojos, o en su defecto medio vaso de los de jerez, con una infusión de manzanilla templada.

FORMA DE APLICARLO

- Acoplar la boca del vasito a la cavidad del ojo y llevar la cabeza hacia atrás sin que éste se mueva.
- Abrir el ojo y dejar que la manzanilla penetre en él durante un minuto, girando el globo ocular en círculo para que lo bañe bien.

REMEDIO 3

Cataplasma de manzana reineta

Este remedio es ideal para los ojos enrojecidos e irritados y para los párpados inflamados.

INGREDIENTES

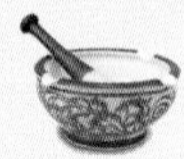

- 1 manzana reineta
- ½ l de agua

PREPARACIÓN

- Hervir en medio litro de agua la manzana reineta, previamente lavada y troceada.
- Cuando la manzana esté blanda, colar y dejar enfriar.

FORMA DE APLICARLA

El tratamiento consiste en aplicar la pulpa generosamente sobre los ojos cerrados y su contorno, dejándola actuar durante veinte minutos.

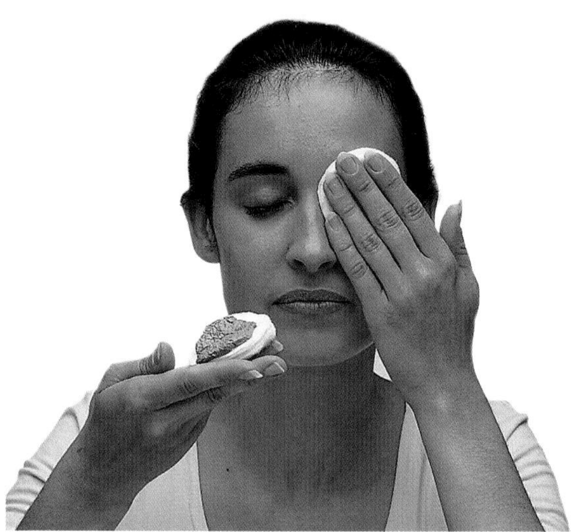

CONSEJOS DE LA ABUELA...

MIRARSE AL ESPEJO

Un método para limpiar y embellecer los ojos, que además los llenará de energía, consiste en ponerse delante del espejo y, mirándose el iris, hacer girar los ojos. Además de este ejercicio de gimnasia ocular es bueno parpadear y hacer respiraciones profundas antes de cada movimiento de los ojos.

REFRANES Y CITAS

«El mejor colirio para vuestros ojos son vuestras propias lágrimas, los limpian y los ponen muy bonitos».

CURIOSIDADES DE LA BOTICA

La mejor forma de que los niños no tengan legañas es evitar que coman chucherías y dulces.

Las dificultades visuales en los niños pueden dar lugar a problemas de desarrollo intelectual. Es frecuente que los niños con problemas visuales tengan dolores de cabeza, dolores oculares, irritación de los ojos, etc.

Para cuidar su salud ocular, los niños deben descansar al menos cinco minutos cada media hora de estudio, para variar la distancia de enfoque de la vista.

Las paperas

La enfermedad conocida como paperas se presenta sobre todo en niños y en adolescentes, aunque no hay que descartar la posibilidad de que los adultos la padezcan. A pesar de su aparatosidad, suele remitir en una o dos semanas. Hoy en día hay que desterrar la vieja idea de que, por haber padecido paperas, un niño puede quedar estéril. En la actualidad, esta situación sólo se produce en contadísimos casos, cuando no existe un control médico adecuado.

REMEDIO

Cataplasma de col y miel

Una cataplasma de col y miel, muy fácil de preparar y altamente eficaz, puede ayudar a disminuir los síntomas de las paperas y hacer más llevadera la enfermedad.

INGREDIENTES

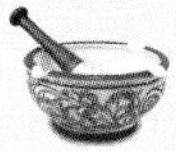

- 250 g de col
- 4 cucharadas de miel de azahar
- un paño de algodón

PREPARACIÓN

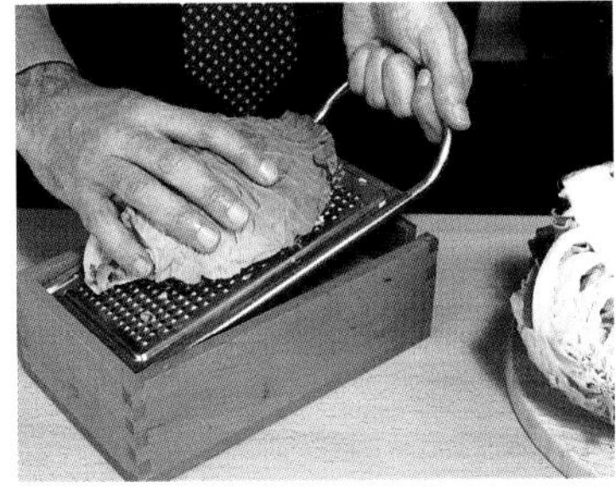

1. Rallar la col con un rallador fino.

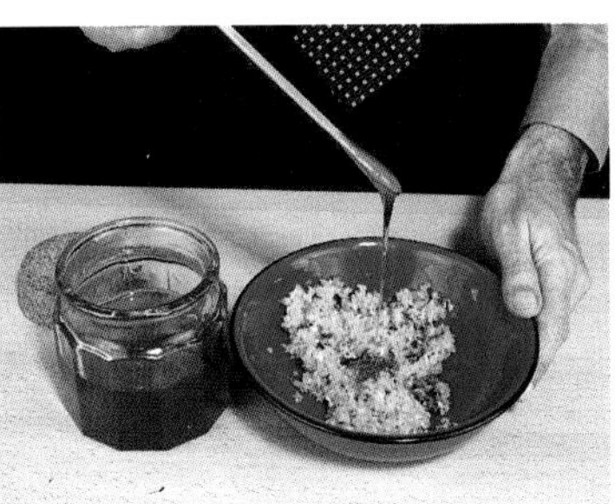

2. Mezclar la col rallada con la miel en un plato.

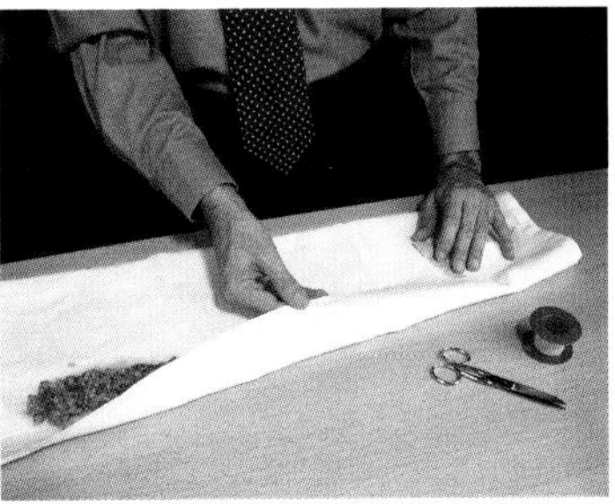

3. Extender la mezcla sobre un paño de algodón, y cerrarlo con un esparadrapo.

FORMA DE APLICARLA

- Aplicar la cataplasma sobre las paperas, cerrando el paño con un nudo sobre la cabeza.
- Mantener la cataplasma durante toda la noche.
- Repetir el tratamiento durante dos o tres días, cambiando la cataplasma cuando se caliente el trapo.

CONSEJOS DE LA ABUELA...

RECOMENDACIONES

- Tomar cada día un vaso de zumo de zanahoria.
- Tomar caldo de borraja en lugar de agua.
- Evitar el consumo de dulces y azúcar.
- Guardar cama.

El parto

El parto es el proceso de expulsión al exterior del feto y la placenta. A pesar de que se asocia con el dolor, hoy en día hay técnicas médicas y ejercicios preparatorios que permiten pasar por este acontecimiento de manera mucho menos traumática. Después del parto, el cuerpo queda, sin lugar a dudas, resentido. Aquí se proponen dos remedios para favorecer el alumbramiento y facilitar la recuperación de la madre.

REMEDIO 1

Pasta de laurel

De manera rápida y sencilla, se puede preparar un emplasto de laurel para favorecer la dilatación de la parturienta.

INGREDIENTES

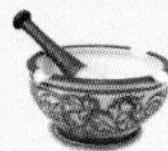

- 50 hojas de laurel
- 2 cucharadas de aceite
- 1 gasa

PREPARACIÓN

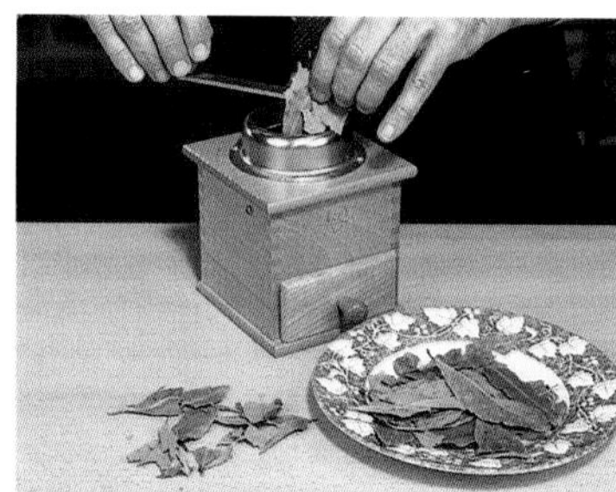

1. Moler las hojas secas de laurel, muy finas, en un molinillo manual.

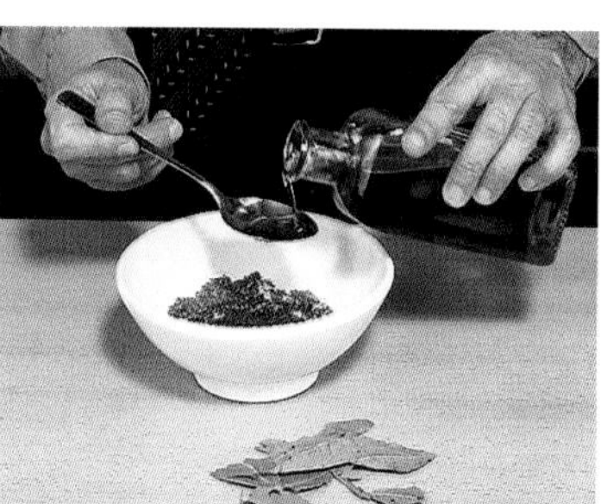

2. Introducir el laurel molido en un tazón de porcelana, y añadir el aceite.

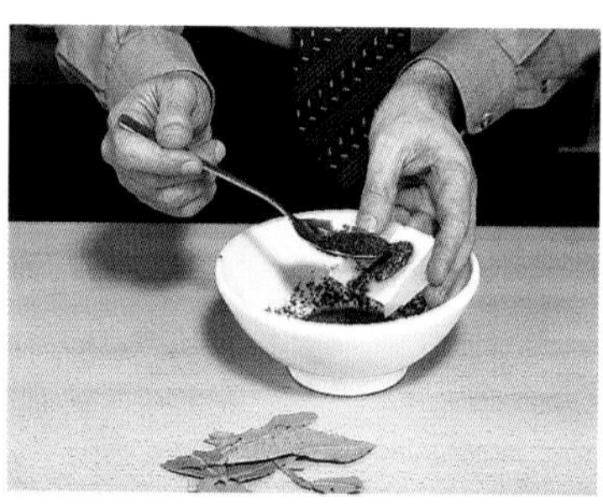

3. A continuación, revolver la pasta hasta que quede homogénea.

PLANTAS MEDICINALES

LAUREL

El laurel crece espontáneamente tanto en climas fríos como templados y, más comúnmente, en lugares altos. La parte más utilizada, tanto como hierba aromática en la cocina como para uso medicinal, es la hoja, que se recolecta durante todo el año. Entre sus cualidades, cabe destacar su eficacia para regular la menstruación. Tiene propiedades digestivas de efecto astringente, tonificante y ligeramente excitante.

FORMA DE USARLA

- Extender una cucharada del emplasto sobre una gasa y pegarla en el ombligo de la embarazada, cuando empiezan los dolores o cuando entre las contracciones medien unos tres cuartos de hora.

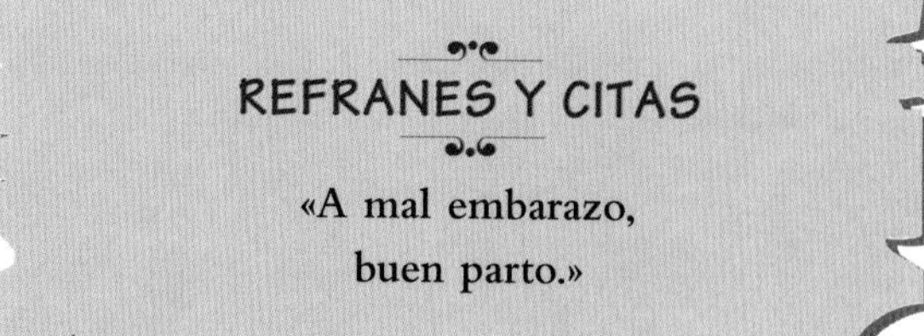

REFRANES Y CITAS

«A mal embarazo, buen parto.»

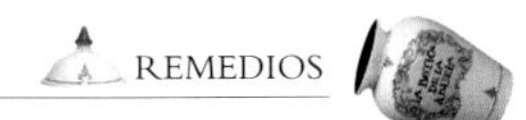

● REMEDIO 2 ●

Cataplasma de maíz para el dolor posparto

Este remedio resulta muy eficaz para paliar los entuertos, dolores que aparecen en el vientre de algunas mujeres después del parto, hasta que la matriz vuelve a su posición.

INGREDIENTES

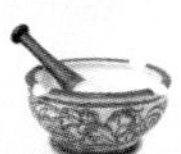

- 2 o 3 tazas de granos de maíz
- 1 trapo de hilo o algodón

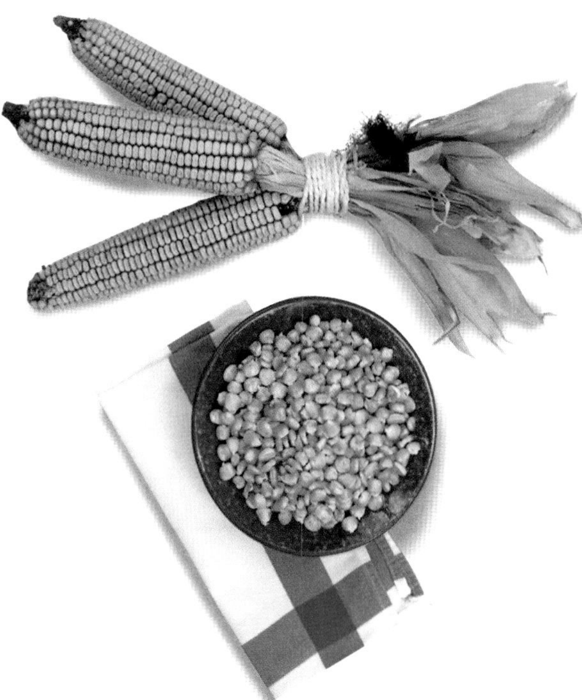

PREPARACIÓN

Envolver el maíz, en forma de almohadilla, dentro del trapo y calentarlo en el horno.

FORMA DE APLICARLA

- Aplicar la cataplasma caliente sobre el bajo vientre, y mantener caliente entre una y dos horas.
- Repetir el proceso dos o tres días.

● PLANTAS MEDICINALES ●

MAÍZ

El maíz se cultiva en diversos países de climas templados. Florece desde finales de la primavera a principios de otoño, según la zona. Las mazorcas se recogen cuando empiezan a asomar por el extremo de las espatas, y se desecan en un lugar aireado, sombrío y seco. El maíz se utiliza para aliviar los dolores en la matriz posteriores al parto, para combatir la hinchazón de las piernas, contra las inflamaciones en general, y como diurético.

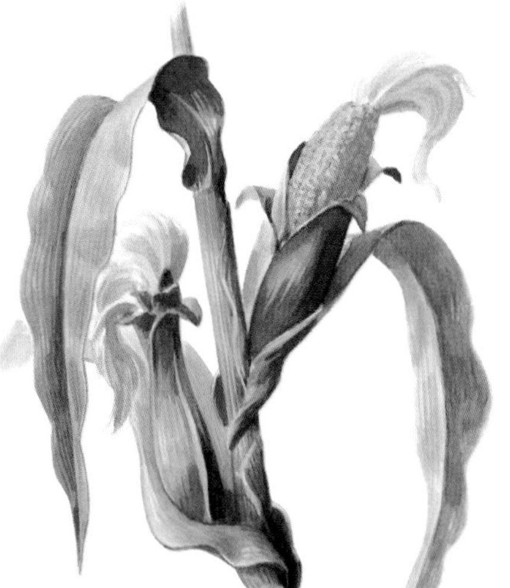

CURIOSIDADES DE LA BOTICA

Según la tradición, si pedimos a una mujer embarazada que nos muestre sus manos, y ella lo hace con las palmas hacia arriba, eso significa que el futuro bebé será niña. Si nos enseña sus palmas hacia abajo, el bebé será un niño.

REFRANES Y CITAS

«La enfermedad no existe, existe la persona enferma.»

EFECTOS BENEFICIOSOS DE LOS PASEOS A PIE

Coger el tren de san Fernando, «un rato a pie y el otro andando», es lo más saludable que se puede hacer si se quiere estar en buena forma fisica. Las condiciones de vida actuales, que obligan a vivir a un ritmo acelerado, hacen que no sólo se dependa del reloj, sino también, que se abuse de los transportes, de manera que uno se puede pasar todo el día de un lado para otro sin apenas haber ejercitado para nada las piernas.

Estar muchas horas de pie o sentado anquilosa el cuerpo, de manera que los músculos y las articulaciones, así como el sistema óseo, se van deteriorando por falta de movimiento. Hay que usar las piernas porque, haciéndolo, se ejercitan otras partes del cuerpo y se facilita el bombeo de una pieza clave del organismo: el corazón. No hay que olvidar que una de las causas principales del infarto de miocardio es el sedentarismo.

CAMINAR PARA MANTENERSE EN FORMA

Son muchas las personas que se sienten incapaces de ser constantes a la hora de realizar un determinado esfuerzo fisico. No les gusta el deporte y son muy perezosas cuando se trata de de apuntarse a un gimnasio. Pero no hay excusas que valgan, porque caminar es uno de los ejercicios más completos que existen y practicarlo a menudo no supone ningún tipo de sacrificio.

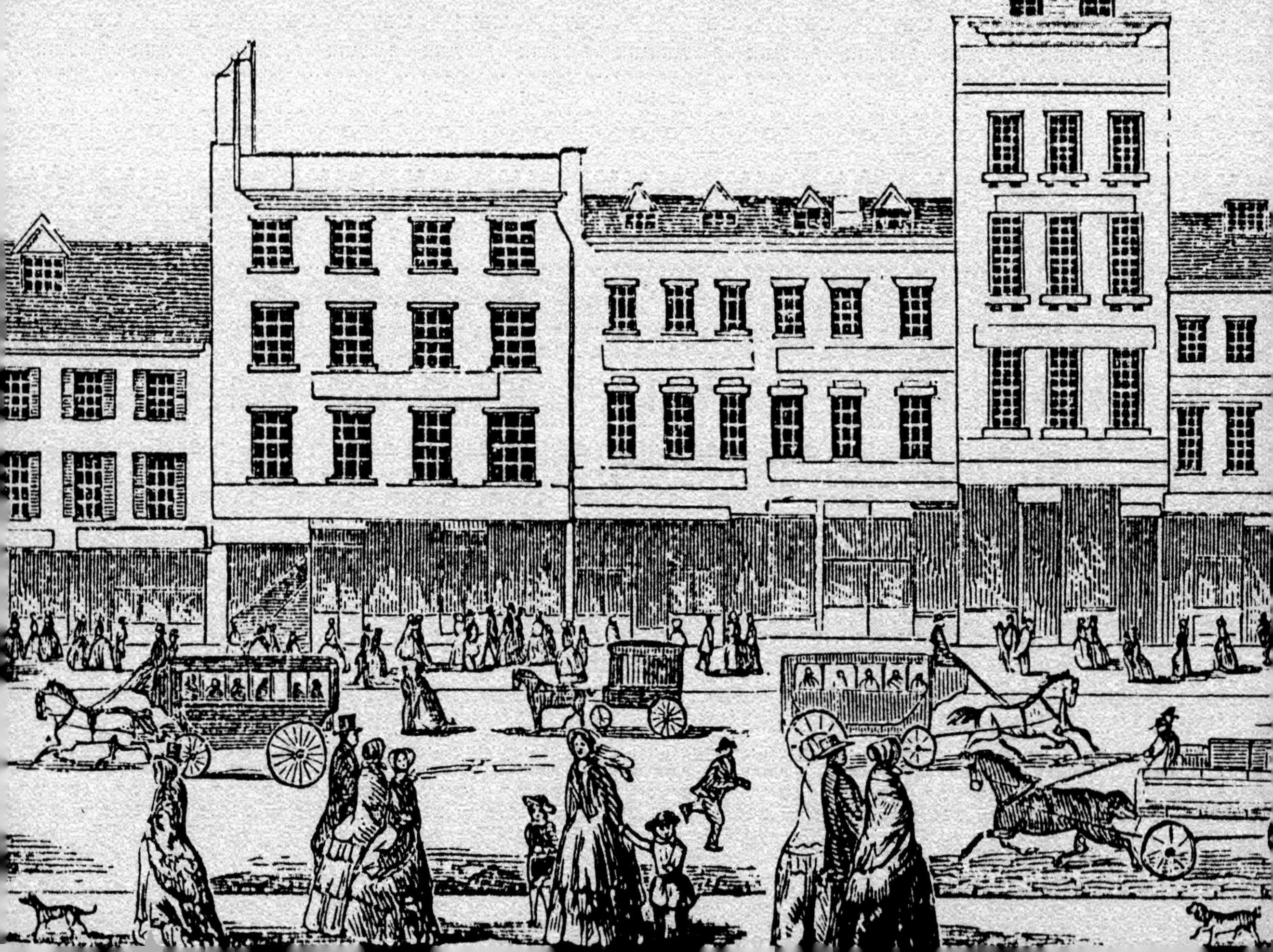

UN RATO CADA DÍA

Un paseo diario de unos veinte minutos, más alguna pequeña cuesta arriba o la subida de un tramo de escaleras, son suficientes para activar la circulación sanguínea y facilitar el mantenimiento de un buen ritmo cardíaco, desentumecer los huesos y ejercitar los músculos. Lo importante es pasear diariamente y a un ritmo constante; no es necesario correr. Si no se tiene tiempo de dar paseos tan largos, hay que añadir a la rutina diaria la costumbre de caminar. Sólo hay que ser constante y «desengancharse» del coche o del transporte público.

Caminar no sólo contribuirá a favorecer la forma física, sino que también puede ayudar a mantener una mayor serenidad mental y a relajarse, siempre que se haga sin prisas y se aproveche para respirar profundamente.

LA SALUD DE LOS PIES

Cuando se anda es importante hacerlo con un calzado cómodo que se adapte perfectamente al pie. Resulta ideal y muy beneficioso, cuando la ocasión lo permite, caminar descalzo, especialmente sobre la hierba o la arena de la playa. Tampoco está de más caminar descalzo en casa.

También es recomendable andar en el agua fría, a la orilla del mar, en un arroyo o río e, incluso, en la bañera. Lo importante es mover los pies, sacándolos y metiéndolos en el agua. Este ejercicio debe hacerse como mínimo durante quince segundos y hasta un minuto, según la temperatura del agua. El proceso de subir y bajar los pies favorece la circulación de la sangre.

Otro buen consejo es andar sobre la hierba en las primeras horas de la mañana, antes de que el sol seque el rocío depositado sobre ella, o sobre la arena húmeda del mar.

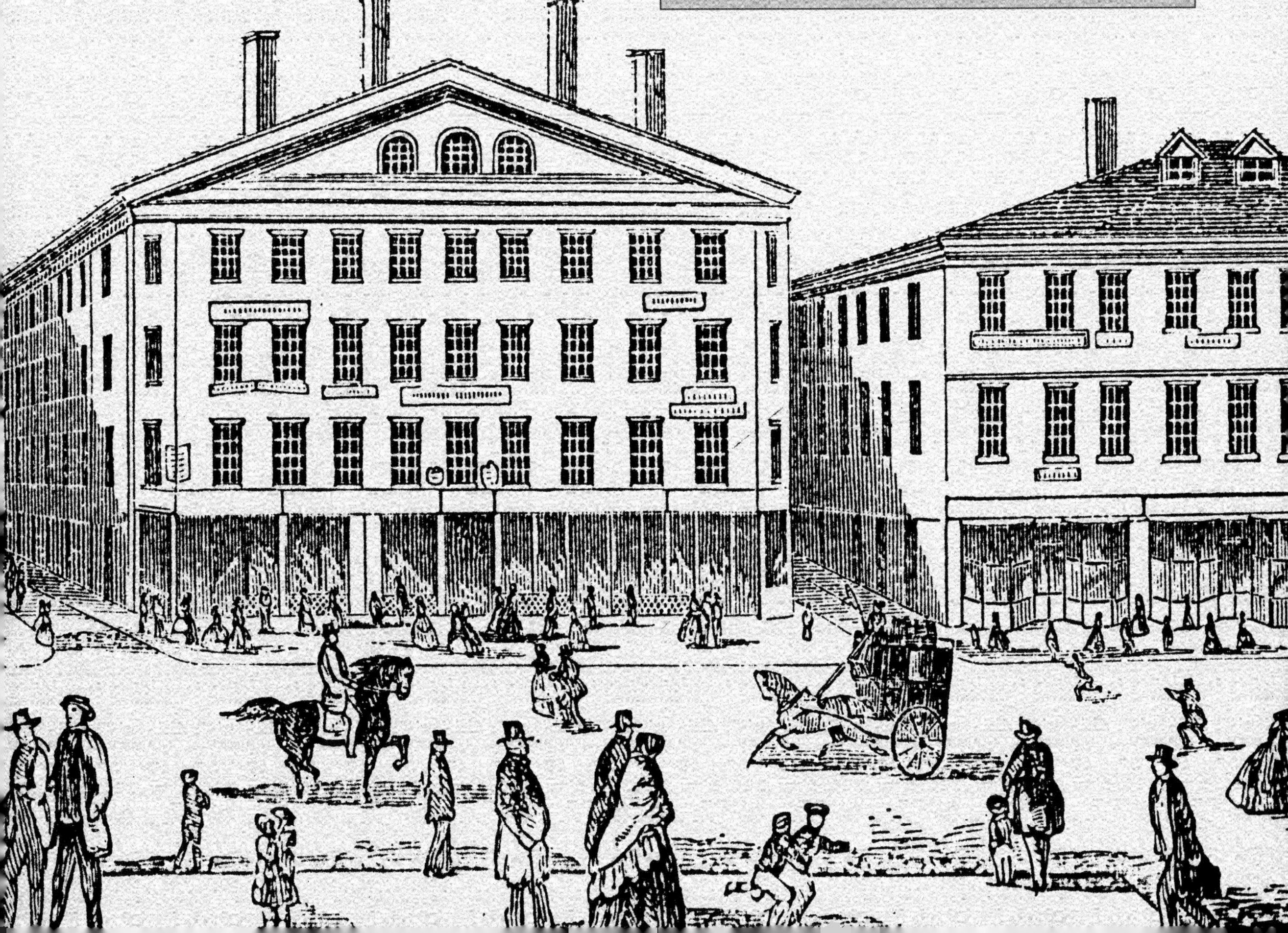

El exceso de peso

El exceso de peso o la obesidad son trastornos relacionados con la alimentación, muy frecuentes en los países desarrollados. Existen numerosas causas que pueden provocar obesidad. Sin olvidar los factores hereditarios u hormonales, hay que considerar la vida sedentaria y la sobrealimentación como sus causas principales. Sea cual fuere el origen de esta enfermedad, el único tratamiento eficaz es el cambio de hábitos alimentarios y la práctica habitual de ejercicio físico.

DIETA 1

Desayuno ideal

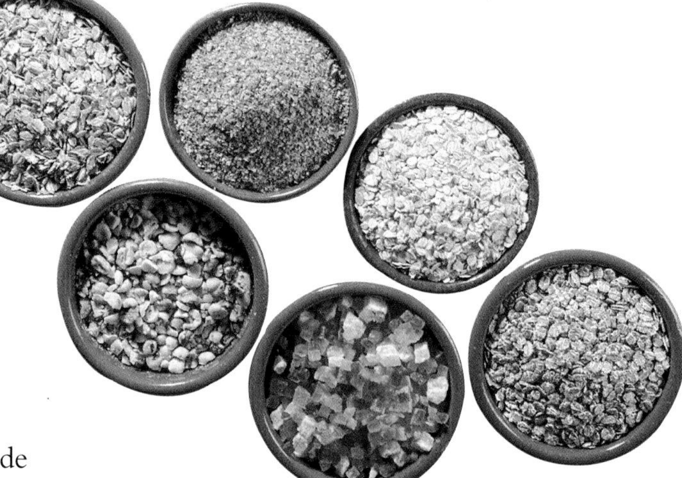

Debido al funcionamiento del cuerpo, al levantarse no conviene tomar frutas de ningún tipo, pero menos las ácidas. Por el contrario, a esa hora se asimila mejor el dulce. Si se quiere comer fruta, hay que esperar dos horas después de haber ingerido el primer alimento del día. En cualquier caso, el desayuno debería ser la comida más importante del día.
A continuación se muestra una propuesta de desayuno sana y suficientemente energética.

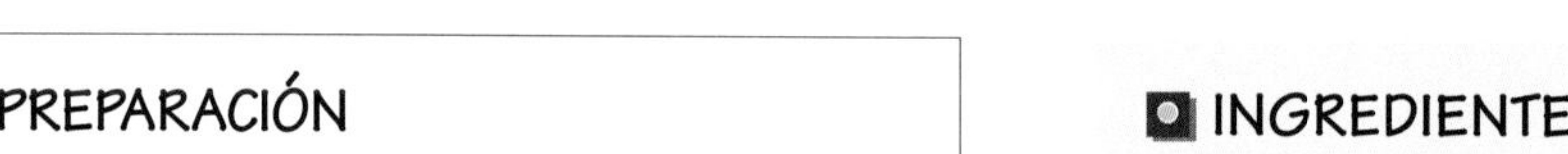

PREPARACIÓN

El muesli puede comprarse preparado o hacérselo uno mismo mezclando copos de distintos tipos de cereales y frutas deshidratadas. Si se prepara en casa, contendrá menos azúcar. Es importante que la mezcla tenga la misma cantidad de cada uno de los cereales que de fruta.

INGREDIENTES

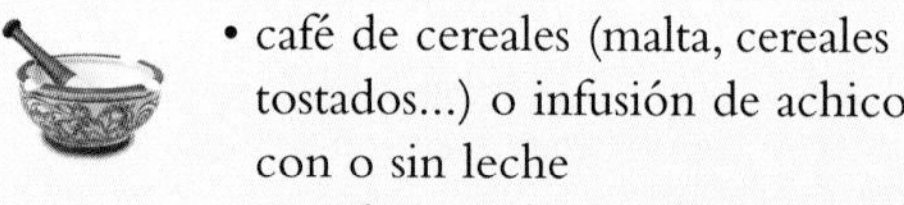

- café de cereales (malta, cereales tostados...) o infusión de achicoria, con o sin leche
- muesli (cereales laminados y frutas deshidratadas)
- pan integral tostado
- margarina o mermelada
- bizcochos o repostería hecha con harinas integrales

FORMA DE TOMARLO

El muesli deberá tomarse con leche o con yogur, no con zumo de frutas. Como sustituto de la leche de vaca puede tomarse leche de almendras, de soja o cualquiera de las leches vegetales que se pueden encontrar en el mercado. La ventaja de éstas es que suelen tener menos grasas.

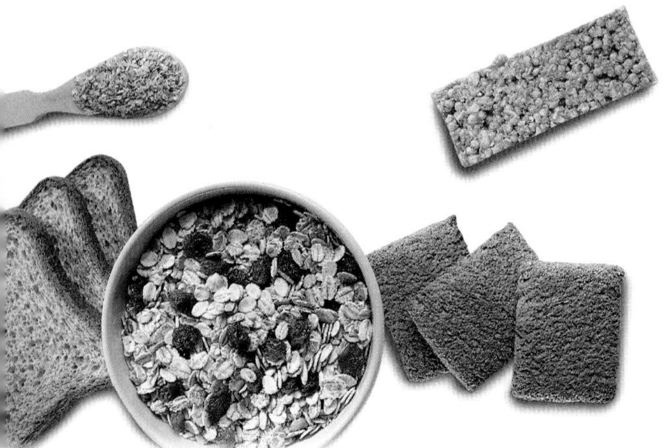

● MASAJE ●

Huesos de aguacate para la celulitis

La celulitis, esta piel de naranja que aparece cuando se pellizca la piel de las caderas, tan temida por la mayoría de las mujeres, suele ser un trastorno añadido relacionado con la obesidad. La causa es el exceso de una hormona femenina que aumenta la retención de líquidos. Realizar un masaje diario con huesos de aguacate es un buen remedio contra las tan odiadas bolsas de grasa.

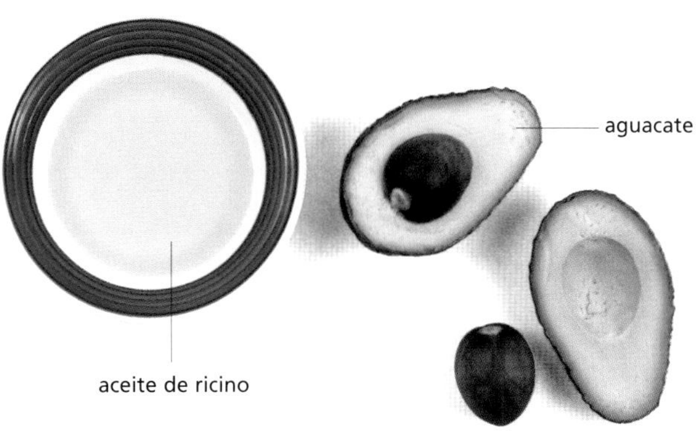

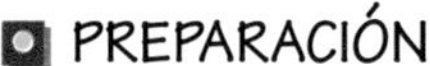

PREPARACIÓN

Cortar el aguacate y extraer el hueso sin limpiarlo. El masaje debe darse con los restos del fruto adheridos al hueso. Los huesos servirán para tres o cuatro sesiones, hasta que estén limpios de adherencias.

FORMA DE HACERLO

- Impregnar las zonas celulíticas con aceite de ricino.
- Tomar dos huesos de aguacate en una mano y hacer un masaje friccionando en círculo, en ambos sentidos y en dirección ascendente, tanto el canal que separa muslo y glúteo como el canal interno que asciende hasta la ingle.
- Si el aceite se absorbe, volver a untar.

● DIETA 2 ●

Consejos generales sobre la dieta

Existen gran variedad de dietas de adelgazamiento. Los problemas serios de obesidad deben ser tratados por el endocrino, que recetará en cada caso la dieta más adecuada; sin embargo hay unos consejos generales sobre la alimentación que toda persona con tendencia a engordar puede seguir sin perjudicar su salud.

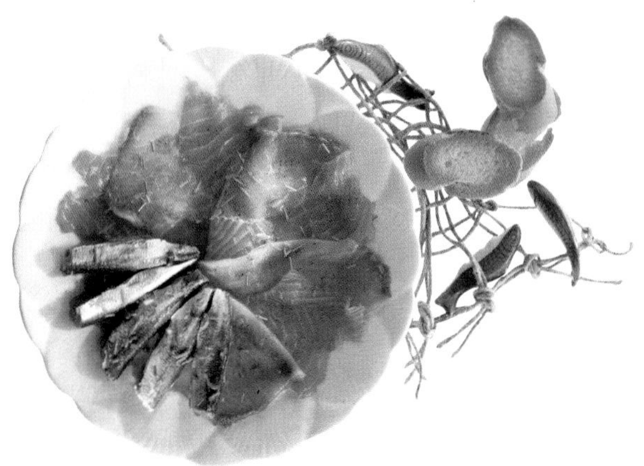

Primer plato
Tanto en la comida como en la cena no deberán mezclarse dos alimentos fuertes. Así, para el primer plato podrá escogerse entre ensaladas vegetales, verduras (sin patata) o fruta.

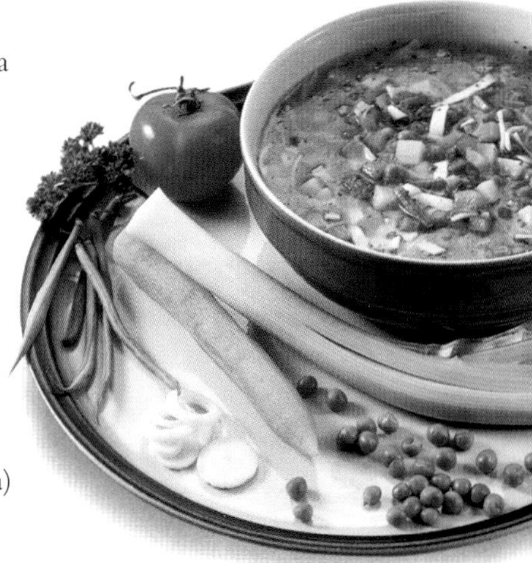

Segundo plato
Para el segundo plato se podrá optar entre uno, y sólo uno, de los siguientes alimentos:

- carne sin guarnición
- pescado sin guarnición
- huevos escalfados, duros, pasados por agua o cocinados sin aceite
- cereales
- legumbres
- pasta integral (sólo aderezada con vegetales)

No deberá tomarse ningún otro alimento después del segundo plato.

Los cuidados de la piel

La piel es la parte más externa del cuerpo, su envoltura y su «escudo». A través de la piel se expulsan al exterior humores y toxinas, y se absorben los rayos de sol, el aire e incluso el agua. La piel protege de las inclemencias externas y regula la temperatura del cuerpo. Es importante que los productos utilizados para la higiene no sean agresivos. Muchos jabones y desodorantes son excesivamente fuertes y resecan la piel. En cambio, hay numerosos remedios naturales que pueden ayudar a revitalizar y cuidar la piel sin dañarla.

REMEDIO 1

Loción de hierbas revitalizadora

Con hierbas y plantas medicinales y un poco de alcohol es fácil y muy asequible preparar la siguiente loción, muy útil para revitalizar la piel dañada por efecto del sol, por exceso de grasa o reseca.

INGREDIENTES

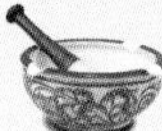

- 1 l de alcohol de melaza
- 1 limón y 1 zanahoria
- 2 pizcas de tomillo
- 2 pizcas de espliego o lavanda
- 2 pizcas de árnica
- 2 pizcas de romero

PREPARACIÓN

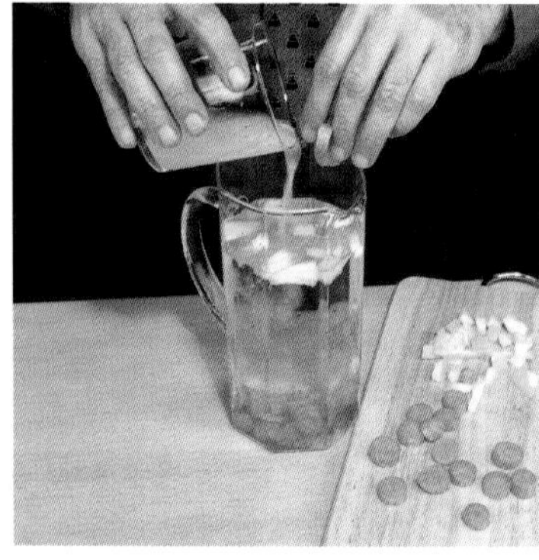

1. Verter el alcohol en un tarro grande de cristal. Añadir la pulpa de limón y su corteza picada en pequeños trozos, y la zanahoria cortada en rodajas o rallada.

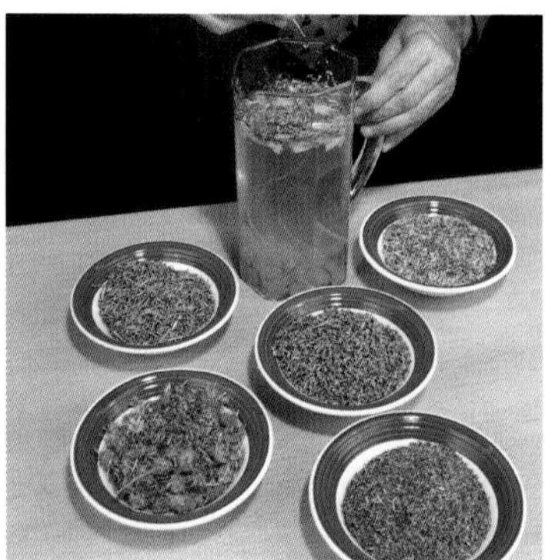

2. Agregar las pizcas de plantas, remover con una cuchara de madera y dejar macerar en un tarro cerrado herméticamente, en el exterior, durante nueve días. Agitar dos o tres veces al día.

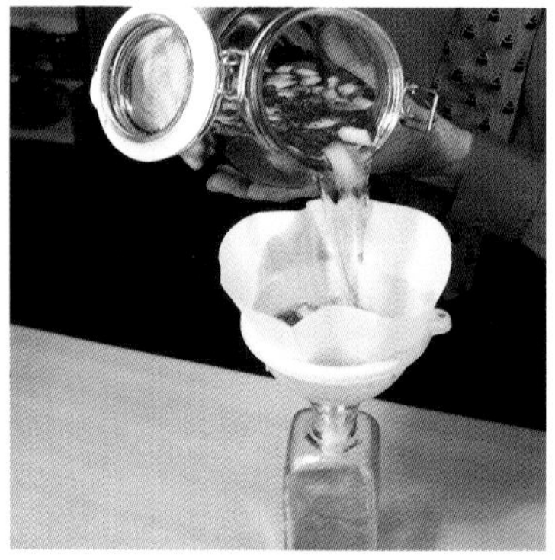

3. Al décimo día colar la mezcla con un filtro de papel o una gasa y guardar el líquido en una botella.

FORMA DE APLICARLA

Aplicar la loción obtenida, dando un masaje en todo el cuerpo después del baño o la ducha.

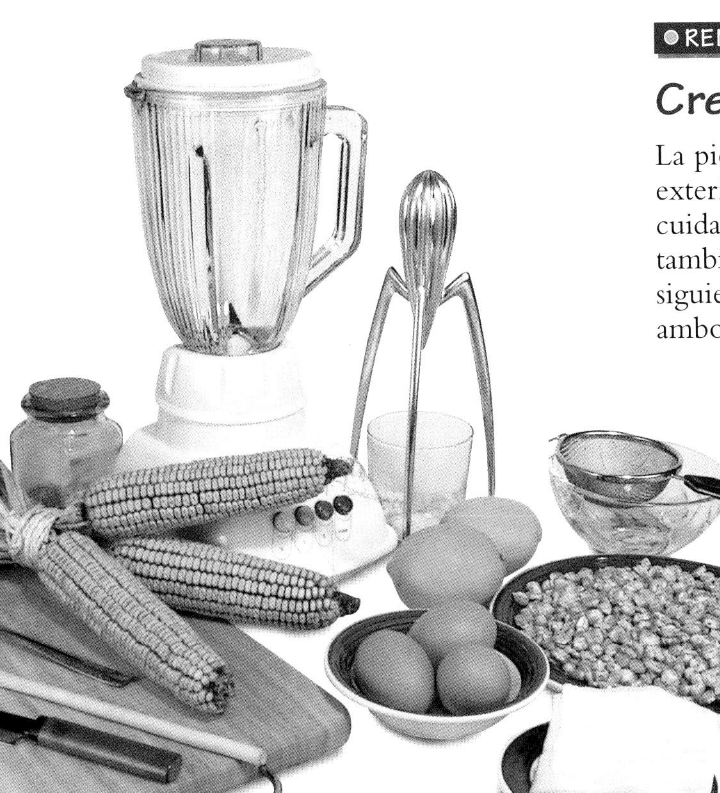

REMEDIO 2

Crema de maíz

La piel, por su exposición a todos los agentes exteriores, suele ensuciarse mucho. Para cuidarla, no sólo debemos limpiarla sino que también es necesario hidratarla. Con la siguiente crema hidratante obtendremos ambos efectos.

INGREDIENTES

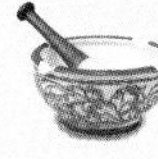

- 2 mazorcas de maíz
- 1 clara de huevo
- 1 cucharada de aceite de oliva
- el zumo de 1 limón

PREPARACIÓN

- Desprender los granos de maíz.
- Ponerlos en la batidora con el zumo y la clara de huevo.
- Batir un poco y añadir una cucharada pequeña de aceite de oliva.
- Volver a batir dos minutos más.
- Pasar la mezcla por un colador metálico a un bol, ayudando con una cuchara de madera.
- Filtrar de nuevo con una gasa para que no queden partículas, apretando la gasa al final.
- Guardar en un tarro de cristal.

FORMA DE APLICARLA

- Aplicar por la mañana, al mediodía y por la noche, enjuagando previamente la cara con agua.
- La crema debe consumirse antes de 15 días (si se guarda a temperatura ambiente) o antes de 30 (si se conserva en el frigorífico).

PLANTAS MEDICINALES

EQUINÁCEA

La equinácea es una planta perenne, procedente de América del Norte, que vegeta espontáneamente en lugares abiertos de extensas praderas, siempre en climas templados. En Europa se cultiva como flor ornamental. Para remedios medicinales se utiliza la raíz, que es antiséptica, depurativa y digestiva. Debido a estas cualidades es buena para curar infecciones cutáneas, eccemas y acné.

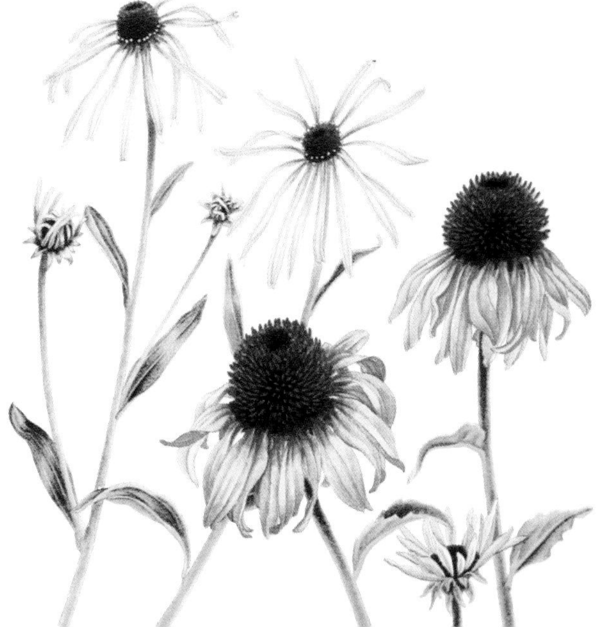

El cuidado de los pies

Los pies son la parte del cuerpo que soporta todo su peso, por ello es frecuente tenerlos cansados o doloridos. Si, además, por imposición de la moda, se usa un calzado estrecho o unos tacones demasiado altos, resulta fácil entender por qué las dolencias de los pies son tan comunes. Si las tareas profesionales obligan a permanecer de pie durante muchas horas, el problema se agrava. Un calzado cómodo, darse masajes y baños, y tratar los callos y las rozaduras es lo más aconsejable para el cuidado de los pies.

RECETA 1

Emplasto de hiedra y ajos

Para eliminar los callos y los clavos de los pies es muy útil el siguiente emplasto hecho con hojas de hiedra y ajos, pues reblandece las partes duras y callosas formadas en los pies, por rozaduras o malas posturas al andar.

INGREDIENTES

- 4 hojas de hiedra
- 1 ajo
- una gasa

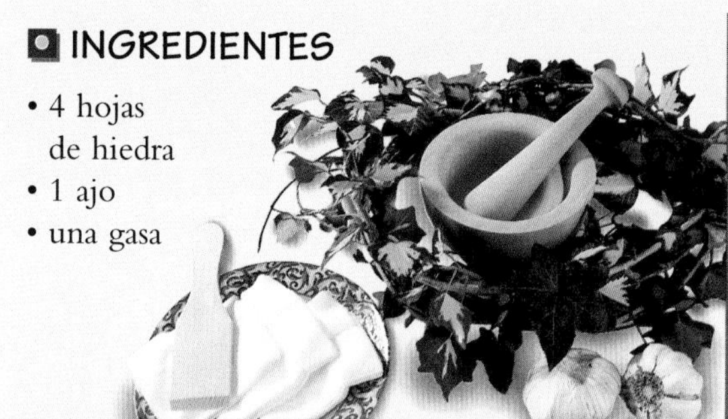

PREPARACIÓN

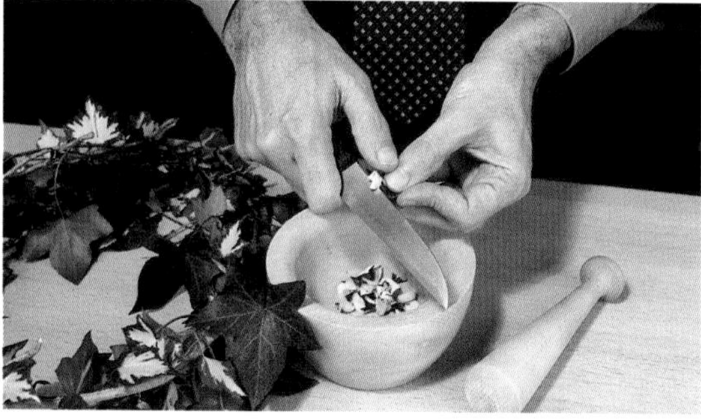

1. Trocear las cuatro hojas de hiedra, sin los rabitos. Añadir un ajo, también troceado, y machacar ambos ingredientes en un mortero.

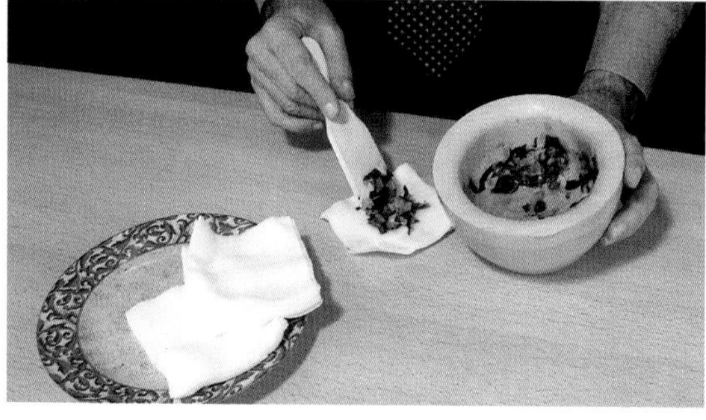

2. Extender la pasta obtenida en una gasa y formar un emplasto, no muy grande, que pueda colocarse en el callo o rozadura.

FORMA DE APLICARLO

- Aplicar el emplasto sobre la zona afectada, dejándolo actuar durante 24 horas.
- Renovar el ungüento, repitiendo el tratamiento cada día, hasta que desaparezca el callo.

REFRANES Y CITAS

«La persona debería ser como la hiedra, siempre creciendo, siempre ascendiendo y mejorando.»

MASAJE

Remedio para evitar tener los pies fríos

Hay personas que suelen tener habitualmente los pies fríos. Bastará con baños y masajes breves para paliar esta molestia. El siguiente remedio es conocido desde hace más de dos mil años.

1. Darse un masaje en los pies para calentarlos antes de introducirlos en agua fría.

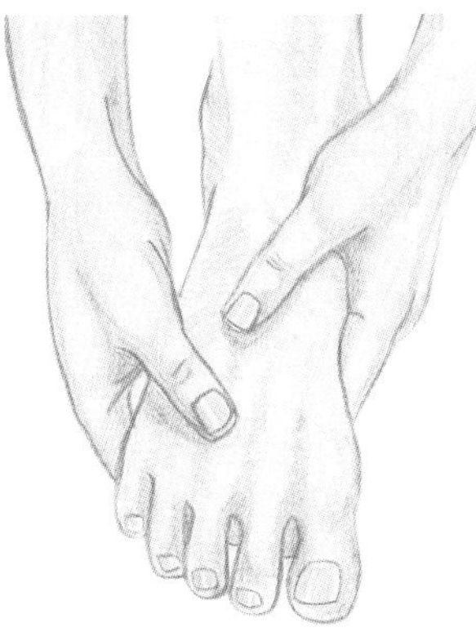

2. Introducir ambos pies, hasta los gemelos, en agua fría.

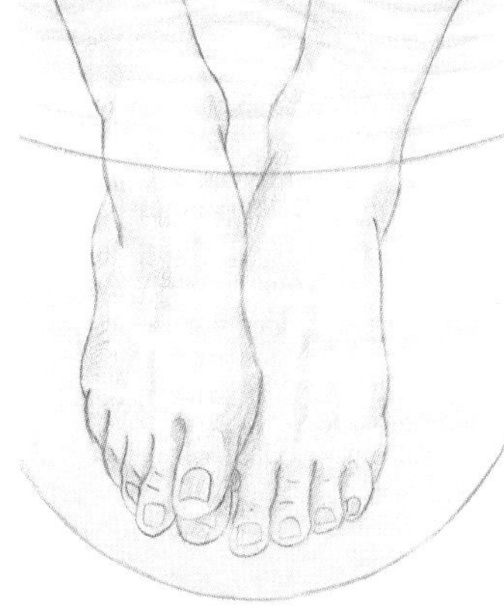

3. Sacar los pies del agua apoyándolos el uno contra el otro y volverlos a introducir en el agua, alternativamente, cada cinco segundos. Repetir durante un minuto.

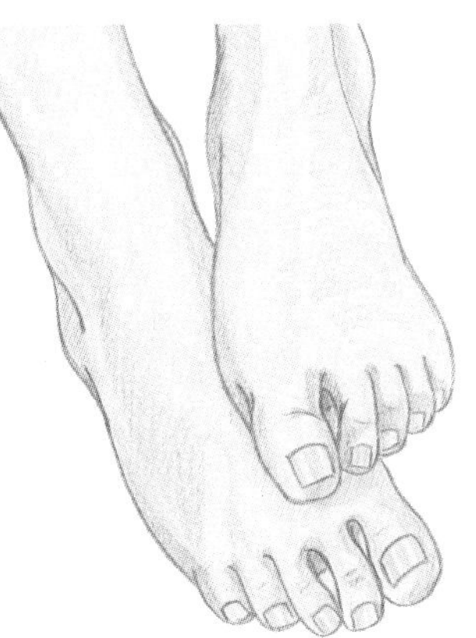

CONSEJOS DE LA ABUELA...

MASAJES CON ACEITE DE OLIVA Y BAÑOS DE SAL

Para los pies doloridos es de gran alivio un buen masaje circular, en sentido ascendente, con aceite de oliva. Si el dolor es por cansancio, un baño de agua caliente con dos puñados de sal marina, durante 15 o 20 minutos, es un remedio tradicional muy eficaz.

PIEL DE CÁSCARA DE HUEVO

Si nos hemos comprado unos zapatos nuevos que nos están produciendo rozaduras, una buena solución es aplicar, sobre la rozadura, la piel del interior de la cáscara del huevo, sujetándola con una gasa o tirita.

PLANTAS MEDICINALES

PEREJIL

El perejil, originario de Cerdeña, se cultiva en diversos países de climas templados y es recogido dos veces al año. Es conocido por su uso como condimento, aprovechando las hojas. En cambio, sus tallos tienen efecto diurético.
Asimismo, es útil contra la inapetencia, para aliviar los cólicos de la vesícula, y muy eficaz, en emplasto, para curar las contusiones.

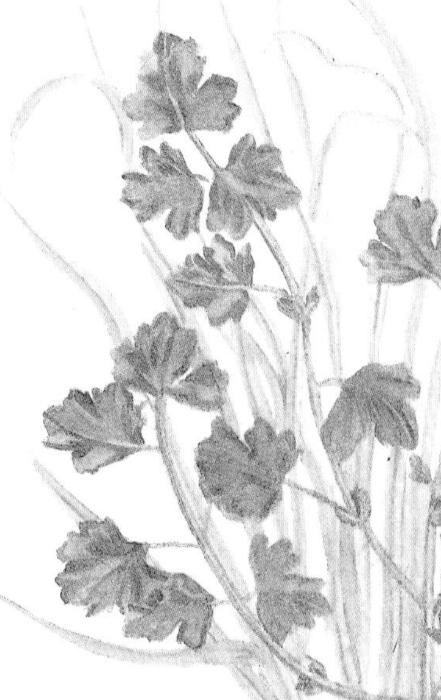

Las prótesis de cadera

El remedio habitual para las artrosis de la cabeza del fémur y para alguna otra lesión de los huesos de la cadera es, mediante cirugía, colocar una articulación artificial: la prótesis de cadera. Ésta reemplaza a la articulación y el paciente puede andar con normalidad; pero, a veces, dicha prótesis se mueve un poco, o las adherencias entre la musculatura y los tejidos provocan dolores en la zona operada.

REMEDIO

Cataplasma de Siria

La siguiente cataplasma, llamada de Siria por ser originaria de este país, sirve para que se produzca y se fije una mayor cantidad de calcio en esta zona de la cadera, lo que contribuirá a engarzar bien la prótesis.

INGREDIENTES

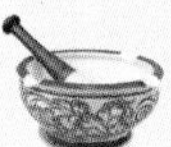

- 3 cucharadas de arcilla
- 2 huevos
- 2 cebollas
- un paño de hilo
- espátulas de madera

PREPARACIÓN

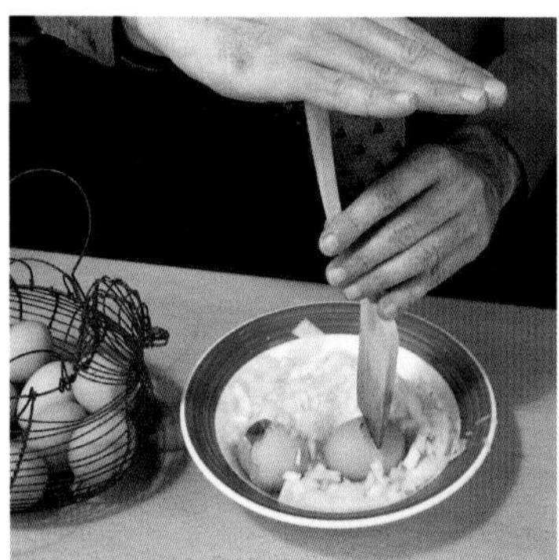

1. Romper los huevos con la ayuda de una espátula de madera y, con la cáscara incluida, mezclar con las cebollas finamente picadas.

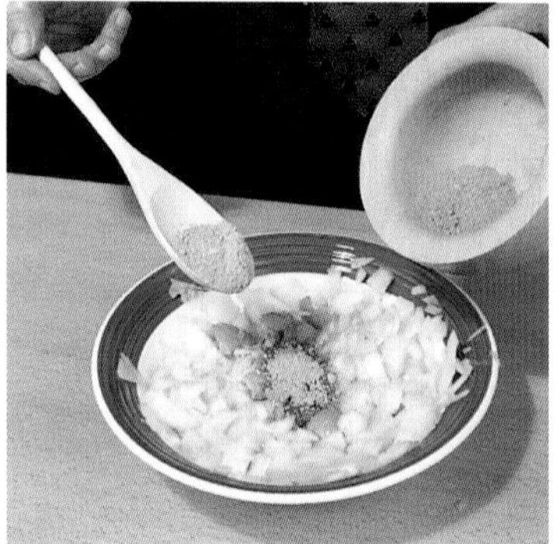

2. Remover hasta lograr una mezcla homogénea. Agregar la arcilla necesaria hasta conseguir una pasta homogénea.

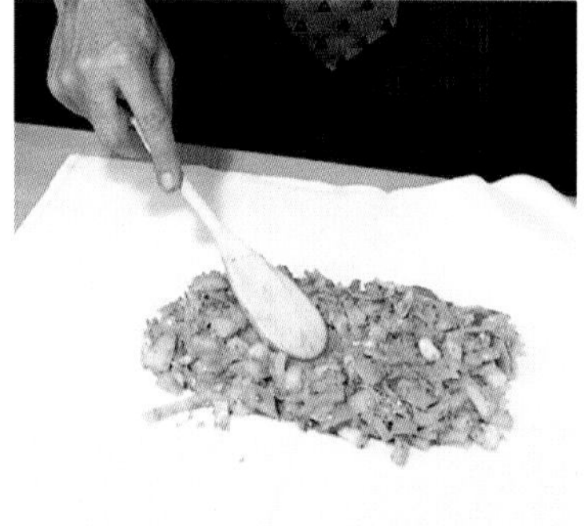

3. Extender la mezcla, con un grosor de un centímetro, en un paño de hilo.

FORMA DE APLICARLA

- Extender la mezcla sobre un paño nuevo de un tamaño suficientemente grande para que cubra toda la cadera, doblándolo en cuatro partes para que la cataplasma no rezume.
- Aplicar el paño sobre la cadera y fijarlo con esparadrapo.
- Colocar otro trapo encima y fijarlo todo con una venda alrededor del muslo y la cintura.
- Permanecer con el apósito puesto durante 60 horas.
- Si hiciera falta, se puede repetir el tratamiento al cabo de un mes.

Las quemaduras

La mayoría de las quemaduras se producen en el propio domicilio, y son los niños las principales víctimas de estos accidentes domésticos. Hay diferentes grados de quemadura, según la extensión, profundidad y gravedad. En los casos graves, es necesario acudir a un hospital, pero, si la quemadura es leve, se puede utilizar el siguiente remedio.

RECETA

Ungüento de la abuela Estefanía

El siguiente preparado, llamado así porque la abuela que nos lo contó se llama Estefanía, es muy útil para curar quemaduras leves, heridas y granos purulentos. Una vez realizado el ungüento, se conserva durante tres años.

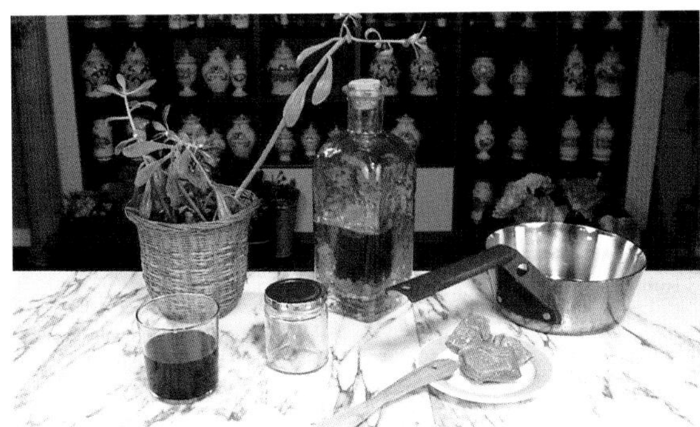

INGREDIENTES

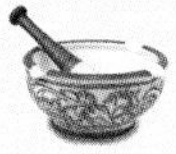

- 30 hojas de lengua de gato
- 1 l de aceite de oliva de primera presión
- 1 vaso de vino tinto
- 175 g de cera virgen en trozos

FORMA DE USARLO

- Aplicar en las zonas afectadas. Si se desea, cubrir con una gasa, vendaje o tirita.
- Mantener el apósito durante, al menos, dos horas.
- Utilizar tres veces al día.

PREPARACIÓN

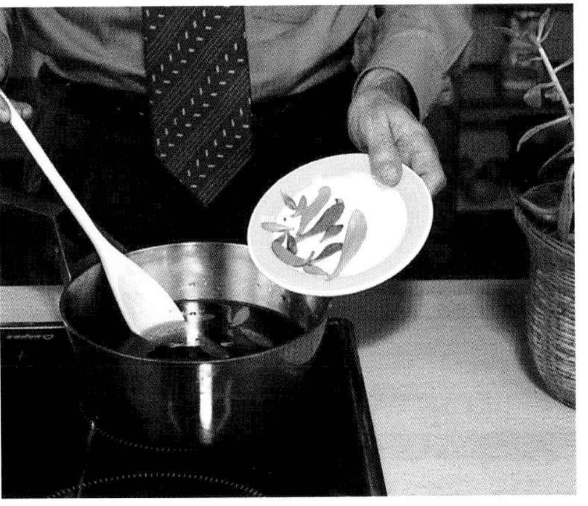

1. Mezclar todos los ingredientes en un recipiente de acero inoxidable.

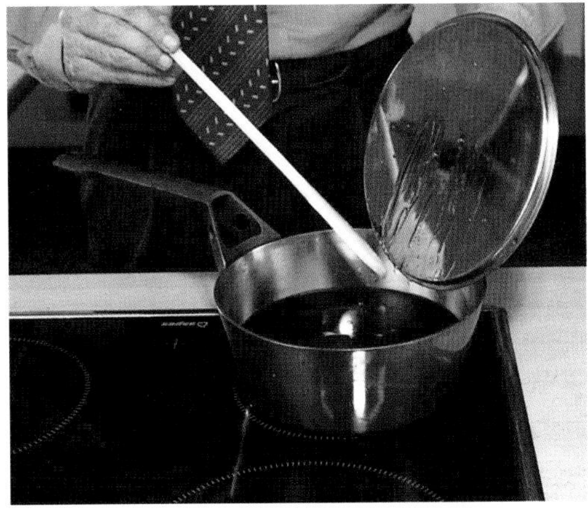

2. Cocer a fuego lento durante una hora. De vez en cuando, levantar la tapa para que, con la ayuda de una espátula, el vapor condensado en ella vuelva al recipiente. Antes de que la mezcla se enfríe, envasarla en un tarro de cristal y guardarla en un sitio fresco y oscuro.

RECOMENDACIONES PARA RESPIRAR CORRECTAMENTE

Respirar no es únicamente un acto mecánico para sobrevivir. La respiración aporta oxígeno a nuestro organismo, que alimenta a todas las células del cuerpo, incluidas las del cerebro y las del corazón. Una respiración adecuada contribuye a mantener un estado de salud óptimo y una actitud relajada y vital. Si la respiración es inadecuada, se dificulta la aportación de oxígeno, el corazón ve su ritmo alterado y, en consecuencia, nos sentimos más fatigados. Afortunadamente, existe el bostezo que, lejos de ser un signo de somnolencia, es una manera de oxigenar el cerebro y mantenerse despierto. El oxígeno, cuando llega en un nivel adecuado al cerebro, lo activa, facilita la capacidad de concentración y aumenta los reflejos. En nuestra actividad cotidiana solemos estar sometidos a la presión de las obligaciones. La vida laboral o doméstica «no nos deja respirar» ni un minuto. Aunque esta frase no sea totalmente exacta, sí es cierto que no es habitual observar cuál es el ritmo de la respiración y si se hace de forma correcta. En general, respiramos de forma superficial, lo que ocasiona que los estados de nerviosismo se acentúen y den lugar a alteraciones como el estrés o la ansiedad. Es importante recordar siempre, y sobre todo en dichas situaciones, que la respiración adecuada tiene efectos en el plano mental, ya que relaja y produce serenidad y calma emocional.

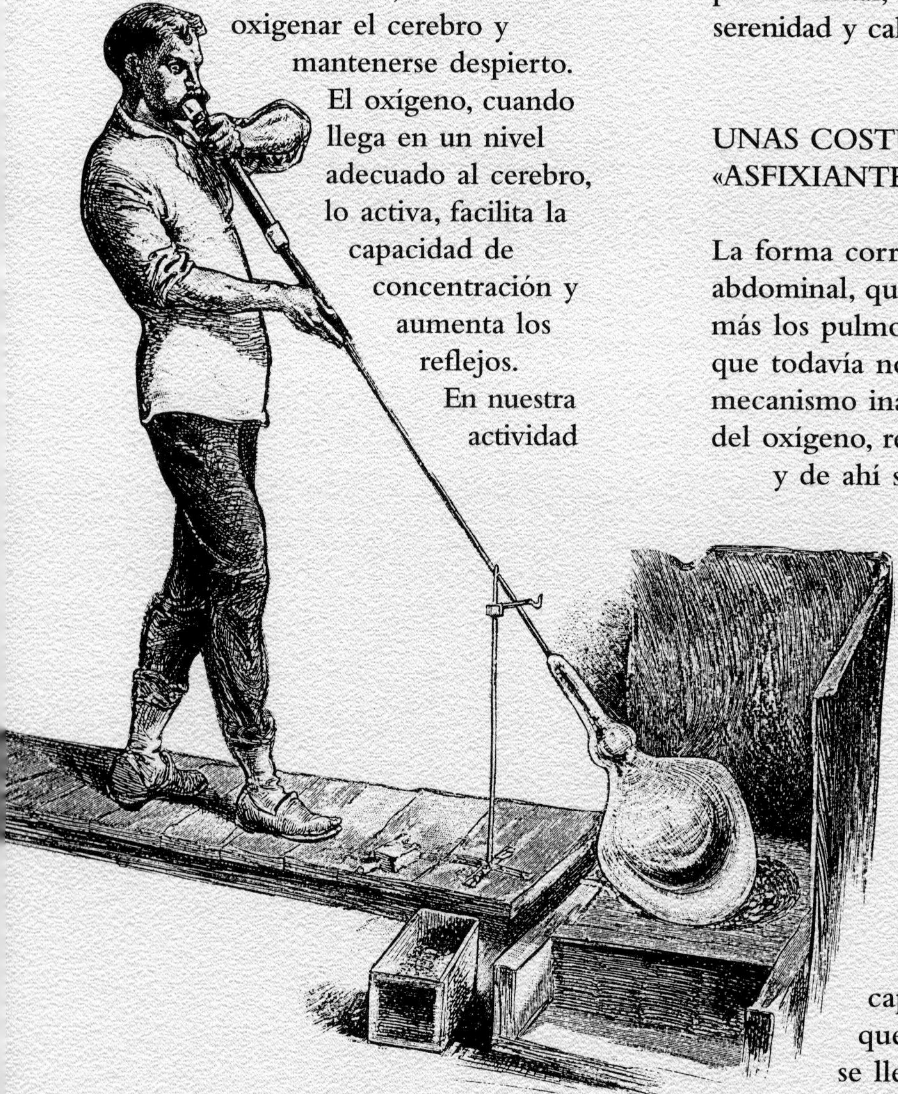

UNAS COSTUMBRES SOCIALES «ASFIXIANTES»

La forma correcta de respirar es la abdominal, que es la que permite llenar más los pulmones. Los niños pequeños, que todavía no han desarrollado un mecanismo inapropiado de captación del oxígeno, respiran de manera correcta, y de ahí sus vientres abultados.

Las normas sociales o un determinado tipo de estética que obliga a esconder la barriga hacen que respiremos únicamente con hombros y clavículas, es decir, parcialmente. A la hora de respirar, es importante inspirar profundamente para llenar los pulmones de oxígeno en toda su capacidad, lo que ocasiona que el vientre también se llene de aire.

APRENDER A RESPIRAR

Habitualmente, cuando una persona respira sólo utiliza una tercera parte de su capacidad pulmonar. Debe aprender a respirar aprovechando todas las posibilidades que ofrece el organismo. La respiración correcta consta de cuatro fases: inspiración, retención, espiración y retención. A su vez, mientras se inspira y se espira se utilizan el abdomen y las partes media y superior de los pulmones.

1. Para iniciarse en esta práctica respiratoria hay que tumbarse en el suelo boca arriba sobre una colchoneta fina.
2. Apoyar las manos abiertas sobre el abdomen para poder sentir el movimiento del cuerpo.
3. Inspirar lentamente por la nariz mientras se percibe que la parte inferior de los pulmones se llena de aire (el abdomen se elevará); seguir inspirando mientras se nota que la parte media pulmonar se llena de aire (el tórax se dilata).
4. Continuar inspirando hasta sentir que la parte superior de los pulmones está llena de aire (elevar y echar hacia atrás los hombros). En este momento, retener el aire unos instantes y espirar muy despacio, también por la nariz, invirtiendo el orden en el que se ha realizado la inspiración.
5. Aguantar unos segundos la respiración e iniciar de nuevo el ciclo.

Otra forma de aprender a respirar es sentándose, con las piernas cruzadas y la espalda recta, tapar con un dedo el orificio derecho de la nariz e inspirar por el izquierdo, respetando las mismas fases explicadas anteriormente. Retener la respiración unos segundos, destapar el orificio derecho y dejar que el aire salga por él lentamente, a la vez que se tapa el orificio izquierdo. Retener el aire unos cinco segundos y repetir de nuevo con el orificio opuesto.

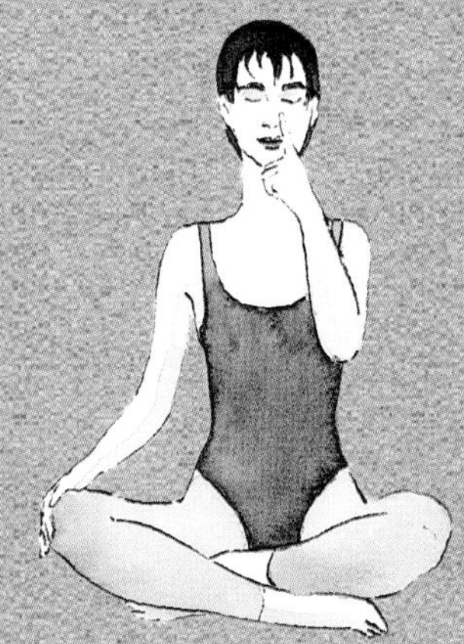

LA RESPIRACIÓN ABDOMINAL

Para realizar este ejercicio de respiración hay que aprender a realizar tres ciclos: inhalar, retener el aire en el abdomen y exhalar, pasando el aire otra vez por los pulmones, y variando los tiempos según vayan transcurriendo los días y se vaya adquiriendo práctica.

El primer día, inhalar durante 3 segundos, retener el aire un segundo y exhalarlo durante otros tres segundos. Añadir cada día un segundo a los ciclos hasta llegar a la relación 12-6-12. La práctica sería, el segundo día: 4-2-4; el tercer día: 5-2-5; el cuarto día: 6-3-6; el quinto día: 7-3-7; el sexto día: 8-4-8; el séptimo día: 9-4-9; el octavo: 10-5-10; el noveno: 11-5-11 y el último: 12-6-12.

Para practicar este ejercicio, dirigir el aire hacia el abdomen y comprobar, con la mano en el vientre, si éste se infla. Se puede hacer un ejercicio con veinte respiraciones, que se puede repetir tres veces a lo largo del día. Este ejercicio respiratorio ayudará a relajarse y a mantener en perfecto equilibrio el cuerpo y la mente. Los tiempos de cada fase variarán, pudiéndose inhalar seis segundos, retener tres y exhalar doce. Esto sería algo parecido a un suspiro.

El reúma y la artritis

El reúma, y también la artritis, son inflamaciones de los tejidos que envuelven a las articulaciones. Provocados por distintas causas, producen hinchazón, limitan el movimiento y causan un dolor continuo muy molesto. El reúma es una enfermedad común; ¿quién no ha sufrido alguna vez un ataque de reúma o no conoce a alguien aquejado de esta dolencia? Pero, ¿qué hacer para aliviar estos intensos dolores?

● RECETA 1 ●

Cataplasma de col y arcilla

Los tratamientos a base de barro o arcilla son uno de los mejores remedios para los dolores reumáticos. De forma rápida y sencilla se puede preparar una cataplasma de col y arcilla que, al cabo de pocos días de aplicación, produce un gran alivio.

250 g de arcilla seca
mortero para machacar la arcilla
vaso de jugo de col

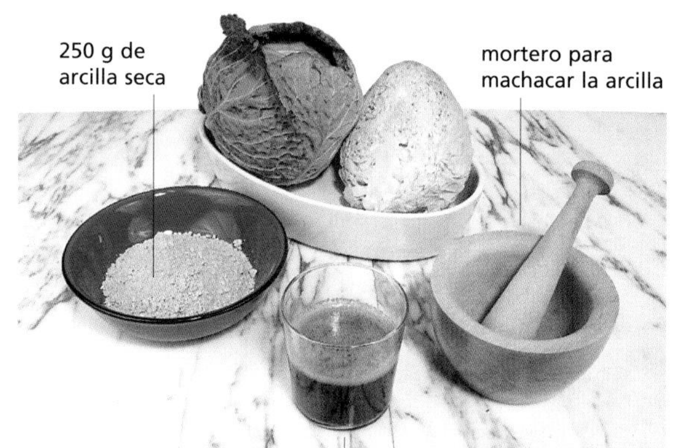

PREPARACIÓN

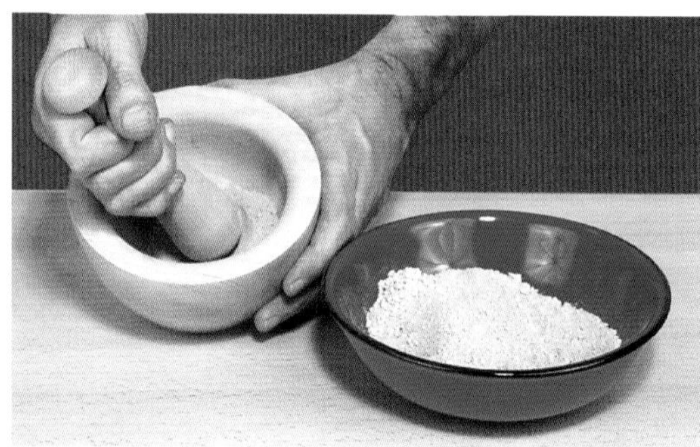

1. Con el mortero manual, machacar la arcilla hasta obtener un polvo fino y ponerla en una fuente honda.

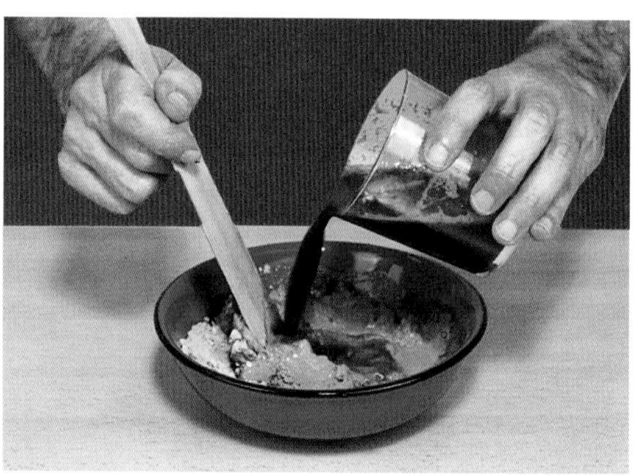

2. Verter lentamente el jugo de col (obtenido con la licuadora) sobre la arcilla, y remover hasta conseguir un barro homogéneo y espeso.

FORMA DE APLICARLA

- Aplicar una capa de un centrímetro de barro sobre las articulaciones afectadas antes de acostarse.
- Cubrir y sujetar el barro con un vendaje.
- Mantener la cataplasma durante un mínimo de dos horas y, a ser posible, durante toda la noche.
- Repetir el tratamiento durante nueve días.

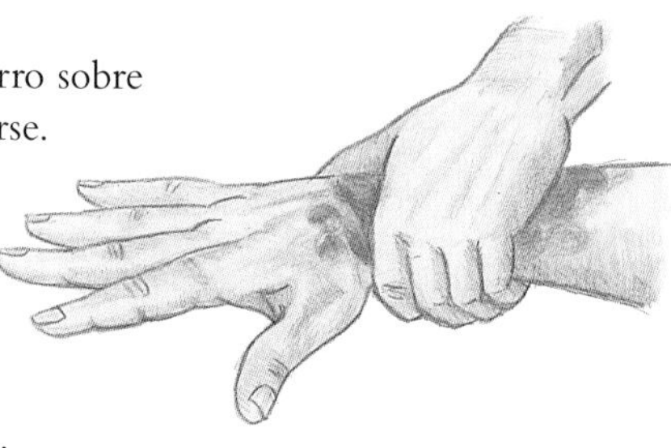

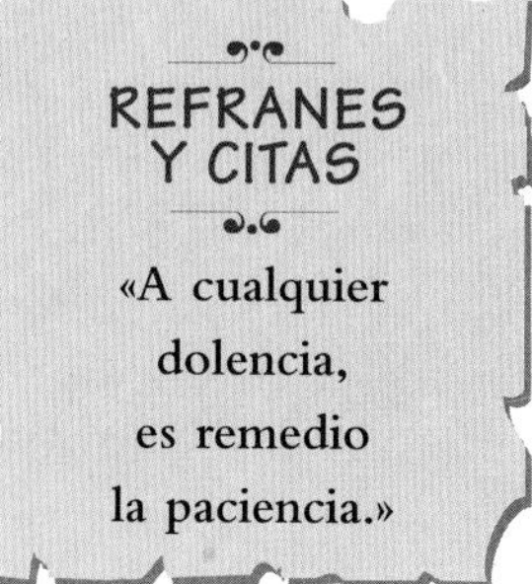

DIETA 1

El reúma y la dieta

Veamos cuatro sencillos remedios que podemos aplicar en cualquier dieta y que pueden ser muy beneficiosos para las articulaciones doloridas.

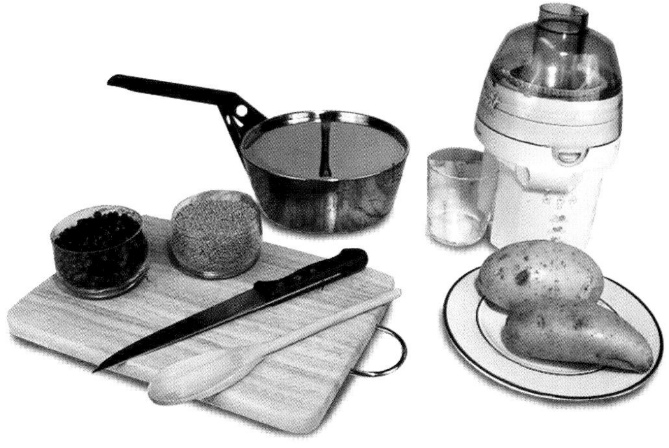

INGREDIENTES (para un día)

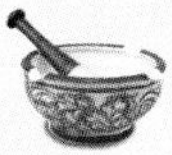

- 2 patatas grandes
- 8 bayas de enebro
- una pizca de granos de mostaza

FORMA DE TOMARLO

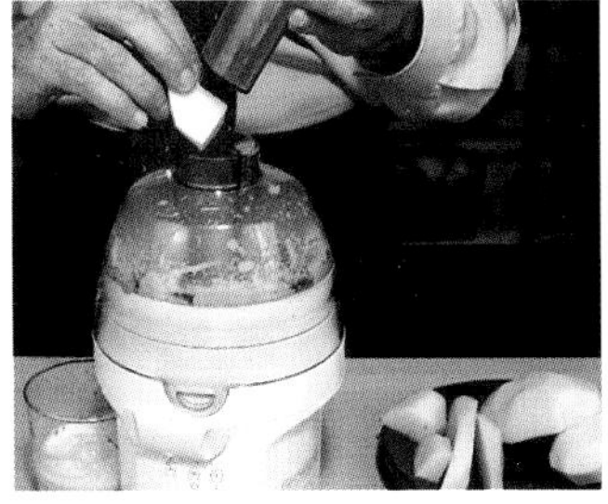

En ayunas
Tomar medio vaso de zumo de patata cruda obtenido en la licuadora.

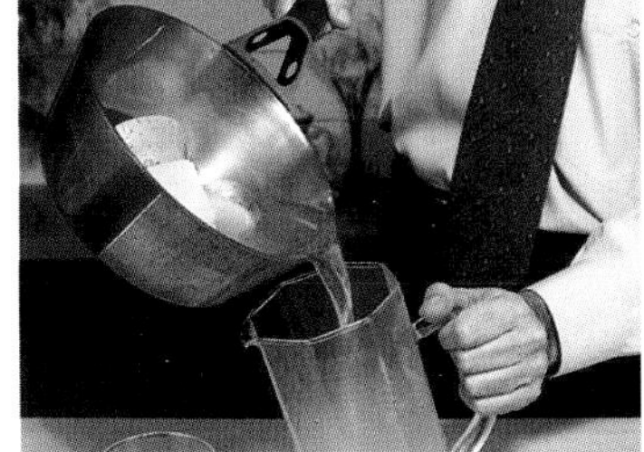

Líquidos
Sustituir el agua por caldo de patata. Trocear una patata con piel y tomar el caldo resultante de hervirla quince minutos.

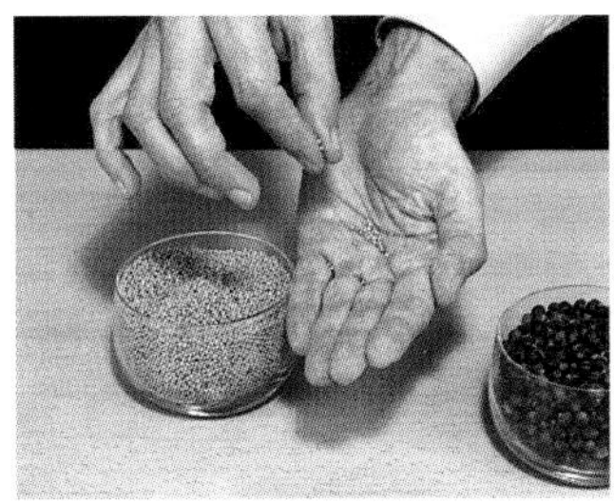

Con las comidas
Una hora antes de comer, masticar y ensalivar las bayas de enebro. Después de comer, masticar la mostaza.

CONSEJOS DE LA ABUELA...

LA PATATA

La patata es un tubérculo que no debe arrancarse de la tierra antes de su maduración porque puede resultar venenosa. Hay que evitar las patatas con manchas verdes, pues contienen solanina, un elemento tóxico que puede convertir todos los beneficios de la patata en efectos perniciosos para la salud.

PLANTAS

ENEBRO

El enebro es una planta que crece en toda la península Ibérica. Sus bayas, negras en otoño, además de aliviar los dolores reumáticos, también son buenas contra el dolor de cabeza y la gota. Asimismo, reducen los niveles de colesterol y de azúcar. De sus ramas se extrae también un aceite que se utiliza para eliminar parásitos en la piel.

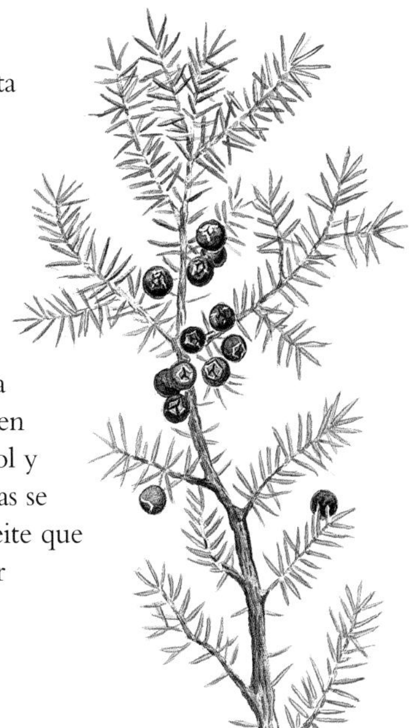

RECETA 2

Caldo de puerros

El descenso brusco de temperatura cuando estamos disfrutando de un tiempo apacible, provoca, a veces, la aparición de dolores reumáticos. Un remedio muy antiguo para aliviarlos es el siguiente caldo de puerros.

INGREDIENTES

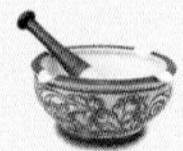

- un manojo de puerros
- 1 l de agua
- un cazo y un colador

PREPARACIÓN

- Hervir en 1 l de agua, durante 15 minutos, un manojo de puerros enteros, con sus raicillas.
- Colar y guardar en un termo.

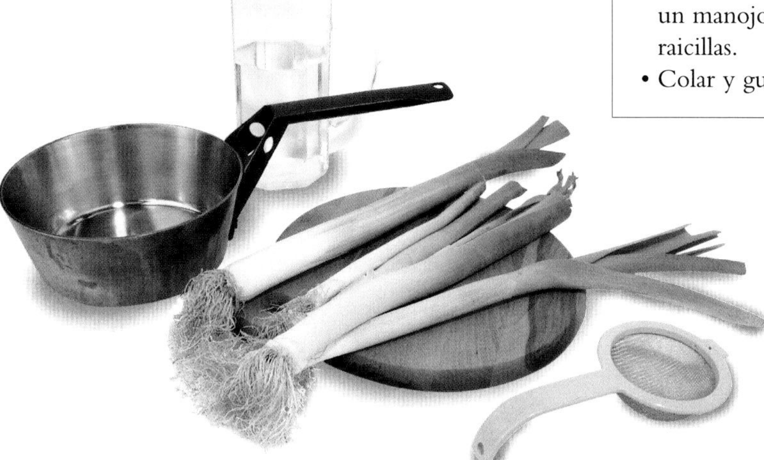

FORMA DE TOMARLO

Tomar el caldo a lo largo de un día. Se puede beber entre las comidas o bien tomar un tazón antes de almorzar, comer y cenar.

CONSEJOS DE LA ABUELA...

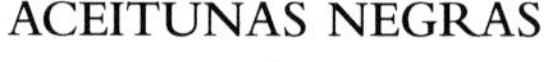

ACEITUNAS NEGRAS

Para aliviar los dolores reumáticos, también es aconsejable tomar aceitunas negras maceradas de la siguiente forma: mezclar en un recipiente aceite, tomillo espolvoreado, ajos troceados y las aceitunas negras arrugadas (si se vive en una zona de cultivo de olivos se pueden recoger las que están por el suelo). Revolver todos estos ingredientes y dejar macerar. A partir de los dos o tres días, comer una pequeña cantidad de estas olivas.

PLANTAS MEDICINALES

FLOR DE AZAHAR

La flor de azahar es originaria de Asia, aunque actualmente se cultiva en distintas zonas de clima templado. El nombre procede de un vocablo árabe, *al-zahar*, que significa flor blanca. Las partes que se utilizan medicinalmente son los pétalos, los frutos, la corteza y las hojas. En infusión actúa como calmante, y es útil para aliviar los dolores reumáticos. También es tónica, estomacal y carminativa, eficaz contra el flato y estimulante de la función intestinal.

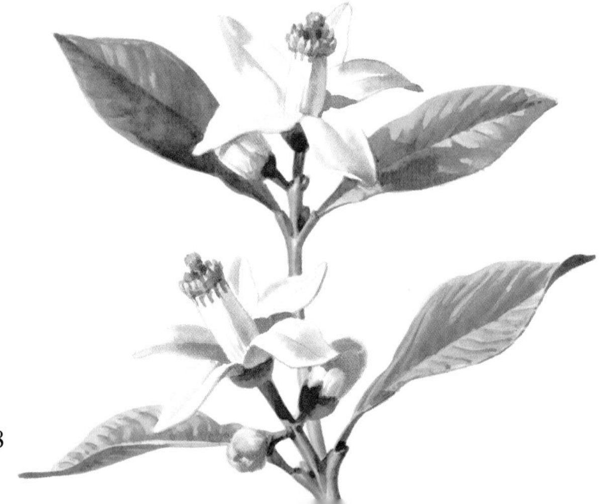

El riñón

Los riñones son los órganos encargados de filtrar la sangre y eliminar sus impurezas. Estas impurezas, disueltas en agua, se expulsan a través de la orina. Pero, a veces, ocurre que las sales de algunas de estas impurezas, en lugar de disolverse, se van acumulando hasta formar una piedrecita o cálculo. Si este cálculo se mueve por los conductos urinarios, origina un dolor muy intenso llamado «cólico nefrítico». Si, por desgracia, tenemos piedras en el riñón o predisposición a hacerlas, hay infusiones que alivian y ayudan a expulsarlas.

INGREDIENTES

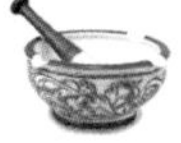

- 1 puñado de hojas secas de rompepiedras
- 1 puñado de hojas de malva seca
- 2 cucharadas de brezo seco
- ½ l de agua

RECETA 1

Infusión de brezo, rompepiedras y malva

Esta infusión ayuda a disolver las piedras o la arenilla formadas en el riñón, y resulta muy adecuada para prevenir los cólicos nefríticos.

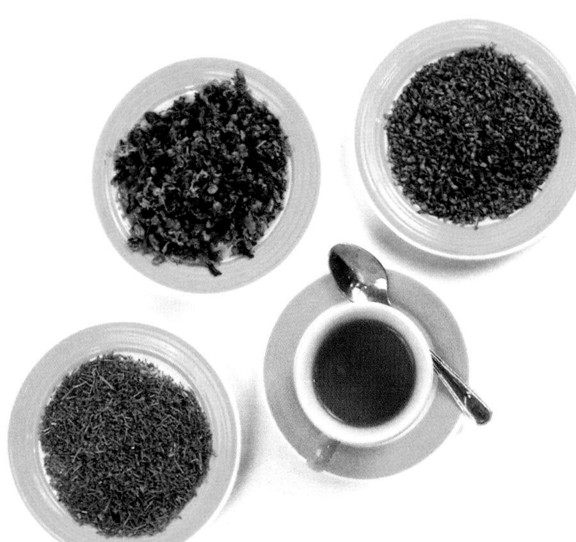

PREPARACIÓN

- Hervir todos los ingredientes juntos, a fuego lento, unos siete minutos.
- Dejar reposar diez minutos.
- Colar la infusión.

FORMA DE TOMARLA

Tomar en ayunas, cada día, durante una semana.

PLANTAS MEDICINALES

BREZO

El brezo es un matorral común en todos los países de clima mediterráneo y continental. Florece entre verano y otoño. Para usos medicinales se utilizan las flores y las ramas altas. En algunas zonas de Europa central es un sustituto habitual del té. El brezo es diurético y antipútrido, especialmente indicado contra las inflamaciones de vejiga o riñón.

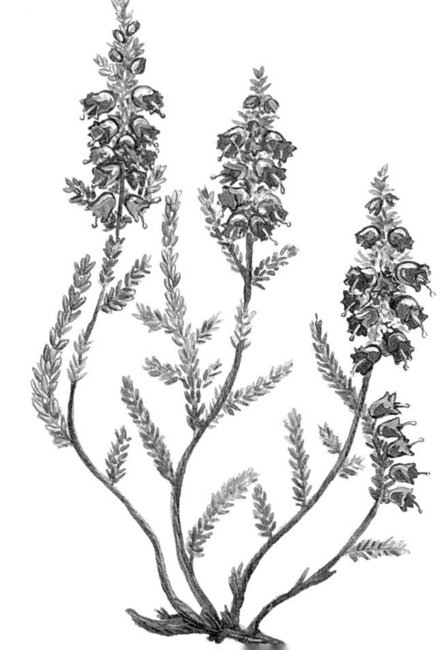

El cuidado de los senos

Una de las mayores preocupaciones de la mujer en torno a su cuerpo es la de mantener sus senos bellos y firmes. Además de un objetivo estético, el control y el mantenimiento de las glándulas mamarias debe ser una de las prioridades de la salud femenina. El paso del tiempo y la maternidad disminuyen la firmeza del pecho, que puede mantenerse y recuperarse mediante ejercicios o aplicaciones.

RECETA 1

Aplicaciones de bolsa de pastor

Con la ayuda de la bolsa de pastor se pueden reafirmar los senos y aumentar su tamaño, sin necesidad de recurrir a tratamientos arriesgados o dolorosos. Asimismo, el aceite de onagra es un buen complemento, también natural, para el cuidado del pecho.

INGREDIENTES

- 30 g de bolsa de pastor
- 2 cucharadas de aceite de ricino
- un calcetín de algodón
- un sujetador
- aceite de onagra

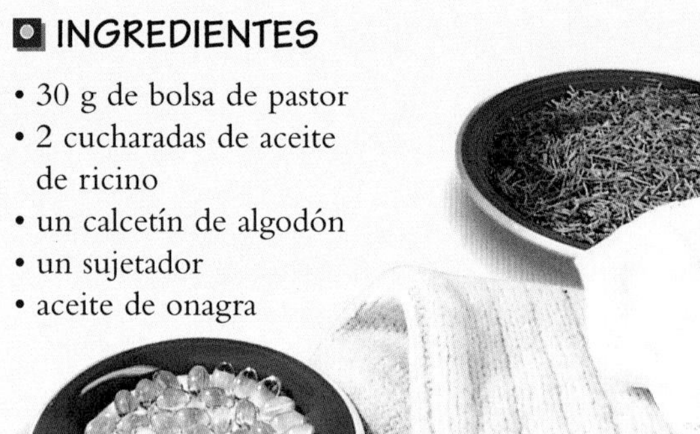

PREPARACIÓN

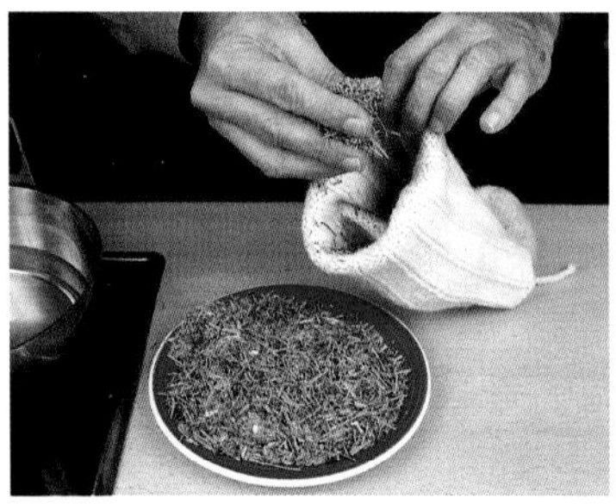

1. Llenar el calcetín con la bolsa de pastor, introducirlo en un recipiente con agua y hervir durante cuatro minutos.

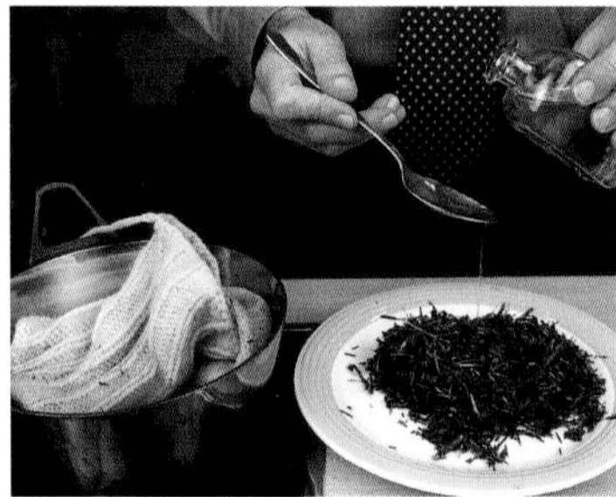

2. Escurrir el calcetín y dejar que se enfríe. Sacar la hierba del calcetín y rociarla con dos cucharadas de aceite de ricino.

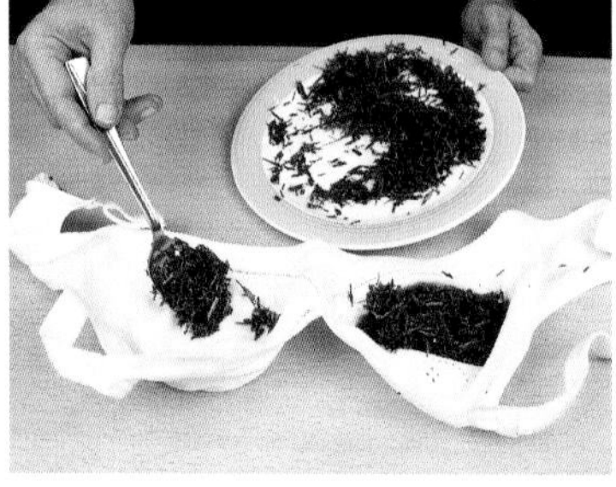

3. Impregnarlo bien, dividirlo en dos montones, y repartirlos en cada parte del sujetador.

FORMA DE APLICARLAS

- Aplicar durante una o dos horas, tres o cuatro veces por semana.
- Es necesario repetir la aplicación durante tres o cuatro semanas.
- Complementariamente, tomar tres gramos diarios de aceite de onagra, o, si se prefiere, seis perlas.
- Seguir el tratamiento durante seis meses.

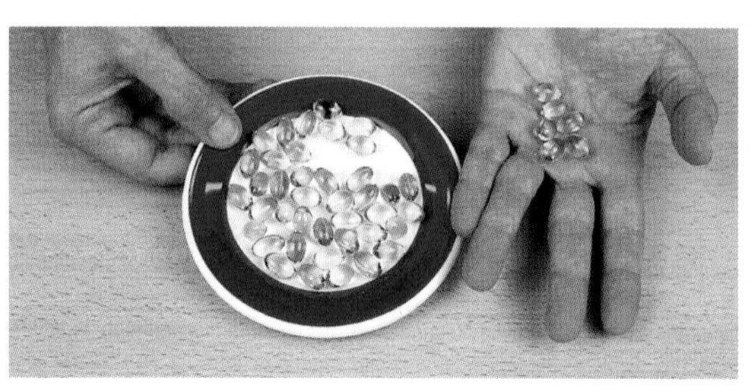

RECETA 2

Aceite de hipérico

A menudo, las mujeres que están dando el pecho sufren de grietas en los pezones, pequeñas heridas en la piel muy dolorosas, especialmente cuando el bebé mama. Con esta simple receta se consigue prevenir la aparición de grietas y evitar estas molestias.

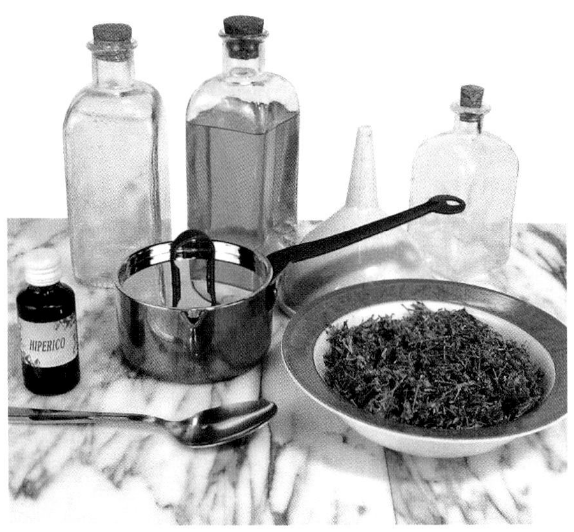

PREPARACIÓN

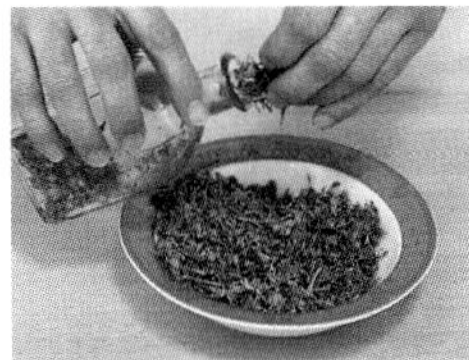

1. Introducir en un pequeño frasco de cristal una pequeña cantidad de hipérico (un tercio de frasco).

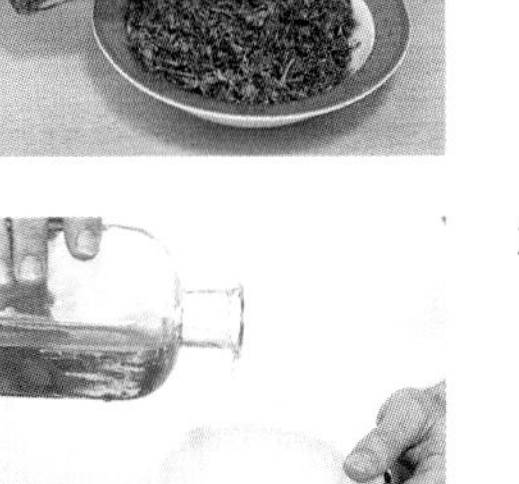

2. Cubrir el hipérico con aceite de oliva virgen de primera presión y tapar el frasco con un corcho.

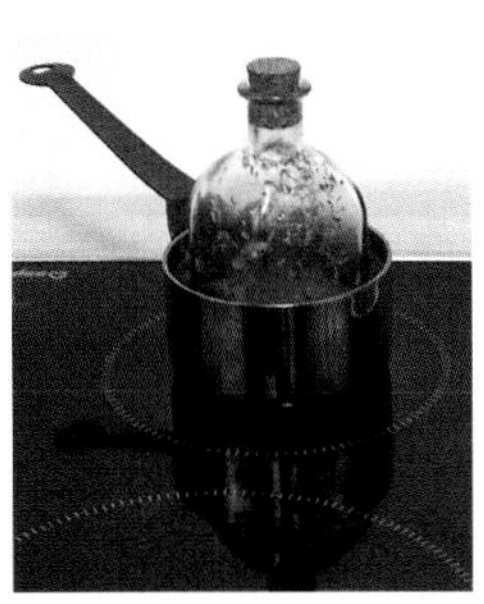

3. Hervir al baño María a fuego lento durante dos horas. Reposar en maceración durante nueve días en un lugar fresco. Agitar cada día.

INGREDIENTES

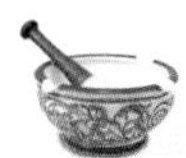

- hipérico
- aceite de oliva

FORMA DE USARLO

Aplicar a partir del séptimo mes de embarazo, dos o tres veces al día, untando y dando un masaje en el pezón y la aureola mamaria.

EJERCICIOS

Cómo reafirmar los senos

Además de los preparados y cremas con que se tratan los senos caídos, existen algunos ejercicios físicos buenos para evitar este efecto y mantenerlos siempre firmes y tersos. Realizar diariamente estos sencillos ejercicios durante cinco minutos, ayudará a conseguirlo.

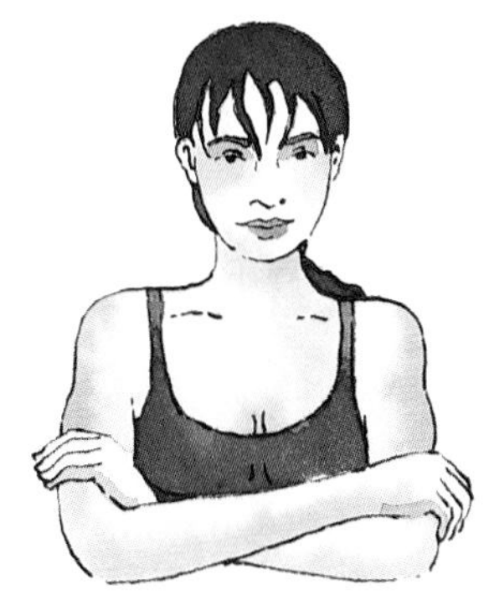

1. Cogerse con cada mano el brazo contrario y, agarrándose firmemente, intentar juntar los brazos.

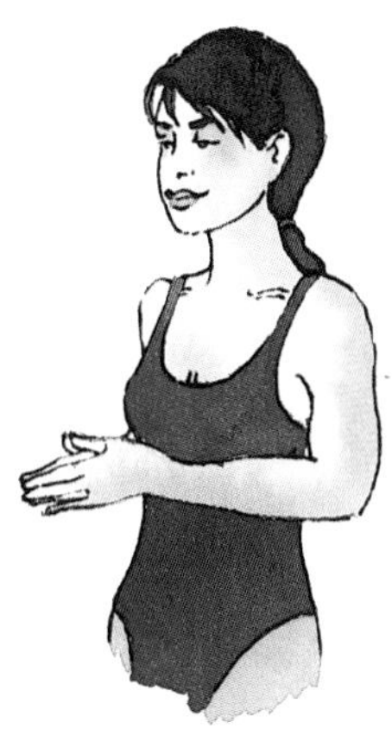

2. Juntar las palmas de las manos a la altura del pecho con los antebrazos horizontales y presionar fuerte una contra la otra.

La sexualidad

A pesar de que el cine, las revistas o la publicidad parecen indicar lo contrario, son frecuentes los casos de falta de apetito sexual o de impotencia, por ello los recetarios populares están llenos de «filtros» y recetas estimulantes. Aunque los problemas sexuales pueden ser de muy diversa índole y nunca son iguales para los hombres que para las mujeres, presentamos aquí algunos remedios.

RECETA 1

Agua de miel con ajo

Esta receta, fácil y rápida de preparar, es apropiada para combatir la impotencia sexual.

INGREDIENTES

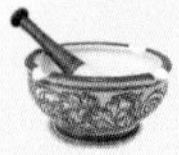

- Los dientes de 2 cabezas de ajo grandes
- ½ kg de miel de romero
- ½ l de agua

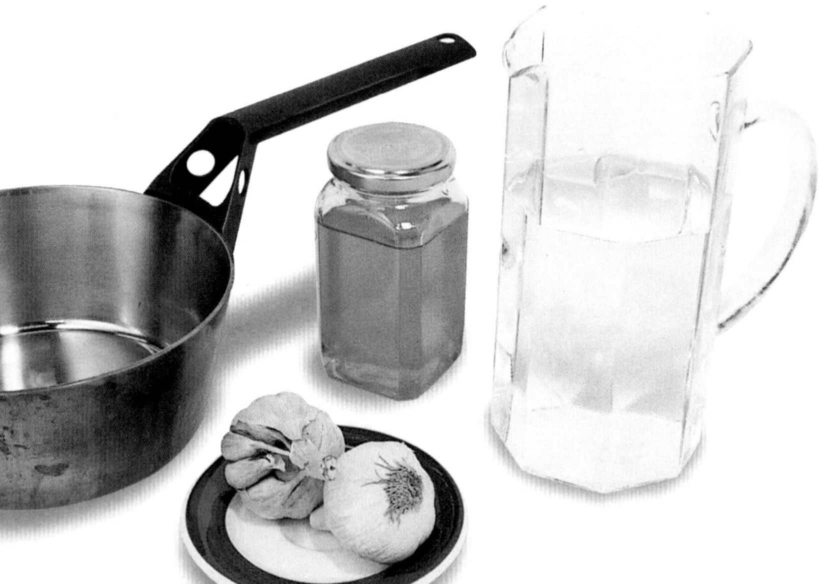

PREPARACIÓN

- Introducir los dientes de ajo, pelados, en agua hirviendo.
- Hervir durante 15 minutos, retirar del fuego y añadir la miel, removiendo hasta que ésta se funda.
- Guardar en un tarro de cristal, en el frigorífico.

FORMA DE TOMARLA

Tomar en ayunas tres cucharadas del agua de miel y tres dientes de ajo cocidos.

CONSEJOS DE LA ABUELA...

EL AJO

Se recomienda a los hombres que sufran impotencia consumir, al menos una vez al día, ensalada de tomate con tres dientes de ajo picados, y una pizca de comino machacado. El ajo, aunque tiene mala prensa por el mal aliento que deja en quien lo consume en exceso, es un excelente regulador de la presión sanguínea.

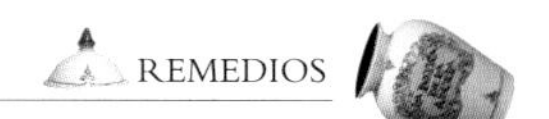

● RECETA 2 ●

Tortilla de la reina Catalina de Rusia

La presente receta era el desayuno habitual de la reina Catalina de Rusia, una de las mujeres más apasionadas de la historia (cuentan las leyendas que tenía un amante por día).

PREPARACIÓN

- Batir los huevos.
- Poner la mantequilla en la sartén y dejar que se derrita.
- Añadir la cebolla bien picada y remover hasta que se dore un poco.
- Verter los huevos batidos.
- Espolvorear la pimienta y la sal.
- Despegar los bordes con una espátula de madera para que la tortilla quede jugosa.

INGREDIENTES

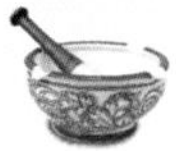

- 2 cebolletas
- 5 huevos de gallina virgen
- 2 cucharadas de mantequilla
- 1 pizca de pimienta molida
- 1 pizca de sal

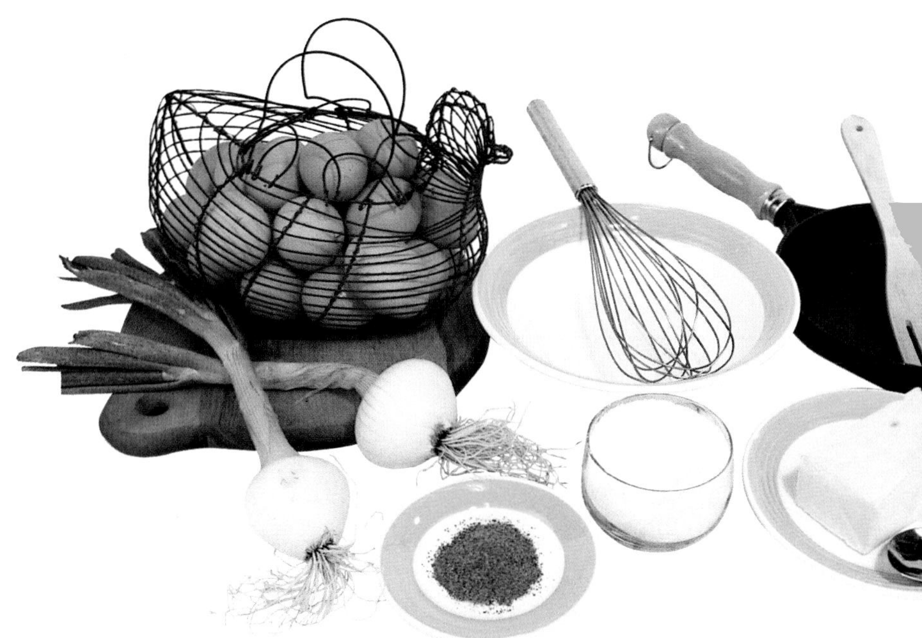

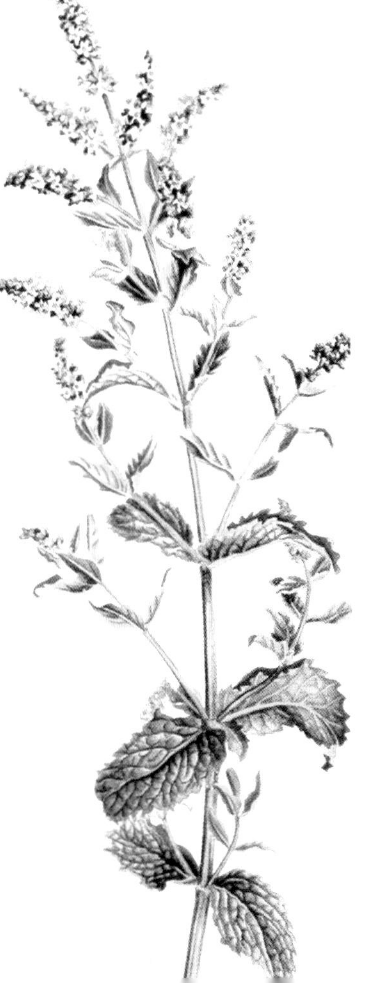

FORMA DE TOMARLA

Comer la tortilla sola o acompañada de otros alimentos afrodisíacos como el salmón y el caviar.

• PLANTAS MEDICINALES •

MENTA

La menta crece en zonas húmedas o frescas, en climas templados y florece en verano. Se utilizan las hojas, que deben recogerse en días calurosos y soleados, preferiblemente antes de la floración. Se secan a la sombra y se guardan en recipientes cerrados. Es una planta muy utilizada en la cocina y de la cual, tradicionalmente, se han loado sus efectos afrodisíacos. También está indicada como digestivo, para irritaciones cutáneas y para el resfriado. En algunas zonas también se elabora aceite de menta, prensando las flores y las hojas.

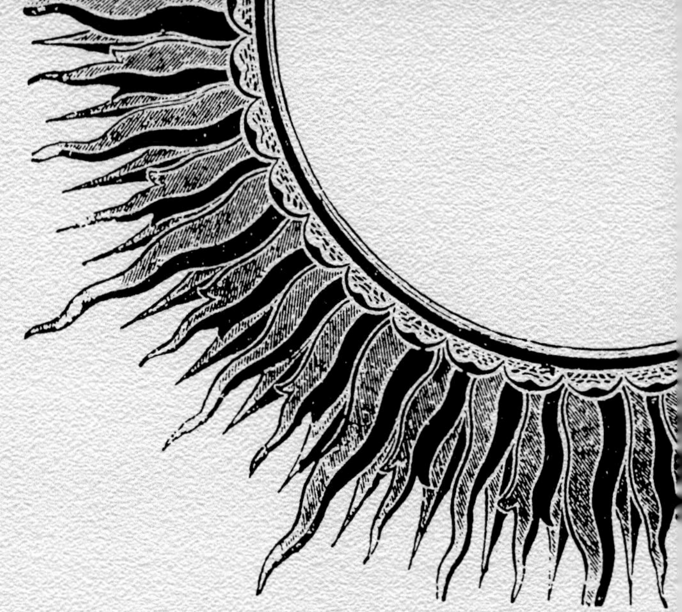

EFECTOS BENEFICIOSOS DEL SOL

El sol, como tantas otras cosas en nuestra vida, resulta absolutamente beneficioso tomado con moderación y teniendo en cuenta algunas precauciones. No hay que olvidar que el deterioro de la capa de ozono, el estrato atmosférico que protege de la excesiva radiación solar, alerta de los riesgos que puede suponer para la salud exponerse excesivamente a los rayos del astro rey.

TOMAR PRECAUCIONES

Los mejores meses para tomar baños de sol son los menos calurosos, ya que una exposición moderada beneficiará al sistema inmunitario (aquél que se ocupa de luchar contra las enfermedades). Hay que sacarse de la cabeza que la belleza está en función de lo oscura que se torne la piel bajo los efectos del sol. Tostarse en la playa durante los meses de verano sólo puede aumentar el riesgo de padecer un cáncer de piel. Nuestro organismo nos pide sombra en verano y sol en invierno.

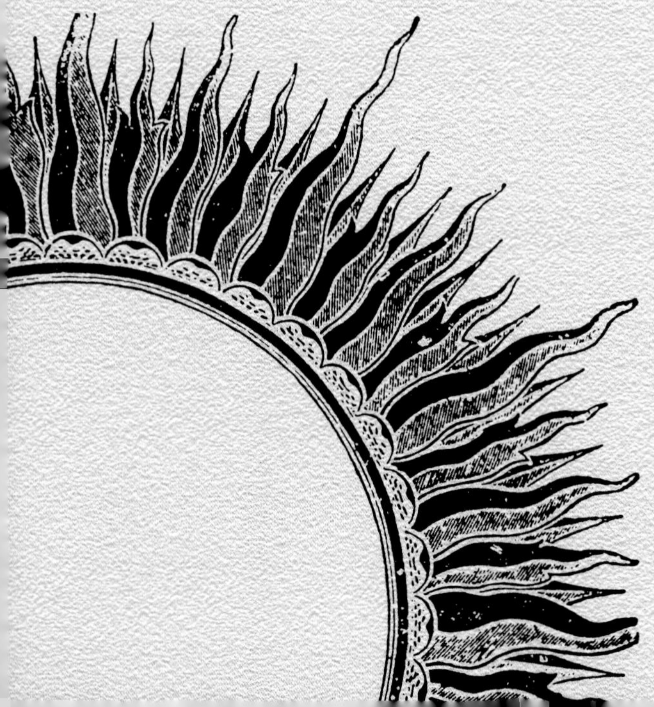

Por lo tanto, los meses de primavera son los más aconsejables para tomar el sol. También hay que tener la precaución de hacerlo a unas horas determinadas, aquéllas en que los rayos del sol no tienen tanta intensidad. El horario ideal para tumbarse al sol es antes de las once de la mañana y después de las seis de la tarde.

Cuando cae un sol de justicia, nunca está de más cubrirse la cabeza con un sombrero de paja o una gorra de visera y usar filtros solares de alta protección. También es conveniente ingerir mucho líquido comiendo fruta o bebiendo agua. La fruta refresca y aporta vitaminas protectoras que el cuerpo sabrá agradecer. Si se toman estas medidas, se evitaran sorpresas desagradables, como sufrir insolaciones o deshidratarse.

Nunca está de más aprovechar las salidas al aire libre (al mar o a la montaña) durante los meses menos calurosos, para gozar de la agradable sensación de sentirse bañado por el sol, de que los ojos se inunden de luz natural y el cuerpo se vea revitalizado por la naturaleza.

TRUCOS Y CONSEJOS NATURALES PARA DEJAR DE FUMAR

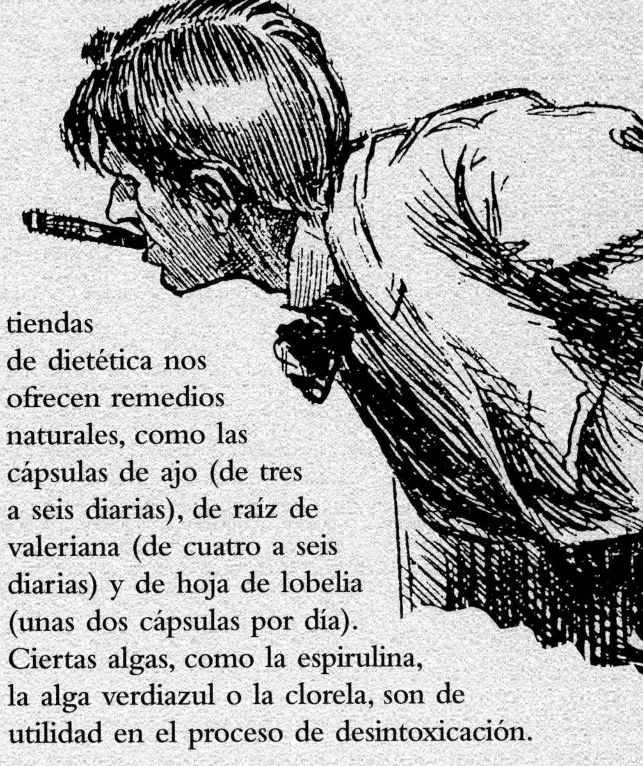

De nada sirven los métodos que prometen la superación del hábito de fumar, de una manera rápida y efectiva, sin ningún tipo de esfuerzo. Conseguir deshabituarse de una manera total es duro y requiere una gran dosis de voluntad; lo mejor es elegir una fecha concreta y no volver a encender un cigarrillo. Paralelamente, hay que alimentarse de forma adecuada, evitar la tentación ocupando el tiempo y la mente con el ejercicio físico o cualquier otra actividad y, sobre todo, ser consecuentes con la decisión adoptada. Sólo es necesario recordar que dejando de fumar se está recuperando salud, y ganando en esperanza y calidad de vida.

DIETA A SEGUIR CUANDO SE DEJA DE FUMAR

- Consumo de alimentos alcalinos: frutas, verduras, judías blancas, mijo, higos, pasas, zanahorias, apio y almendras.
- Reducción (no supresión) de alimentos ácidos: carnes, azúcar, trigo, pan, repostería, huevos, leche y queso.
- Consumir entre tres y cuatro litros diarios de líquido. (Esta cantidad recomendada incluye el líquido que se obtiene a partir de la fruta, la verdura, las ensaladas y las sopas.)

CÓMO CALMAR EL SÍNDROME DE ABSTINENCIA

El consumo de pipas de girasol, zanahorias y apios crudos puede ser efectivo como calmante. También las herboristerías y tiendas de dietética nos ofrecen remedios naturales, como las cápsulas de ajo (de tres a seis diarias), de raíz de valeriana (de cuatro a seis diarias) y de hoja de lobelia (unas dos cápsulas por día). Ciertas algas, como la espirulina, la alga verdiazul o la clorela, son de utilidad en el proceso de desintoxicación.

También conviene reducir el consumo de cafeína y de alcohol, porque incrementan las ansias de fumar. Hacer ejercicio físico resulta de gran ayuda para combatir el síndrome de abstinencia.

TISANA PARA DEJAR DE FUMAR

Ingredientes:

- 3 partes de limoncillo
- 3 partes de raíz de diente de león
- 2 partes de hoja de frambuesa
- 2 partes de hoja de trébol rojo
- 2 partes de alfalfa
- 2 partes de menta
- 2 partes de hojas de gordolobo
- 1 parte de raíz de valeriana
- 1 parte de nébeda

Hervir el diente de león y la valeriana durante diez minutos. Introducir los demás ingredientes en la tetera y añadir la mezcla anterior. Dejar reposar durante quince minutos. Colar y beber una taza cuando se presenten las ansias de fumar.

El cuidado de las uñas

Las uñas, como los cabellos, derivan y son parte de la piel. Su constitución puede alterarse fácilmente por carencias en la alimentación o trastornos corporales. En estos casos se produce lo que comúnmente se conoce como «uñas frágiles», que se rompen con facilidad e incluso se abren. Otros trastornos habituales son los uñeros, inflamaciones dolorosas debajo de las uñas, y los hongos.

• RECETA •

Aceite de ricino para fortalecer las uñas

Una mezcla de aceite de ricino y un poco de limón es un remedio barato y eficaz para fortalecer las uñas.

INGREDIENTES

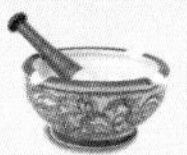

- 1/2 vaso de aceite de ricino
- gotas de zumo de limón.

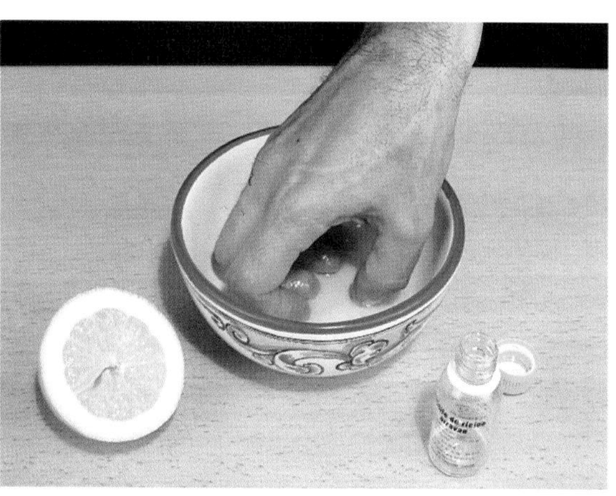

PREPARACIÓN

- Poner, en un pequeño bol, un poco de aceite de ricino y unas gotas de limón.

FORMA DE USARLO

- Sumergir las uñas en el bol, y mantener unos minutos.
- Repetir la operación varias veces la día hasta conseguir el efecto deseado.

CONSEJOS DE LA ABUELA...

EL MELÓN Y EL PEPINO

Para evitar que las uñas se quiebren es recomendable tomar cada día unas pepitas de melón y comer ensalada de pepino durante siete días. Para que el pepino no repita, conviene no pelarlo del todo, dejando pequeñas porciones de piel que luego se ingieren junto a la pulpa.

REFRANES Y CITAS

«Por donde amarga el pepino, huelo el melón fino.»

CURIOSIDADES DE LA BOTICA

EL CRECIMIENTO DE LAS UÑAS

Las uñas crecen una décima de milímetro por día y tardan seis meses en renovarse completamente.

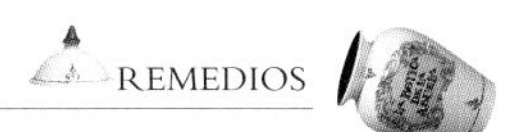

● REMEDIO ●

Cocción de cáscara de plátano

El siguiente remedio está indicado para eliminar los hongos de las uñas, una dolencia poco frecuente, pero muy molesta cuando se presenta.

1 l de agua
secador
cáscara de
2 plátanos
verdes
una vela
1 ajo
jabón
antimicótico

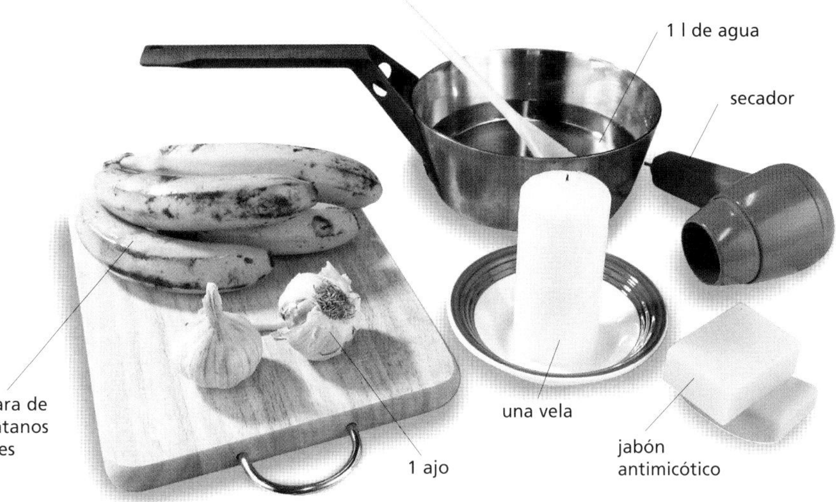

PREPARACIÓN y FORMA DE USARLA

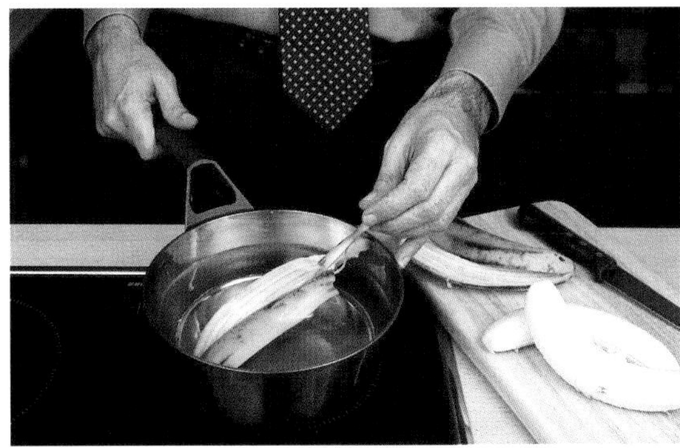

1. Pelar los plátanos, que deben ser verdes. Calentar un litro de agua en un cazo. Hervir las cáscaras de plátano en el agua durante diez minutos.

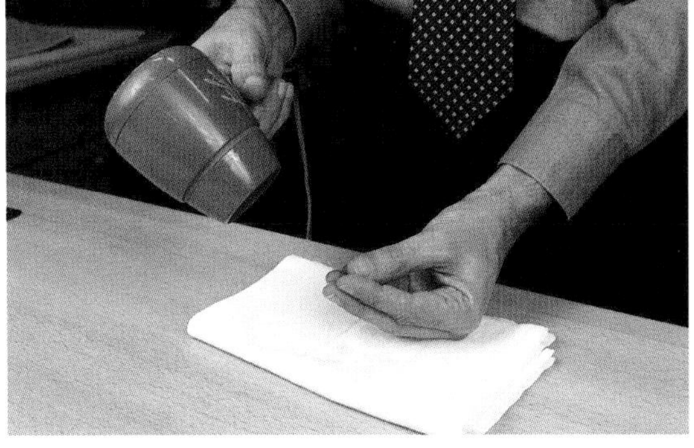

2. Antes de acostarse, lavar las manos con jabón antimicótico o antihongos (de venta en farmacias). Seguidamente, lavarlas con la cocción de cáscara de plátano. Secar bien las uñas con la ayuda de un secador.

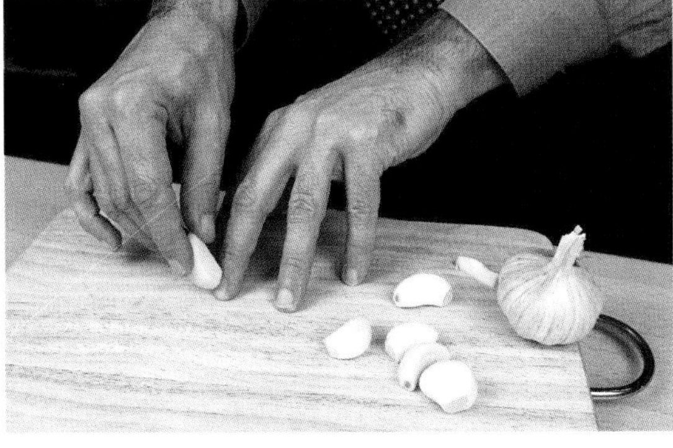

3. Separar y pelar un diente de ajo. Frotar bien las zonas de las uñas atacadas por los hongos con el ajo (el ajo debe rezumar bien durante la aplicación).

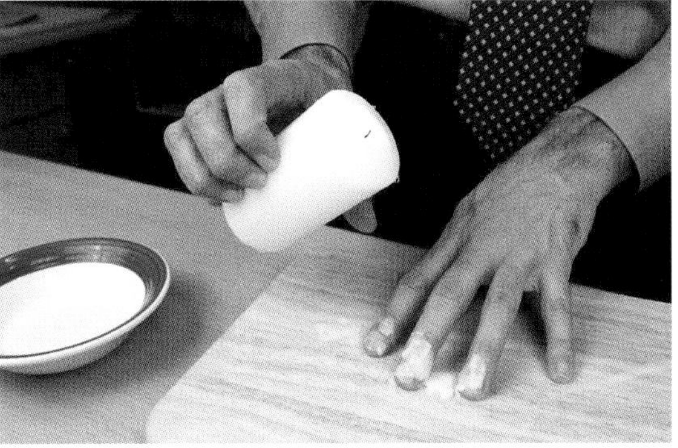

4. Encender la vela, y dejar caer la cera fundida sobre los hongos. Cubrir la mano con un guante de fibra natural y mantener la aplicación toda la noche. Repetir el tratamiento durante 90 días consecutivos.

Las varices

Las varices son partes de las venas que se dilatan de forma permanente. Suelen aparecer en las piernas y producen pesadez y cansancio. Las mujeres tienen una mayor predisposición a tenerlas, entre otras cosas porque los embarazos favorecen su aparición. También suelen tener más tendencia a tener varices aquellas personas, como los dependientes de comercio, cuya profesión les obliga a permanecer mucho tiempo de pie, sin apenas moverse. En esta posición, la sangre se acumula en las piernas y favorece el estancamiento y consiguiente dilatación de las venas.

RECETA 1

Macerado de ajos y limón

Un macerado de ajos y limón, muy fácil de preparar, puede ayudar a eliminar las molestias producidas por problemas circulatorios.

INGREDIENTES

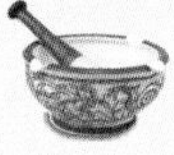

- 6 dientes de ajo
- 2 cucharadas de aceite de primera presión en frío
- zumo de 1 limón
- un frasco de cristal de boca ancha

PREPARACIÓN

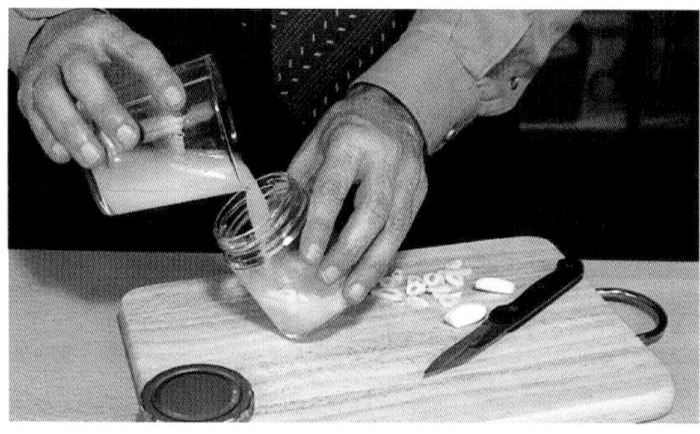

1. Picar los ajos en láminas e introducirlos en un tarro. A continuación, añadir el zumo del limón.

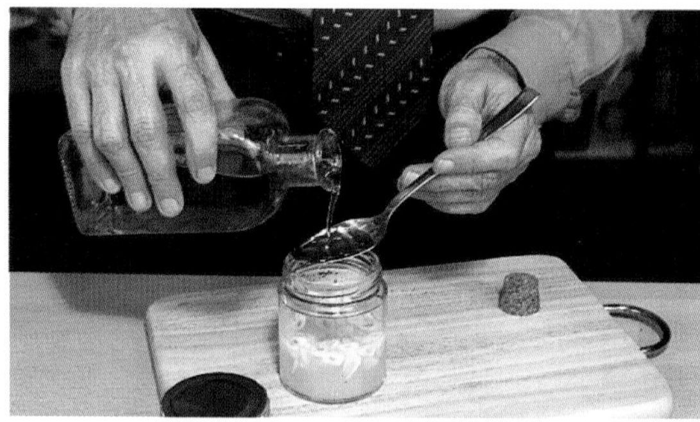

2. Agregar dos cucharadas de aceite. Finalmente, cerrar el tarro y dejar macerar durante 12 horas.

FORMA DE USARLO

- Agitar fuertemente antes de usar.
- Emplear la cantidad de macerado que se quede en los dedos índice y corazón, después de introducirlos en el tarro.
- Masajear con los dos dedos, en círculos ascendentes, siguiendo las varices.
- Repetir a diario antes de acostarse.
- Es recomendable cubrir la zona de la aplicación con un calcetín o una media de algodón y mantenerla tapada durante toda la noche.

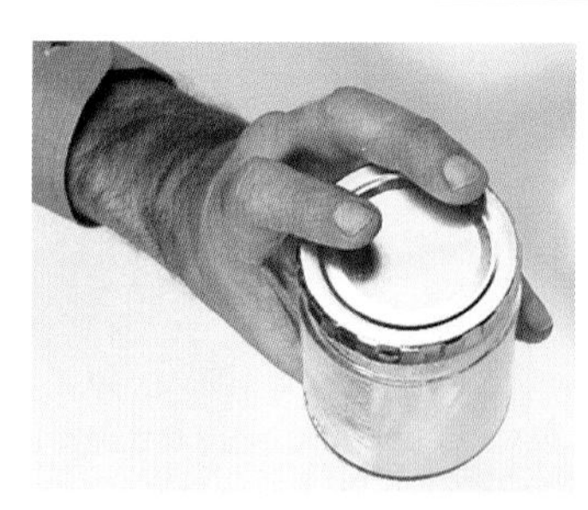

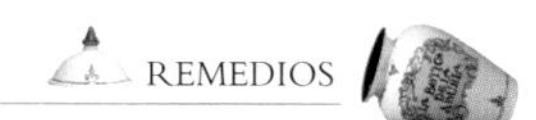

RECETA 2

Infusión de castaña de Indias

La cocción de este fruto seco, de fácil y rápida preparación, ayuda a eliminar los problemas de la circulación de la sangre, entre los que se cuentan las varices.

INGREDIENTES

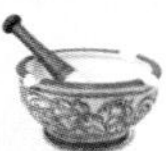

- 1 cucharada de castaña de Indias
- 1/2 vaso de agua

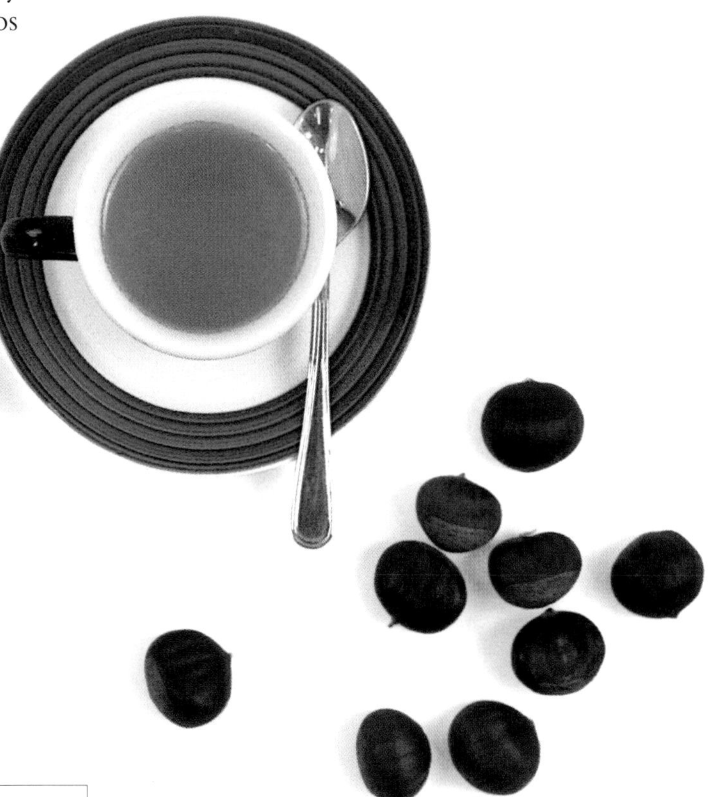

PREPARACIÓN

- Poner a hervir el agua y la castaña de Indias troceada.
- Hervir durante tres minutos.
- Dejar reposar cinco minutos y filtrar.
- Endulzar con azúcar moreno, miel o melaza, y zumo de limón; nunca con azúcar refinado.

FORMA DE TOMARLA

- Los diez primeros días, tomar la infusión tres veces al día, antes de las comidas.
- Los diez días siguientes, dos veces al día.
- Posteriormente, basta con una infusión diaria.

PLANTAS MEDICINALES

CASTAÑO DE INDIAS

El castaño de Indias es un árbol que crece de forma silvestre en las montañas de Grecia. No obstante en los parques, avenidas y calles de muchas ciudades del mundo, se planta como árbol ornamental porque da mucha sombra. Sus frutos maduran a finales de verano o en otoño. Es un eficaz vasoconstrictor, por lo que se utiliza para tratar todo tipo de problemas circulatorios, tanto las varices como las hemorroides o la flebitis.

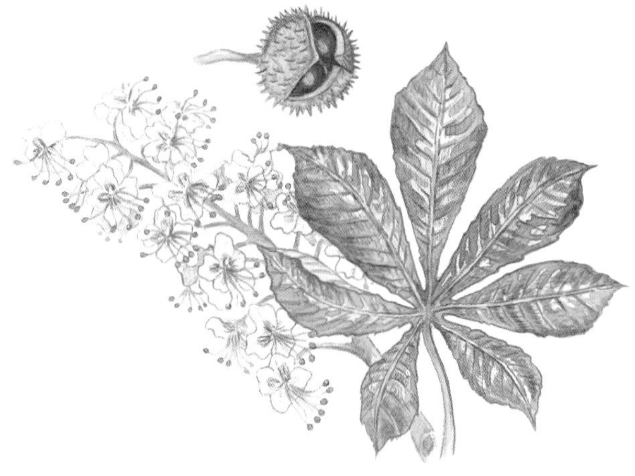

Las verrugas

Una de las afecciones de la piel más comunes son las verrugas, estas feas protuberancias que suelen salir en manos, cara, cuello y escote. No son dolorosas, aunque si son muy grandes pueden llegar a molestar, pero están asociadas con la fealdad. Son frecuentes en los niños y adolescentes y suelen desaparecer con el paso del tiempo. La sabiduría popular tiene un sinfín de remedios contra ellas.

● RECETA ●

Leche de higo fresco

Una forma sencilla de eliminar las verrugas a corto plazo es la aplicación de leche de higo fresco.

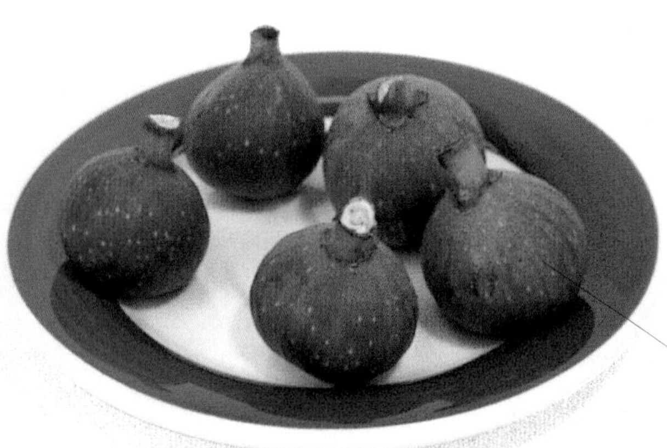

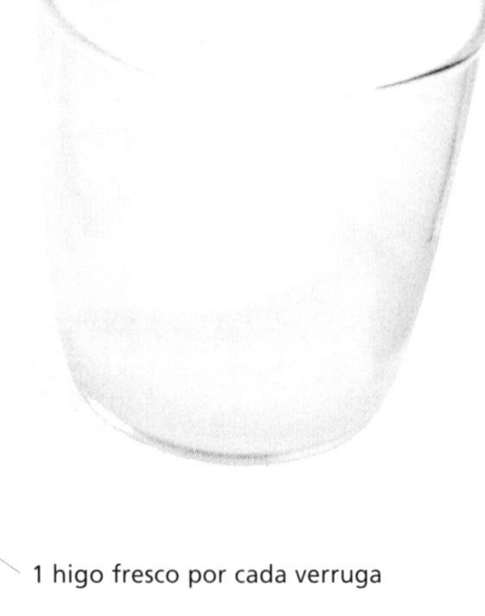

1 higo fresco por cada verruga

PREPARACIÓN

Extraer la leche del higo fresco.

FORMA DE APLICARLA

- Aplicar la leche de higo sobre cada verruga, sin sobrepasar su contorno.
- Cubrir la zona con una tirita o gasa.
- Mantener el emplasto durante ocho horas.
- Repetir la cura durante nueve días, renovando la leche diariamente.

CONSEJOS DE LA ABUELA...

VERRUGAS EN EL ESCOTE

Para evitar la aparición de verrugas en el escote es recomendable no dormir nunca con una cadena o un collar, pues éstos facilitan en gran medida que se formen verrugas en esta zona del cuerpo.

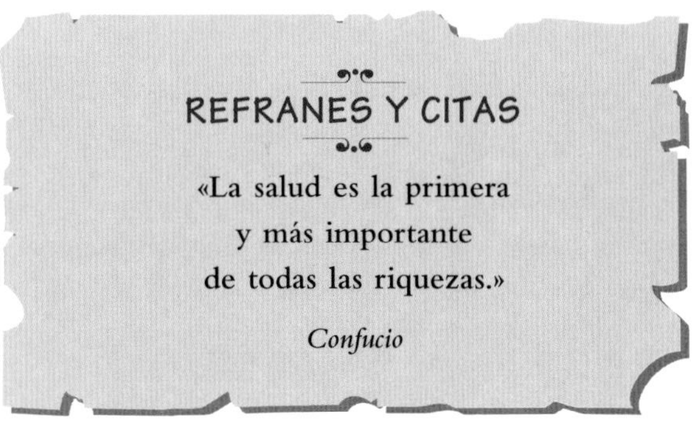

REFRANES Y CITAS

«La salud es la primera y más importante de todas las riquezas.»

Confucio

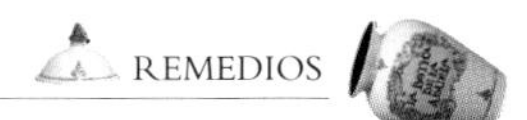

REMEDIO

Las babosas

El siguiente remedio para las verrugas es antiquísimo y en medios rurales ha sido transmitido por los curanderos de generación en generación. Decían que con él, tarde o temprano, se eliminaban las verrugas.

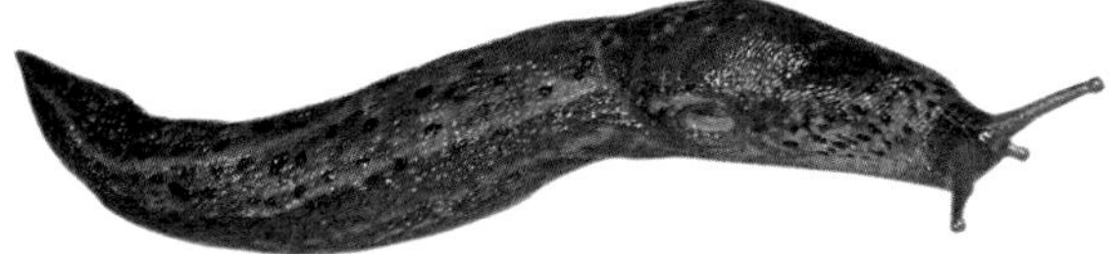

PREPARACIÓN y APLICACIÓN

- Buscar un limaco o babosa en el campo y recogerlo.
- Frotar con la babosa cada una de las verrugas, impregnándolas bien con su baba.
- Cubrir las verrugas y no lavar la zona afectada hasta el cabo de 24 horas.
- Dejar el limaco en la tierra, clavándole un palo y cubriéndolo con una piedra.

CONSEJOS DE LA ABUELA...

LA SALIVA

Para eliminar las verrugas cuando aparecen en zonas tan íntimas como los genitales femeninos, se recomienda utilizar la propia saliva, siguiendo el procedimiento siguiente: al levantarse por la mañana, lavarse bien la boca y enjuagarse. A continuación, tomar la propia saliva con los dedos y aplicar sobre las verrugas, tanto en los labios internos como en los externos de la vulva. Debe repetirse la operación cada mañana con la primera saliva hasta que las verrugas desaparezcan.

REFRANES Y CITAS

«No debe avergonzarnos tomar del pueblo todo aquello que pueda ser útil en el arte de curar.»

Hipócrates

PLANTAS MEDICINALES

SALICARIA

La salicaria es originaria de Europa, y se encuentra en zonas húmedas y algo frías. Se recolecta a finales de la primavera y a principios del verano, antes de la plena floración. Se pone a secar en lugares sombríos y ventilados, y se conserva en recipientes cerrados.
La salicaria es una planta astringente, por lo que es eficaz contra la diarrea y la disentería. En su uso tópico, se utiliza para eliminar verrugas y eccemas, y como cicatrizante de heridas.

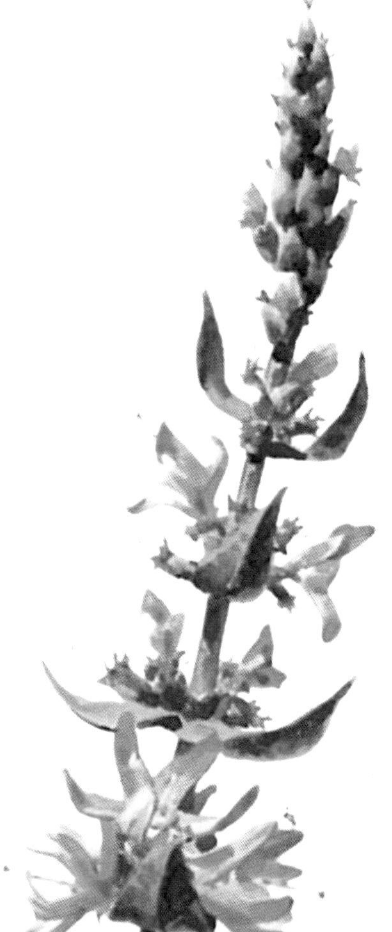

Las vitaminas

Las vitaminas son sustancias orgánicas que, en pequeñas cantidades, resultan indispensables para el buen funcionamiento del organismo. Hay distintos tipos de vitaminas, todas ellas necesarias para realizar las diferentes funciones del metabolismo. Para ingerir las cantidades necesarias de vitaminas basta con una dieta variada, rica en frutas y verduras.

RECETA

Concentrado de vitamina E

La vitamina E se conoce como la de la eterna juventud, porque entre sus propiedades se cuentan la de combatir la infertilidad, el envejecimiento y los procesos de oxidación. Además, estudios recientes efectuados en China y Japón han demostrado que la dieta rica en vitamina E de estas poblaciones reduce a la mitad la incidencia del cáncer del aparato reproductor femenino. La vitamina E se encuentra mayoritariamente en los aceites de germen de trigo y de maíz, en el aceite de soja y de pescado, y en los cereales integrales.

INGREDIENTES

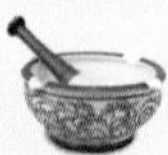

- un vaso de semillas de linaza
- 1 l de agua destilada

FORMA DE TOMARLO

Tomar un vaso diario, a cualquier hora del día.

REFRANES Y CITAS

«La salud y la enfermedad entran por la boca. La alimentación ha matado a más personas que todas las guerras que ha padecido la humanidad.»

PREPARACIÓN

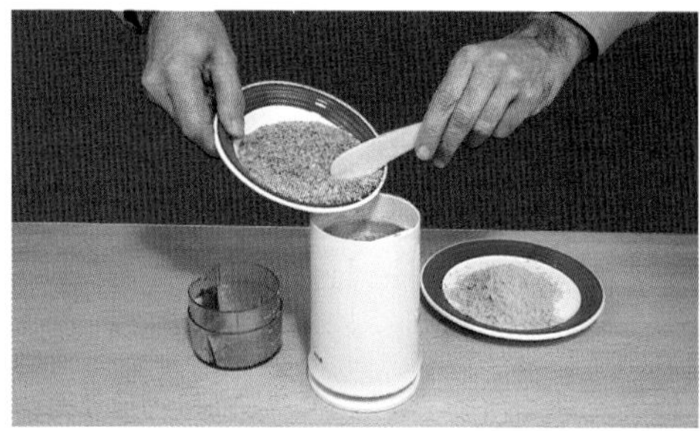

1. Moler las semillas de linaza, e introducirlas en una jarra.

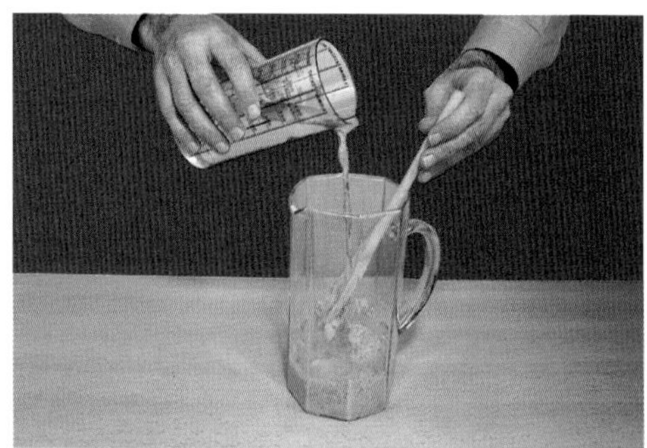

2. Añadir el agua destilada.

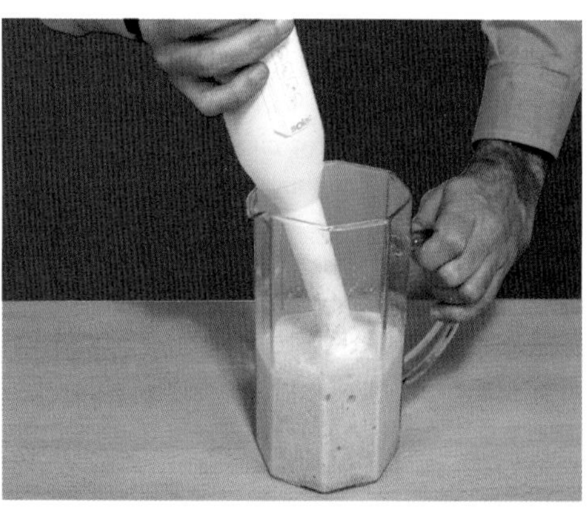

3. Batir hasta conseguir una mezcla lechosa.

Clasificación de las vitaminas

Las vitaminas suelen denominarse con letras (A, B, C, D, E y K) y se clasifican en dos grandes grupos. En el primero se encuentran las vitaminas que se disuelven en la sangre, llamadas hidrosolubles. Éstas se consumen y eliminan con rapidez, por ello es importante ingerirlas diariamente. Son vitaminas hidrosolubles las vitaminas B y C. El segundo grupo es el de las vitaminas que retiene el hígado, llamadas liposolubles. Pertenecen a este grupo la vitamina A, D, E y K. Para obtener las vitaminas de frutas y verduras es aconsejable consumirlas lo más frescas posible y, además, siempre que se pueda, no pelar la fruta y comer las hojas más verdes de las verduras.

Vitamina A

Esta vitamina, que se disuelve en grasas, es especialmente útil para los tejidos del cuerpo y para los ojos. Está en la zanahoria, el brécol, las espinacas, los huevos y los lácteos.

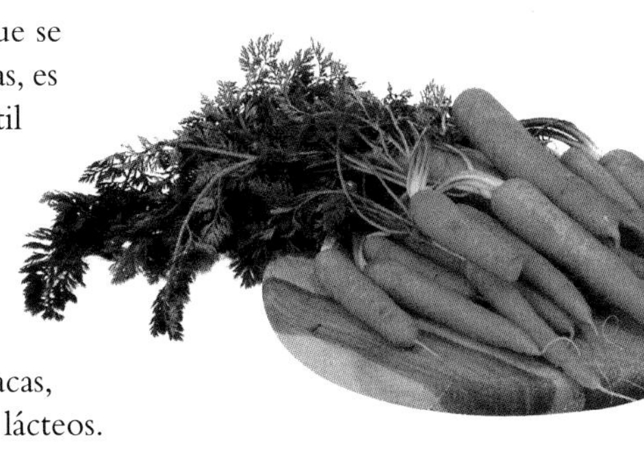

Vitamina B

Hay varios tipos de vitamina B, aquí hablaremos sólo de la B_1 y la B_2. La B_1, llamada también tiamina, es importante en los niños pues estimula el crecimiento. Hay vitamina B_1 en los cereales, en los frutos secos y en la mayoría de las hortalizas. La vitamina B_2 mantiene sanos los ojos, la piel, las uñas y el pelo. La contienen la verdura, los huevos y las setas.

Vitamina C

Llamada también ácido ascórbico, la vitamina C es necesaria para que las heridas cicatricen y para mantener la resistencia del cuerpo a las enfermedades. La contienen las naranjas, los limones, los tomates, las patatas, y otras verduras y frutas.

Vitamina D

Esta vitamina ayuda a sintetizar y absorber el calcio. Es esencial para el crecimiento y el mantenimiento sano de los huesos. Se encuentra en la leche y otros productos lácteos, así como en la clara de huevo.

Vitamina E

Esta vitamina activa el sistema circulatorio y actúa muy beneficiosamente sobre el aparato reproductor. Además de los alimentos citados en la receta anterior, la contienen los aceites vegetales, los frutos secos y los huevos.

Ácido fólico

Otro tipo de vitamina, muy importante para prevenir la anemia, es la conocida con el nombre de ácido fólico, esencial durante el embarazo. La contienen la calabaza, las zanahorias, el aguacate y otras frutas o verduras.

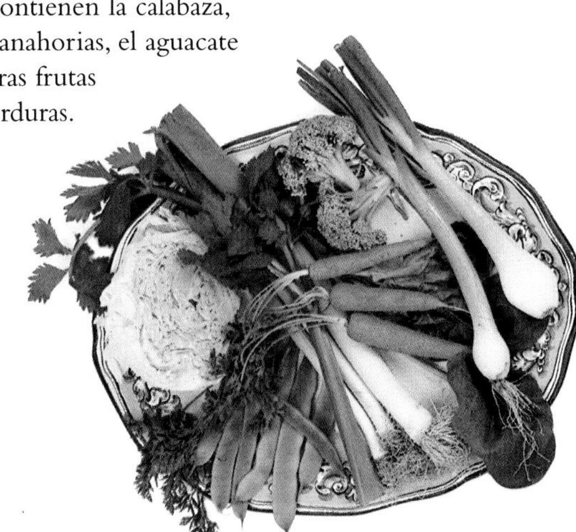

Vitamina K

Esta vitamina es indispensable para favorecer la coagulación de la sangre en caso de herida, ya que es antihemorrágica. La contienen la yema de huevo, las espinacas y el hígado de cerdo.

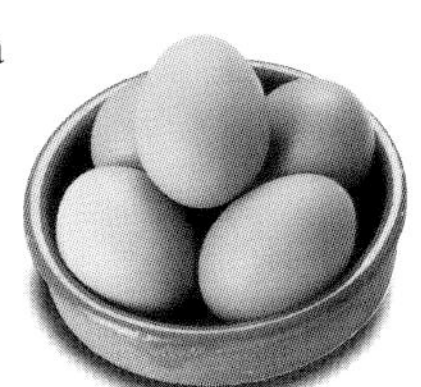

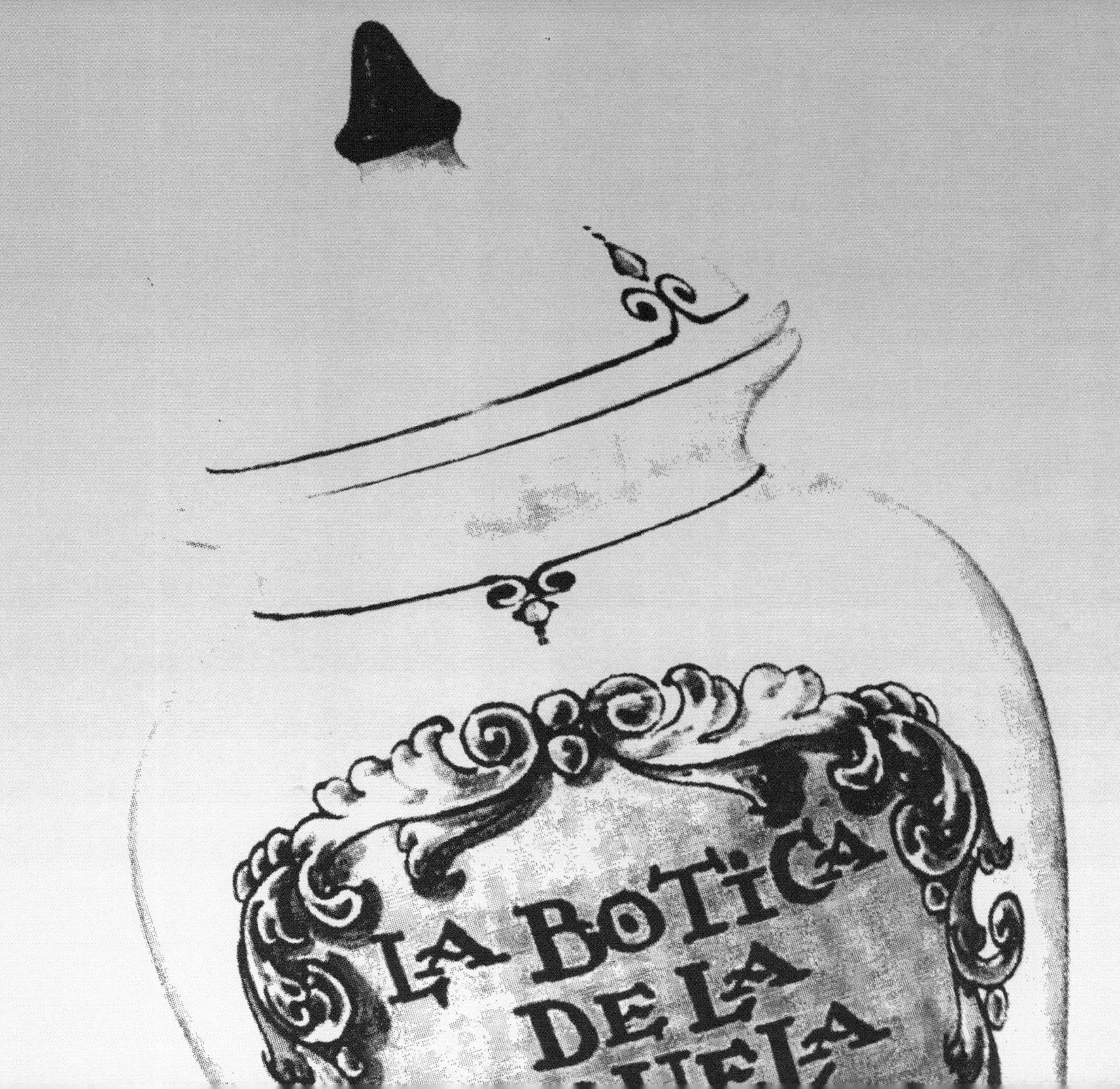
LA BOTICA
DE LA

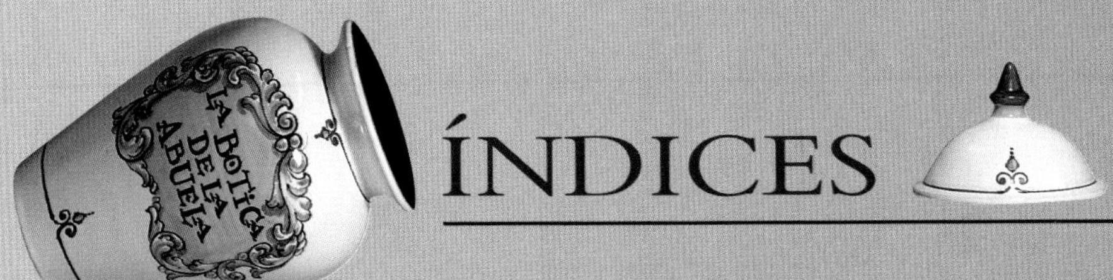

ÍNDICES

ÍNDICE ANALÍTICO

abatimiento 89
abeja 94
aceite 25, 28
aceite de almendras 59
aceite de germen de trigo 152
aceite de maíz 152
aceite de oliva 36, 48 , 74, 86, 94, 117, 138, 148
aceite de onagra 140
aceite de pescado 152
aceite de ricino 83, 140, 146
aceite de soja 152
aceites refritos 55
aceites vegetales 112, 153
aceitunas negras 138
acero inoxidable 9
achicoria 126
aciano 53
acidez de estómago **34**
ácido ascórbico 153
ácido fólico 153
ácido gástrico 35
ácido úrico 31
acné **22**, 23, 39, 129
adelgazamiento 127
adrenalina 79
afecciones bronquiales 26
afecciones de la garganta **24**
afonía **24**, 25, 105
afrodisíaco 102, 143
agarrotamiento muscular 78
agotamiento 79
agua carbónica 84
agua oxigenada 97
aguacate 26, 127, 153
aguardiente 45, 46, 64, 110
ahogo 40
ajedrea silvestre **67**
ajo **26**, 29, 37, 60, 84, 91, 93 130, 138, 147, 148
albahaca **30**, 94
alcohol **27**, 78, 145
alcohol de melaza 128
alcoholismo 27, 102
alergia 36, 42, 106
alfalfa 145
alforfón **37**
alga verdiazul 145
alimentación **28**, 126
almendra 95, 102, 126, 145
almendro **59**
almidón de maíz 95
almohada 62
áloe vera **64**
alpiste 55
amenorrea 109
amígdalas 32, 33
amigdalitis 32
analgésico 88
andar 57, **124-125**
anemia 30, **31**, 111, 153
angina de pecho 26, 51, 111
anginas **32**, 33, 95
angustia 78
anís **47**, 66
anís estrellado 14, 96
anorexia 50
antebrazo 33
antianémico 95
antibiótico 26
anticancerígeno 15
anticatarral 59
antiespasmódica 61, 84, 98
antihemorrágica 75, 153
antiinflamatorio 14, 35, 59, 89, 97, 139
antipútrido 139
antiséptico 25, 26, 111, 129
apio 29, 36, 108, 145
arcilla 22, 100, 132, 136
ardor de estómago **34**
arenilla del riñón 90
árnica 97, 128
aromático 93
aromatizante 116
arritmias 103
arroz integral 112
artemisa 110
arteriosclerosis 51, 55, 61, 90
articulación 37, 132, 136, 137
artritis 92, **136**
artrosis **37**, 38, 103, 132
artrosis de cadera 37, **38**
asma **42,** 64
aspirina 18, 57
astenia 31
astringente 67, 87, 89, 92, 101, 122
atragantamiento 40
avellana 35, 102
avena 105
avena en copos 23, 29, 76
azafrán 43
azúcar 95, 145
azúcar blanco 23, 121, 145
azúcar en sangre 52, 137
azúcar moreno 23, 43, 82
azufre 26

babosa 151
bacterias 67
bactericida 35
balanza 19
bandeja 8
baño de vapor 51
baño ocular 36, 119
baños 131
baños de mar 39
batir 10
bazo 90
berenjena 55
berza 36, 43, 109
bicarbonato 33, 34, 50
bilis de buey 50
boca 40, 68
bollería 55
bolsa de pastor 140
boqueras 18
borraja **115**, 121
botica 17
boticario 12
brécol 153
brezo **139**
bronquios 25, 45, 111
bronquitis **42**, 45, 111
bulbo 13

cabello **46**, 98, 146
cacahuete 102
cacao 102
cadera 132
cafeína 145
café 78
cal 104
calabaza 153
calambres 18
calcio 38, 90, 92, 103, 108, 132, 153
cálculo 139
callos 130
calmante 111, 138
calor **51**
calvicie 46
cambios hormonales 23
caminar 71, **124-125**
cáncer de piel 144
canela 109, 110
canelo 13
cangrejos 63
cansancio 89
cansancio ocular 53
cápsulas de ajo 145
cara 58
cardiovascular 89
caries 114
carminativa 14, 93, 106, 138
carne 127, 145
cartílago 37
cáscara de huevo 92
cáscara de judías 65
cáscara de naranja 96
cáscara de plátano 147
caspa 46
castaña 107
castaña de Indias 86, 149
castaño de Indias **149**
castaño dulce 73
cataplasma 9
cataratas **53**
catarro 26, **81**, 98, 111, 117
cazo 9
cebolla 13, 18, 22, 24, 29, 42, 45, **52**, 54, 82, 91, 118, 132
cebolletas 143
celulitis 127
cepillado de dientes **68**
cera de los oídos 117
cera virgen 59, 133
cereales 29, 126, 127, 153
cereales integrales 102, 152
cerebro 56, 134
cerezo 45
cerillas 18
cerveza 27, 109
chino 9
chocolate 23
chupete 97
ciática 57, **99**
cicatrizante 33, 35, 75, 97, 98, 151
circulación sanguínea 26, 39, 88, 125, 149
cirrosis 90
ciruelas pasas 76
ciruelo 45
cistitis **54**
clara de huevo 48, 129, 153
clavos 31
clavos de los pies 130
clorela 145
cocción 11
col 36, 43, 100, 121, 136
col de Bruselas 109
cola de caballo 14, 69, **89**, 99
colador 8
colágeno 103
colchón 62
colesterol 31, **55**, 106, 137
cólico nefrítico 139
cólicos 131
cólicos del lactante 66
colirio 120
colonia 25
comino 14, 29, 142
congestión nasal 84
conjuntivitis 53
conservar 10
contaminación 24
contusiones 131
convulsiones 50
coñac 64
corazón **56**, 61, 90, 111, 124
corcho 18, 114
cortar 10
corteza 13, 45
cristalino 53
cubiertos 9
cucarachas 94
curanderos 151
cutis **58**

decaimiento 72
demencia senil 73
deporte 124
depresión **60**, 61, 107, 108
depurativa 15, 29, 31, 129
desayuno **29**, 126
desayuno digestivo **76**
desayuno energético 73
descamación 69
deshidratación 51, 67, 144
desinfectante 35, 50, 87
desinfectante intestinal 52
desinflamante 86, 87
desodorantes 128
desprendimiento de retina 113
diabetes 51, 52, **63**, 65, 102
diabéticos 82, 95
diarrea 52, **66**, 67, 75, 92, 102, 105, 151
diente de león 15, 59, 145
dientes **68**
dieta 23, 55, 102, 127, 137, 145, 152

digestiva 14, 15, 30, 35, 47, 84, 89, 122, 129, 143
digitopuntura 49
dilatación 122
dilatación de las venas 148
disentería 151
dismenorrea 109
diurético 14, 15, 31, 36, 52, 85, 87, 89, 90, 92, 97, 102, 111, 115, 123, 131, 139
dolor 88
dolor de cabeza **48**, 49, 81, 137
dolor de espalda 99
dolor de muelas 75, 88, **114**
dolor menstrual 51
dolores gástricos 111
dolores reumáticos 35, 136, 137, 138
dormir **62**
dormitorio 62
duchas 79
dulces 121

eccema **69**, 70, 129, 151
eccema crónico 92
egoísmo 15
ejercicio físico 91, 126
embarazadas 102
embarazo 153
embriaguez **27**
embutidos 55, 78
emoliente 81, 97
emplasto 9
encías **68**
encina 45
endocrino 127
enebro 117, **137**
eneldo 66
energía 72
enfriamiento 32, 42
engordar 127
enjuagues 68
ensaladas 127
enuresis 93
envejecimiento 152
epilepsia 50
equinácea **129**
escalofríos 81
escaramujo 13, 81
escurridor 8
esencia de rosas 59
esguinces **74**, 88
espátulas 9
especias 23
espina 18
espinacas 86, 109, 112, 153
espinillas 22
espino blanco 61
espirar 135
espirulina 145
espliego **84**, 94, 128
estéril 121
estimulante 25, 31, 33, 47, 84, 106
estimulante intestinal 138
estomacal 93, 106, 138
estómago 36, 88
estornudo 61
estreñimiento 52, **76**, 86

estrés 34, 56, **78**, 79, 80, 113
eucaliptus 65
exceso de peso **126**
excitante 23, 122
exhalar 135
expectorante 14, 25, 33, 81, 97
exprimir 10, 19
extracto 13

faringitis 24
farmacia 16
fémur 132
fertilidad 108
feto 122
fibra 52
fiebre 18, 81, 101
fitomirtilo 112
flato 138
flebitis 149
flemón 114
flor 12
flor de azahar **138**
flor de saúco 53
flora intestinal 26
flores 17
flores de Bach 15
forúnculos 81
fracturas 74
frambuesa 145
frío 18, **80**
frituras 23, 78
fruta 13, 126, 127, 144, 145
frutas ácidas 23
frutos secos 112, 153
fuente 8
fumar **145**

garganta 25, 32
gárgaras 33, 97
gasas 9
gases intestinales 14, 47
germen de trigo 23, 29, 73, 79
gérmenes 67
gimnasia ocular 113
glándulas digestivas 35
glándulas mamarias 140
glándulas sebáceas 22
glicerina 60
glucoquinina 52
glucosa 63
golpes 74
gordolobo 145
gota 31, 106, 137
granos 22
granos purulentos 133
grasa 23, 55, 91, 95
grasa animal 23
grietas 141
gripe 31, 81, 84, 95, 98
guisantes 102, 108

harina de avena 95
harinas integrales 28, 38
harinas refinadas 23, 28, 55
hemoglobina 31
hemorragia de la nariz **85**
hemorroides 37, 86, 87, 107, 149

hemostático 85
heno **88**
hepatitis **89**
herbolario 12
herboristería 16
heridas 105, 133
hernias discales **99**
hidroterapia 51, 0
hiedra 47, 130
hiel de buey 50
hielo 87
hierro 30, **31**, 63, 111
hígado 27, 89, 90, 153
hígado de cerdo 153
higiene íntima 54
higo 44, 114, 145, 150
hinchazón 136
hinojo 14, 66, 93, 119
hipérico 141
hipertensión **91**, 95
hipertensos 30, 37
hipo 47
hipocondría 115
hojas 17
hojas de naranjo 14
hojas frescas 12
hojas secas 12
hongos 97, 146, 147
hormigas 94
hortalizas 153
huesos **92**, 103, 125, 153
huesos de aguacate 127
huevo 43, 127, 132, 145, 153
huevo de gallina virgen 143
humores 128

ictericia 90
ideal 126
impotencia 142
inapetencia 96, 101, 131
incontinencia 93
infarto de miocardio 26, 56, 57, 111, 124
infecciones de garganta 25
infertilidad 152
inflamaciones 123, 136
infusión 11
inhalar 135
inodoro 38
insecticidas 94
insectos **94**
insolaciones 144
insomnio 33, 61, 62, **96**, 108
inspirar 135
insuficiencia coronaria 111
insuficiencia hepática 98
insuficiencia renal 98
insulina 26, 63
iris 120
irritación 69
irritaciones cutáneas 143

jabón 128
jabón antimicótico 147
jaqueca 48, 50, 111
jarabe 13
judías blancas 102, 145

lácteos 153
lagrimeo 61

laurel 94, **122**
laxante 76, 81
laxante natural **77**
leche 23, 28, 29, 84, 126, 145, 153
lechuga 109
lecitina de soja 55, 73
legañas 120
legumbres 23, 102, 127
lengua de gato 133
lesiones digestivas 78
levadura de cerveza 23, 29, 61, 73
licores 27
licuar 10
limaco 151
limoncillo 145
limonero 45, 87
limón 24, 25, 29, 32, 33, 34, 36, 37, 49, 50, 54, 59, 70, 81, 82, 85, 91, 92, **95**, 108, 118, 128, 129, 146, 148, 153
limpieza intestinal 30
llagas en la boca **97**
llantén 13, 74, **75**
llanto 82
llanto del bebé 98
llave de ojo 18
lobelia 145
loción revitalizadora 128
lumbago 57, **99**
lumbalgia 88, 100, 101

maceración 11
machacar 10
magnesio **102**
maíz **123**, 129
malta 126
malva **81**, 139
manchas 59
manos 57, **104**
manteca de cerdo 104
manzana 30, 31, 44, 55, 73, 76
manzana reineta 120
manzanilla 12, 14, **36**, 53, 69, 83, 98, 119
mareo 18, 48
margarina 126
mariscos 23
masaje reflexopodal 77
mascarilla 70
masticar 40
matalahuva 14
matriz 123
medidor 9
mejillones 112
melancolía 61, 80, 116
melisa 116
melón 146
melón amarillo 15
memoria **106**
menopausia **108**
menstruación 64, 88, **109**
menta 12, 143, 145
mermelada 126
metrorragia 109
mezcla 19
miel 23, 25, 29, 32, 42, 43, 44, 52, 58, 64, 70, 81, 95, **111**, 118, 121, 142

miel de encina 111
miel de espliego 111
miel de eucalipto 111
miel de romero 43, 60, 73, 106, 111, 115
miel de tilo 111
miel de tomillo 111
migraña 48
mijo 145
miocarditis 61
miopía **112**
mirística 13, **116**
molinillo 10
moras 13
mortero 10
mosquitos 94
mostaza 38, 137
mosto 72
muérdago **57**
muesli 126
músculo cardíaco **57**
músculos 125

nadar 39
naranja 77, 153
naranjo 45
natación 39
nébeda 145
nervios 34, **115**, 116
nerviosismo 15, 115
neurastenia 116
nogal 65
nuez 55, 56, 102
nuez de Brasil 102
nuez moscada 13, **116**
nutritiva 36

obesidad **126**, 127
oído 94, **117**
ojos 53, 112, **119**, 120, 153
ombligo 67
opresión 78
orégano 99
oreja 49
orina 23, 47, 54, 93, 105, 139
ortiga 12, 15, 38, 45, **85**
orujo 45
orzuelo 18
osteoporosis 92, 103, 108
otitis 117
ovarios 51
oxígeno 134
ozono 144

palillo 114
palpitaciones 115
pan 145
pan integral 126
páncreas 90
papel de estraza 67
paperas 121
parásito 47, 137
parpadeo 103
parto **122**
pasas 106, 145
pasear 71, **124-125**
pasta integral 127
patata 36, 58, 137, 153
pecas 59
pecho 42
pectina 30
pectoral 105
pelo 23, **46**, 47, 153
pepino 27, 108, 146
perejil 27, 70, 108, **131**
perfumes 25
pesadillas 96
pescado 23, 55, 127
pezones 141
picores 69
pie de león **101**
piel 22, 39, 69, 78, **128**, 129, 144, 146, 153
piel de cáscara de huevo 131
piernas 38, 148
pies 125, **130**
pies fríos 131
pimienta 143
pino 45
pinza 49
piña 55
piojos 47
piorrea 68
pipas de girasol 108, 118, 145
pistacho 102
placenta 122
planchar 71
plantago 74
plantas medicinales 12
plátano 61
polen 29, 73, 106
posparto 123
postura 71
potasio 30, 95
presión arterial 61, 78, 91
presión sanguínea 57, 80, 142
preventivo 95
problemas circulatorios 149
problemas estomacales 64
problemas gastrointestinales 75
próstata 107
prótesis de caderas **132**
psiquiatra 60
puerros 138
pulmonaria 105
pulmones 42
pus 33

quemaduras **133**
queso 78, 145
quina 46

raíz 13, 17
rallador 8
rama de canela 66
rana 27
recolección 17
relajación 113, 115, 116
relajante 14, 30, 86
relajante muscular 88
relojes 73
remolacha 36
repollo 109
repostería 145
repostería integral 126
resaca **27**
resfriado 24, 31, 84, 95, 143
respiración 62, 134
retortijones 36
reúma 101, 103, 106, **136**, 137
revitalizante 80
riñón 14, 52, 54, 88, 90, 92, **139**
roble 45
romero 14, 45, 72, 106, 128
rompepiedras **90**, 139
ronquidos 18
rosas de Alejandría 53
rozadura 130, 131
ruda 53

sabañones 57, 105
sal 28, 67, 74, 91,95 114, 131, 143
sal marina 22, 36, 75
sales de magnesio 103
sales minerales 51, 66
salicaria **151**
saliva 151
salvado de avena 55
salvado de trigo 76
salvia 12, 108
sangre 31
santiguitu 74
sarro 68
saúco 69, 112
sauna 51
secado 17
sedante 61
sedentarismo 124
selenio 112
semillas 13, 17
semillas de lino 76, 77, 152
senos **140**, 141
sentarse 101
sésamo 38, 108
setas 153
sexualidad **142**
siesta 62
sílice 89, 90
simpaticoterapia **61**
síndrome de abstinencia 145
sistema inmunitario 144
sobrealimentación 126
sobrepeso 91, 108
sodio 95, 102
sofocos 108
soja 102, 108, 112, 126
sol **144**
solanina 137
sudor 51, 84
sudorífica 31, 81, 115
sueño 62
sustancias vasoactivas 88

tabaco 24, 42, 56, 78, 114, **145**
tallo 12
taquicardias 103, 115
tarahumara 50
tarros 10
televisión 73
temperatura 80
tensión 72
tequila 64
tetinas 97
tiamina 153
tila 98
tirones 74
tisana 11
tomate 142, 153
tomillo 14, 23, **25**, 93, 99, 128, 138
tónica 15, 61, 101, 138
tonificante 122
tortilla 143
tos 26, 40, **42**, 44, 45, 92, 96
toxinas 51, 128
tranquilizante 98
tráquea 111
trastornos digestivos 34
traumatismos **74**
trébol rojo 145
trigo 145
trigo sarraceno **37**
tristeza 61, 116
trocear 10
trombosis 26

úlcera de estómago 34, 57
ungüento 11
uñas **146**, 147, 153
uñeros 146
urea 47, 51

vahos 69
valeriana 14, 145
vara de oro 92
varices 37, 57, 107, **148**, 149
vasoconstrictor 149
vasodilatador 26, 61
vegetales 55, 127
veneno 94
verbena 48
verduras 127, 145, 153
verrugas **150**, 151
vértebras cervicales 37
vesícula biliar 88, 131
vías urinarias 54
vigor 72
vigorizante 102
vinagre 60, 74
vinagre de manzana 75
vino 27, 74
vino blanco 52, 75
vino de cebolla 52
vino tinto 133
violeta 33
visión 53
vitamina 111, 144, **152**
vitamina A 112, 153
vitamina B 30, 153
vitamina B_1 61, 153
vitamina B_2 153
vitamina C 95, 153
vitamina D 153
vitamina E 112, 152, 153
vitamina K 153
vómitos 48

yema de huevo 55, 153
yogur 32, 58, 126

zahareña **35**
zanahoria 23, 29, 36, 70, 97, 121, 128, 145, 153
zarzaparrilla **31**
zinc 112
zumo de frutas 126

ÍNDICE TEMÁTICO

Remedios

Aceite de enebro para la otitis 117
Aceite de hipérico 141
Aceite de ricino para fortalecer las uñas 146
Agua de bicarbonato y limón 34
Agua de miel con ajo 142
Aguardiente con canela 110
Aguardiente con cortezas 45
Aguardiente de quina contra la caída del pelo 46
Alimentación adecuada para prevenir el acné 23
Anís verde contra los piojos 47
Apliques de bolsa de pastor 140
Apliques de hielo 87
Baño de ojos para las cataratas 53
Baño ocular de manzanilla 119
Caldo de cebolla 54
Caldo de puerros 138
Caldo depurativo 29
Castañas cocidas 107
Cataplasma de arcilla y cebolla 22
Cataplasma de cebolla y miel 42
Cataplasma de col y arcilla 136
Cataplasma de col y miel 121
Cataplasma de maíz para el posparto 123
Cataplasma de manzana reineta 120
Cataplasma de Siria 132
Cataplasma de tortilla de manzanilla 83
Cataplasma de verbena 48
Cepillado contra la piorrea 68
Cepillado para evitar el sarro 68
Cocción de berenjena y alpiste 55
Cocción de canela en cerveza 109
Cocción de cáscara de plátano 147
Cocción de cola de caballo 89
Cocción de malva y escaramujo 81
Cocción de ortiga 37
Cocción de rama de canela 66
Cocción de rompepiedras 90
Cocción de salvia y apio 108
Cocción de semillas de hinojo 119
Como reafirmar los senos 141
Concentrado de vitamina E 152
Consejos generales sobre la dieta 127
Corcho quemado en el bolsillo 114
Crema de aceite de almendras 59
Crema de cal y manteca de cerdo 104
Crema de maíz 129
Cura de áloe vera 64
Cura de compota de manzana para la limpieza intestinal 30
Desayuno digestivo 76
Desayuno energético 73
Desayuno ideal 126
Desayuno sano 29
Digitopuntura para el dolor de cabeza 49
El colesterol y la dieta 55
Emplasto de arcilla y col 100
Emplasto de hiedra y ajos 130
Enjuagues 68
Ensalada de patata cruda 36
Fomentos de vino, vinagre y sal 75
Formas sencillas de aliviar el estrés 78
Gárgaras para limpiar el pus de las amígdalas 33
Gárgaras y zumo de zanahoria 97
Germen de trigo 79
Gotas de zumo de cebolla 118
Hiel de buey del misionero 50
Infusión de artemisa 110
Infusión de cáscara de judías 65
Infusión de cáscara de naranja 96
Infusión de castaña de Indias 149
Infusión de hinojo, eneldo y anís 66
Infusión de laminillas de nuez 56
Infusión de melisa contra los nervios 116
Infusión de nogal y eucaliptus 65
Infusión de rompepiedras, malva y brezo 139
Infusión de tila o de manzanilla 98
Infusión de tomillo, limón y miel 25
Infusión de tomillo, orégano y cola de caballo 99

Infusión de zahareña 35
Jarabe de cebolla y limón 82
Jarabe de col y miel 43
Jarabe de higo para la tos 44
Las babosas 151
Laxante natural 77
Leche de borraja para palpitaciones e hipocondría 115
Leche de higo fresco 150
Loción de hierbas revitalizadora 128
Macerado de ajo y cebolla 91
Macerado de ajos en vinagre 60
Macerado de ajos y limón 148
Macerado de cebolla y limón 24
Macerado de romero y mosto 72
Manzanas y clavos 31
Masaje activador del intestino 77
Masaje lumbar de descarga 100
Masajes en el pie para las lumbalgias 99
Mascarilla de perejil y zanahoria 70
Mascarilla de yogur y miel 58
Ortigas secas escaldadas con limón 85
Papilla de avena para las manos ásperas 105
Para aliviar el dolor de hemorroides 87
Pasta de espinacas 86
Pasta de laurel 122
Polen de abeja y miel de romero 106
Presión en el antebrazo para prevenir las anginas 33
Productos recomendados 28
Punta de un palillo en el dedo 114
Reflexoterapia contra el estrés 79
Remedio para evitar tener los pies fríos 131
Respirar ajo 84
Santiguitu : macerado de llantén 74
Saquito de hinojo y tomillo 93
Solución de hierro y cangrejos 63
Tisana para dejar de fumar 145
Tortilla de la reina Catalina de Rusia 143
Ungüento de la abuela Estefanía 133
Vahos de manzanilla y saúco 69
Vapores de flor de saúco para la miopía 112
Yogur deshidratado 32
Zumo de cáscara de huevo y limón 92

Plantas medicinales

Ajedrea silvestre 67
Albahaca 30
Almendro 59
Áloe vera 64
Anís 47
Árnica 97
Borraja 115
Brezo 139
Castaño de Indias 149
Cola de caballo 89
Enebro 137
Equinácea 129
Espino blanco 61
Espliego 84
Flor de azahar 138
Hinojo 93
Laurel 122
Limonero 87
Llantén 75
Maíz 123
Malva 81
Manzanilla 36
Menta 143
Mirística 116
Muérdago 57
Ortiga 85
Perejil 131
Pie de león 101
Pulmonaria 105
Romero 106
Rompepiedras 90
Salicaria 151
Tilo 98
Tomillo 25
Vara de oro 92
Violeta 33
Zahareña 35
Zarzaparilla 31

TOMILLO
TOMILLO
TOMILLO